U0802858

Evaluation and Testing in Nursing Education

护理教育评价与测验

第 6 版

原　著 Marilyn H. Oermann　Kathleen B. Gaberson

主　译 孙宏玉

副主译 安力彬　王克芳　唐四元　赵　岳

译　者（按姓名汉语拼音排序）

安力彬　大连大学护理学院
曹英娟　山东大学齐鲁医院
范宇莹　哈尔滨医科大学护理学院
付艳芬　大理大学护理学院
高　静　成都中医药大学护理学院
嵇　艳　南京医科大学护理学院
李瑞玲　河南大学护理与健康学院
刘　芳　陕西中医药大学护理学院
刘民辉　宁夏医科大学护理学院
罗尧岳　湖南中医药大学护理学院
马　腾　内蒙古医科大学护理学院
孙宏玉　北京大学护理学院
孙　颖　北京中医药大学护理学院
唐四元　中南大学湘雅护理学院
王克芳　山东大学护理与康复学院
颜　萍　新疆医科大学护理学院
杨晔琴　浙江中医药大学护理学院
岳　彤　大连大学护理学院
赵　岳　天津医科大学护理学院
周　芳　徐州医科大学护理学院

秘　书 岳　彤　孙　颖

北京大学医学出版社

HULI JIAOYU PINGJIA YU CEYAN（DI 6 BAN）

图书在版编目（CIP）数据

护理教育评价与测验：第 6 版 /（美）玛丽莲 · 厄尔曼（Marilyn H. Oermann），（美）凯瑟琳 · 加伯森（Kathleen B. Gaberson）原著；孙宏玉主译．--北京：北京大学医学出版社，2024.7.

ISBN 978-7-5659-3170-3

Ⅰ. R47

中国国家版本馆 CIP 数据核字第 2024QQ2040 号

北京市版权局著作权合同登记号：图字：01-2023-3240

The original English language work：
Evaluation and Testing in Nursing Education，sixth edition
ISBN：9780826135742
by Marilyn H. Oermann PhD，RN，ANEF，FAAN and Kathleen B. Gaberson PhD，RN，CNOR，ANEF
has been published by：Springer Publishing Company New York，NY，USA
Copyright © 2021. All rights reserved.

Simplified Chinese translation Copyright © 2024 by Peking University Medical Press.

护理教育评价与测验（第 6 版）

主　　译：孙宏玉
出版发行：北京大学医学出版社
地　　址：（100191）北京市海淀区学院路 38 号　北京大学医学部院内
电　　话：发行部 010-82802230；图书邮购 010-82802495
网　　址：http://www.pumpress.com.cn
E-mail：booksale@bjmu.edu.cn
印　　刷：北京瑞达方舟印务有限公司
经　　销：新华书店
责任编辑：赵　欣　　**责任校对：**靳新强　　**责任印制：**李　啸
开　　本：787 mm×1092 mm　1/16　　**印张：**19.75　　**字数：**500 千字
版　　次：2024 年 7 月第 1 版　2024 年 7 月第 1 次印刷
书　　号：ISBN 978-7-5659-3170-3
定　　价：118.00 元
版权所有，违者必究
（凡属质量问题请与本社发行部联系退换）

主译前言

围绕健康中国战略，国家对健康事业发展提出新要求，从治疗为主转向以人民健康为中心，关注生命全周期和健康全过程，这对培养新时代护理人才提出了挑战。教育评价是护理人才培养和选拔的重要手段，是检验学生创新和实践能力的主要方法，教育评价关乎教育过程的调控，关乎百年大计，是教育改革发展的指挥棒。加强护理专业人才培养和选拔，要求深入理解评价的流程和方法，有效实施教学评价与测验，最大程度地发挥评价与测验在护理教育中的作用。

科学有效地培养新时代护理人才离不开客观、准确地评价学生的综合能力，寻找影响护理人才培养效果的因素，检验培养目标的实现水平。除加强学生的学术能力外，也不能忽视培养学生的法律意识、伦理观念和合作精神。随着信息化时代资源形态和教学形态的变化，护理教育工作者应该扎根于中国文化大背景之下，深刻把握教育评价与测验的意义、正确应用教育评价的反馈作用，优化护理教育工作，全面了解全球最新的护理教育理念，并且准确地应用教育评价与测验的理论方法。

《护理教育评价与测验》正是一本能帮助我们了解最新护理教育评价理论和全球护理教育实践的专著，获取国外护理教育最新的理念与知识，同时反思本土护理专业教育评价现状以及自身文化学术传统，从而推动新时代的护理教育事业蓬勃发展。《护理教育评价与测验》第 6 版是一本能够给予护理教育从业者和管理者理论参考、进行教育评价的指导性书籍，可以帮助教师在实际的护理教育工作中不断改进、完善教育评价实践，并据此更好地调控教育过程，提高护理教学质量。

长期以来，北京大学医学出版社满怀医学教育出版情怀，助力护理教育事业蓬勃发展，在本书的翻译出版工作中倾注了大量心血，在此诚挚感谢！第 6 版的翻译工作也得到了北京大学、大连大学、山东大学、中南大学、天津医科大学、徐州医科大学、南京医科大学、浙江中医药大学、河南大学、哈尔滨医科大学、新疆医科大学、成都中医药大学、湖南中医药大学、宁夏医科大学、内蒙古医科大学、陕西中医药大学、北京中医药大学、大理大学的大力支持，本书的顺利出版与各单位参与老师的辛勤付出密不可分。在此，我向各院校及工作团队成员表示由衷的感谢！为保证翻译忠实于原著内容与风格，主译和全体译者尽最大努力，反复斟酌、修改，但由于时间和水平有限，书中仍难免有疏漏与不当之处，恳请广大读者朋友们批评雅正！

孙宏玉

原著作者

Marilyn H. Oermann，哲学博士，注册护士，护理教育专家，美国护理科学院院士，是来自北卡罗来纳州达勒姆市杜克大学护理学院的 Thelma M. Ingles 讲席教授。她是一名资深的护理教育家，已撰写或与他人合著了 21 部关于护理评估、护理教学的书籍，以护理教育者的身份发表了大量文章。是《护理教育者》（*Nurse Educator*）和《护理质量杂志》（*Journal of Nursing Care Quality*）的主编，并曾担任《护理教育年度评论》（*Annual Review of Nursing Education*）的主编。Oermann 博士就护理教学和评估广泛发表演讲。

Kathleen B. Gaberson，哲学博士，注册护士，手术室护士，护理教育专家，护理教育学会会员，是宾夕法尼亚州匹兹堡 OWK 咨询公司的负责人和主要护理教育顾问。她在研究生和本科护理项目中拥有超过 35 年的教学和管理经验，参编 10 部护理教育书籍，以及撰写众多关于护理教育和围术期护理主题的文章。Gaberson 博士广泛参与护理课程修订、评估和教学方法的演讲和咨询。她是 AORN 期刊的研究副主编，也是该期刊编辑委员会成员。

原著前言

教师需评估学生的学习情况，包括编制试卷、开展测验和分析结果、制定评分标准、开展临床评价，在课堂、临床实践、在线课程、模拟以及其他情境中制定策略、评估学生学习。在美国，通常情况下，教师没有将这些工作作为其教学职责的一部分，《护理教育评价与测验》第 6 版可作为教育项目和医疗机构中护理教师的参考书，为其指导学生以及评价学生学习与表现提供指导，也能为其他从事评估、测量、测验和评价的临床专业人员提供参考。尽管本书中提供的测验题目和其他类型的评估方法示例是以护理为主，但也同样适用于其他健康领域的评估。

本书旨在描述护理教育中评估、测验和评价的概念，并让教师做好准备，将这些作为他们职责的一部分来实施。本书介绍了有效评估程序的特质（信度、效度和可用度）；如何制定测试计划、组织和实施测试以及为测试评分；编制各种类型的测试题目和开发评估方法；评估高阶学习的策略；以及在线课程和项目中的测试和评估。本书介绍了护理书面作业的评估、评分标准的制定、临床评价、临床表现评价方法，以及使用模拟和客观结构化临床考试（OSCE）进行评价。新增的一章能够帮助教育工作者分析测试整体和单个测试题目的表现以及解释测试分数，包括许多示例和框，以帮助读者理解这些分析，并就他们的测试做出明智的决定。此版本还探讨了与护理测验和评价相关的社会、伦理和法律问题，评分以及课程评价（新增护理教育项目认证部分）。附录提供了编写不同类型测试题目的快速参考指南（附有示例）和其他测试资源。这些内容对任何情境中参与评估的教师都很实用，无论他们是学生、护士还是其他的医疗保健专业人员。

第 1 章阐述了护理教育中评估、测验、测量和评价的目的。本章还探讨了形成性评价和终结性评价之间的差异，以及常模参照测量和标准参照测量之间的差异。由于有效的评估需要清楚地描述评估的内容和方式，因此本章介绍了结果导向开发测验题目的方法、不同教学目标分类的结果示例，以及如何开发每个分类的测验题目。

第 2 章讨论了有效评估教育项目质量，介绍了评估效度的概念、信度的作用及其对评估结果解释质量的影响。教师用测验和其他评估工具产生的分数来推断学习者的知识和能力。效度是指根据这些分数对学习者的知识或能力进行解释的充分性和适当性。本章还解释了当前对信度与效度关系的思考方式，讨论了可能影响测验和其他工具的选择或开发，以及需考虑的重要实际因素。

第 3 章介绍了考试规划的步骤，使教师能正确决定考试的内容和时间、测试长度、测试题目的难度、题目格式和评分程序。本章的一个重点是如何制定试题设计蓝图和利用蓝图编制测试题目；并向读者阐明了此过程的一些示例，进而介绍了开发测试题目（无论具体类型）的重要原则。

对测试题目进行分类的不同方法：一种方法是根据评分方式进行分类——客观评分或主观评分；另一种方法是按照要求应试者作答的类型进行分类——选择性应答型或建构性应答型——这是我们组织各章的方法。选择性应答型题目要求应试者从教师提供的选项中选出正确或最佳答案，包括判断题、匹配题、单选题和多选题。建构性应答型题目（填空题和论述题）要求考生提供答案，而不是从已经提供的选项中进行选择。第 4 ～ 6 章将讨论这些测试题目。

判断题由一个陈述组成，由学生判断对错。在某些形式中，学生还可以纠正答案或提供陈述是否正确的理由。判断题对于回忆事实和具体信息最为有效，但也可用于测试学生对内容的理解能力。第 4 章介绍了如何编制判断题，例如，纠正错误的陈述或提供回答的理由，这样教师就可以评估学习者是否理解了内容；还介绍了如何编制匹配题，这些题目由两列平行的栏目组成，学生可将一列中的术语、短语、句子或数字与另一列中的术语、短语、句子或数字进行匹配。本章介绍了编制每种类型题目的原则，并附有题目示例。

第 5 章的重点是编制单选题和多选题，单选题只有一个正确答案，广泛应用于护理和其他领域，这种形式的测试题目包括一个不完整的陈述或问题，后面是一个完成陈述或回答问题的选项列表。多选题的设计与此类似，但正确答案可能不止一个，多选题有三个部分，每个部分都有自己的编写原则：①题干；②答案项；③干扰项。在第 5 章中，我们将讨论如何编制这两类题目，并提供许多示例，还介绍了多选题的编写原则，包括 NCLEX®（美国护士执业资格考试）中使用的题型格式。

简答题（填空题）可以用单词、短语或数字作答。一种形式是提出一个问题，让学生用几个单词或短语回答。另一种形式是补充完成或填空，给学生一个不完整的句子，学生通过在空白处插入一个或多个单词来完成句子。在 NCLEX 中，考生可能会被要求进行计算并键入数字，或将一系列回答按正确顺序排列。在第 6 章中，我们将介绍如何编制不同形式的简答题，还将介绍如何编制论述题并进行评分，让学生有机会选择要讨论的内容，用自己的语言阐述观点，对问题做出原创性和创造性的回答，并就论述题回答的评分和评分标准的制定进行广泛的讨论。

在高阶思维中，学生会将概念和其他形式的知识应用到新的情境中，利用这些知识来解决患者和其他类型的问题，并就应采取的行动做出理性和深思熟虑的决定。评估高阶学习的主要原则是编制测试题目和其他评估方法，要求学生在新的情境中运用知识和技能；然后，教师可以评估学生是否能够在不同的情境中运用所学知识。第 7 章介绍了评估护理学高阶学习的策略。我们讨论了与情境相关的整套题目或解释性练习，它们是适合于评估高阶认知技能的一种测试形式。本章还提供了制定这些标准的建议，包括不同题目的示例。本章还介绍了评估护理认知技能的其他方法：案例、案例分析、展开式案例、使用高层次提问的讨论、辩论、视频片段和简短的书面作业。

第 8 章的重点是开发考试题目，为学生参加执照和证书考试做好准备。该章首先解释了 NCLEX 考试计划及其对护士教育者的影响；提供了按不同认知水平编写的题目示例，从而避免了只注重回忆的测试和记忆事实；还介绍了如何编写有关临床实践或护理过程的问题，并提供了用于这些题目的题干示例。本章介绍的题目类型与 NCLEX 和许多认证考试中的题目类型相似。当教师在护理课程的测试中加入这些题目时，学生就能在学习过程中获得这类测试的经验，为毕业后参加执照和证书考试做好准备。

通过论文和其他书面作业，学生可以加深对所写内容的理解，有教师反馈的书面作业也有助于学生提高写作能力，这是任何护理课程（从初级到研究生）的重要成果。第 9 章提供了评估护理课程中正式论文和其他书面作业的指南，包括论文质量评估标准、评分标准示例以及书面作业评估和评分建议。

第 10 章介绍了如何组织、实施和评价测验，除了准备测试蓝图和编制测验题目外，测验的最终呈现和实施方式也会影响测验结果的有效性。本章还介绍了试卷的设计规则，提出了复制试卷、维护测验安全、管理测验和防止作弊的建议。

护理领域在线教育仍在快速发展，第 11 章讨论在线课程的学习评价，包括测试和评价课程作业。本章首先讨论了在线测试，为了防止作弊和促进学术诚信，教师可以使用各种技术解决方案。在线课程中，为学生提供及时和实质性的反馈至关重要，我们在本章中提供了在线论坛作业和评价的评分标准样本。在线课程项目中对学生的临床评价给教师和项目管理人员带来了挑战。本章还讨论了在线课程中学生临床表现的评价方法、在线课程的评估、学生对教学的评价以及在线护理课程的质量评价。

实施测试后，教师需要评分、解释结果，然后利用结果做出合理调整。第 12 章讨论了获取考试分数、进行考试和题项分析以及解释结果（包括教师自编考试和标准化考试）的过程。本章探讨了考试成绩的分布，描述了中心倾向和变异性的测量方法，并解释了它们在解释考试成绩时的用途；介绍了如何解释难度系数和鉴别指数，以及如何分析每个干扰项；提供了判断题、匹配题、单选题和多选题的分析示例。本章为上述分析提供了图表，以便读者了解如何分析和解释单个考试题目的成绩，还建议教师如何利用考试后的讨论来促进学生的学习，并寻求学生的反馈意见，从而改进考试题目。教师经常争论通过删除题目或增加分数来调整考试成绩，以弥补试题结构或成绩中实际存在或可能存在的不足，我们在本章中对此进行了讨论，并为教师做出这些决定提供了指导。本章还介绍了开发试题库的建议和示例。许多出版商还提供与教科书内容相关的试题库，我们将讨论教师在自己的考试中使用这些试题时需要谨慎的原因。

第 13 章介绍了护理临床评价的过程。本章首先讨论了护理专业临床实践成果，然后介绍了临床评价的基本概念。在本章中，我们讨论了评价的公平性、如何在评价过程中建立反馈以及如何确定临床课程的评价内容。

第 14 章基于前一章所研究的临床评价。诸多评价方法都可探讨评估临床实践能力，包括观察法和记录观察结果的表现笔记、核查表和评定量表；对临床评价有用的书面作业，如日记、概念图、案例分析和小论文；电子档案袋评估和如何建立临床评价作品集系统；会议以及其他方法，如小组项目和自我评价。该章包括一份评估学生参与临床会议情况的表格样例，以及一份用于参与小组项目学生互评的评分标准。

模拟被广泛用于护理教学中，也可用于评估。可为学生开发模拟课程，让他们演示操作和技术、分析数据并做出决策。学生可以单独或以小组为单位护理患者。可以对学生在这些模拟中的表现进行评估，以提供反馈或验证能力。一些模拟项目包含标准化病人，即扮演特定诊断或病情相关病人角色的演员。另一种评价护理学生技能和临床能力的方法是 OSCE。在 OSCE 中，学生在各站轮流完成一项情景或一项技能，然后进行评价。第 15 章介绍了这些评估学生临床能力的方法。

第 16 章探讨了与测验和评价相关的社会、伦理和法律问题。讨论的社会问题包括评价偏差、分数膨胀、测试对学生自尊心的影响以及测试焦虑。伦理问题包括隐私和获取测试结果的方式。通过了解和应用负责任和合乎道德的测试使用规范，教师可以确保正确使用评估程序和有效解释测试结果。我们还讨论了与测试相关的部分法律问题。

评分是使用符号，如字母 A 到 F 或及格-不及格，来报告学生的成绩。评分用于终结性目的，表明学生达到课程和临床实践成果的程度。为了对学生的成绩做出有效的判断，成绩应该建立在合理的评价方法、可靠的测试结果和多种评估方法的基础上。第 17 章探讨了护理课程中成绩的用途、评分系统的类型、如何选择评分框架，以及如何用这些框架计算成绩。我们还讨论了临床实践的评分，使用及格-不及格和其他评分系统，并为教师提供了在学生临床实践即将不及格时应遵循的指导原则。我们还讨论了学习合同，并提供了学习合同的例子。

项目评价是对教育课程的价值进行判断的过程。随着对高质量课程的需求，人们越来越重视系统和持续的课程评价。因此，第 18 章概述了教育项目评价模式，并讨论了对教育项目组成部分的评价，包括课程、课程设置和教学活动。本章包括有关认证、护理认证机构、认证类型和远程教育项目评价的内容。我们讨论了如何制定系统的评价计划，并提供了一个样例。在许多护理学院，学生对课程和教师的评价非常重要；我们将讨论这些评价和相关问题，并研究有关教学效果的其他信息来源。

我们要感谢 Springer 出版公司的护士教育总监 Adrianne Brigido，感谢她的热情和持续支持。我们还要感谢 Springer 出版公司对护理教育的支持，以及多年来出版我们的书籍。

Marilyn H. Oermann
Kathleen B. Gaberson

目录

第 1 篇

评价的概念

第1章

护理评估和教育过程

翻译：安力彬

在护理教育和实践领域，评估对获取学生的学习信息、评价其能力和临床表现，以及对学生和护士做出其他决策都十分重要。评估是监测教育和医疗保健项目质量不可或缺的一部分。通过评价在校生、毕业生和患者，可以衡量护理教育项目的有效性，并制订需要改进的措施。

护理评估能够确保护理教育和服务质量。护士同其他医疗保健专业人员一样，有责任满足所护理的患者和整个社会中患者的健康需求。同样，护理教师要对教学质量、学生要达到的学习结果和教育项目的整体效果负责，大学也要对其管理部门和社会负责，培养出能够胜任当前和未来护士角色的毕业生。在评估过程中，护理教育者和其他医疗保健专业人员为评价教学和项目质量而收集信息，并记录结果供其他人审查。无论院校教师还是临床教师，都需要了解评估、测验、测量和评价。

评估

教育评估包括收集信息，为学生和教育项目做决策，为教育政策制订提供依据。Mislevy（2017）将评估定义为收集学生知道什么和能做什么的信息。学生是否通过课程学到重要概念并提升了临床能力？结合评估收集的信息，教师可以选择相关的学习活动，以满足学生的学习需求，并帮助他们提高学业表现，这种提供学习需求信息的评估是诊断性评估，教师可以利用这些信息来决定适合学生的学习内容、活动和实践机会，以达到预期的学习结果。

评估的一个目的是能够为学生提供反馈，这在临床实践中尤为重要，可以提高学生的能力，让学生在复杂的临床情境中学会思考。教师同样会通过评估获得关于提高理论和技能教学相关数据的反馈，如此，评估可使教师提升教学实践及改进教学方法。

评估的另一个重要目的是能够为学生成绩评定提供有效和可靠的数据。护理教师需要不断地对学生的学习过程进行评估，利用评估数据确定学生是否达到学习目标的要求并提升了核心临床能力，此外，他们还需要测量学生在课程中的学业成就，并通过等级来反映。评估为教师提供了确定学生是否达到了学习效果和提升了基本临床能力的数据，成绩等级以字母表示，如从字母 A 到 F，以此来报告学生的学业成就。

评估可为课程、课程设置和人才培养等方面提供决策信息，是为教育项目评价和认证收集信息的过程。评估信息还可以为学校和护理教育项目招收合适的学生并为学生提供相应适宜的课程。广义来讲，评估是对学习者和教育机构进行有效性评价的完整过程（Banta & Palomba，2014）。

教师可以使用多种评估方法来获取有关学生学习和表现的信息，包括编制不同类型的题目，如测验、论文、其他书面作业、项目、小组活动、口头报告、电子档案袋、平时表现、基于模拟的评估、客观结构化临床考试（objective structured clinical examination，OSCE）和会议等。本书将一一介绍上述这些及其他评估方法。

Brookhart 和 Nitko（2019）提出有效评估的五条原则。选择评估方法及实施课堂教学、在线课程、技能或模拟实验教学、临床实践教学时要遵循这些原则。

1. **明确学习目标（结果或能力）能够为评估提供基础。**教师依据准则确定学生是否达到预期的学习结果和能力。教师对评估的内容越清楚，评估就越有效。
2. **评估方法与学习目标相匹配。**评估方法需要提供特定学习结果或能力评估的信息。如果学习结果是有关分析慢性疼痛患者的护理，就不适合用与止痛药相关的判断题来评估，但可以采用论述题，让学生分析一个成年人慢性疼痛的案例，提出多种疼痛管理的方法，来判断学生是否达到学习结果。
3. **满足学生的需求。**学生应该清楚他们要达到的学习目标。反过来，通过评估，学生可以获得他们学业进步和成就是否达到目标的反馈，教师也可以根据学生需求加强指导，提高学生的学业表现。
4. **使用多种方法和表现指标来评估学习结果。**一种评估方法不太可能充分提供学习结果是否达到预期的信息。如果一个测验仅包含需要记忆的题目，则无法考查学生将概念应用于实践或分析临床情境的能力。一次测验往往也难以衡量出学生学习的广度和深度。在大多数课程中，教师需要采用多种评估方法来确定学生是否达到预期学习结果。
5. **在解释评估结果时应清楚其局限性。**一次测验、一篇论文、一次临床实践观察或一次模拟活动并非能真正衡量学生的学习和表现。许多因素会影响评估，特别是在临床实践中，评估所收集的信息只是学生整体学业成就和表现的一部分。

测验

测验是学生在固定时间内以书面或口头形式回答一系列问题。Brookhart 和 Nitko（2019）将测验定义为描述学生一个或多个特征的工具或系统性方法。测验通常根据正确答案的数量或百分比进行评分，并对所有学生进行统一管理。虽然学生经常害怕测验，但测验结果能让教师对学生做出重要的决策。

评估经常用到测验。教师可以在课程或教学单元开始时用测验来确定学生是否具备实现学习结果的先修知识，或者是否已经达到了学习结果的要求，如课程是以能力为基础的，学生已经具备了课程所要求的能力，就可以进入下一个教学阶段。测验结果还能指出应优先加强的学习和表现方面的不足，有了这些信息，教师可以更好地计划教学。在教学过程中，教师可以应用测验为形成性评估提供依据（Miller，Linn，& Gronlund，2013）。这种形式的评估是为了监督学生学习的进程，为学生提供反馈，并根据需要开展额外的学习活动。当教学人数较多时，教师很难满足每个学生的需求。然而，诊断性测验能反映个别学生可能在某些知识领域存在的不足，引导教师开展补救学习活动，回应学生的学习需求。在一些护理教育项目中，学生在完成课程的过程中可参加付费测验，以确定他们在学习中存在的不足，并为参加美国护士执业资格考试做好准备，如美国注册护士执业资格考试（NCLEX-RN®）或美国助理护士执业资格考试（NCLEX-PN®）。

高等学校利用入学测验选拔护理教育项目的学生，入学测验为比较不同申请人之间的表现提供了标准。测验也用于明确适合学生学习的课程。入学后进行的分班测验能够为确定学生在培养过程中应该完成哪些课程提供依据。例如，通过统计学诊断性测验，教师可以确定护理专业学生在读研之前是否需要补修统计学课程。

通过审查测验结果，教师可以确定学生在课程中学到和没学到的内容。这些信息有助于教师在未来的课程中调整教学，以更好地满足学生的学习需求。最后，测验可以作为护理教育课程和项目评估的组成部分，通过学生完成测验而不仅凭记录学生在课程中学到了什么来衡量培养目标的达成度。测验结果能为课程计划修订提供建议，并可以用于认证报告。

测量

测量是利用数值来代表学生的成就或表现的过程，例如，学生在测验中正确回答了 100 道题目中的 85 道，这些数值或分数表明学习者具有某种特征的程度。在护理和其他测验中，测量对于反映学生的成就很重要，但并非所有重要的护理实践结果都可以通过测验来衡量，许多学习结果要通过其他方法进行定性评估，如在临床实践或模拟教学中观察学生的表现。

虽然测量是利用数值来反映学习情况，但这些数值本身并没有意义。测验得 15 分并没有任何意义，除非参照或比较其他学生的分数或预先设定的标准。与其他学生相比时，15 分可能是测验中最高或最低的分数，或者学生可能自己设定了在测验中得到 15 分的目标，因此，实现这个目标比与其他学生的得分相比更重要。另一种解释为 15 分可能是对这些学生的期望标准。总之，为了给分数赋予意义，需要给特定的测验设定一个可供比较的参照。

在临床实践中，如何对小组内学生的表现进行比较呢？除了学生之间的比较外，每个学生是否都达到了临床课程的学习结果并提升了核心能力？这些问题的答案取决于如何解释临床表现，类似于解释测验分数。

基于常模参照的解释

解释测验分数和其他类型的评估结果有两种主要方式：常模参照和标准参照。基于常模参照的解释是将测验分数和其他评估数据与标准组进行比较。如将学生的测验分数与班上其他学生或其他相关群体进行比较，以判断学生的成绩是低于平均水平还是高于平均水平或在班级中处于某一等级。常模参照，如"分数曲线"存在的问题是无法指出学生能否做什么，而且对学生表现的解释可能因所选择的特定比较组而有很大差异。

在临床实践中，可以基于常模参照将某一学生与同组学生的临床表现进行比较，说明该学生比同组中其他学生的临床能力高或低。基于常模参照系统的临床评价工具根据学生的表现低于或高于平均水平进行评级。然而，常模参照临床表现评估并不能反映出学生是否达到所期望的能力，只能说明一个学生比其他学生表现得更好或更差。

基于标准参照的解释

基于标准参照的解释是根据预设的标准来解释分数，与组内学生无关。这种测量是将个人得分与预设的标准进行比较，关注的是学生的表现有多好和学生能做什么，而不是与其他学生的表现作比较。基于标准参照的解释有以下作用：①描述学生可以完成的具体学习任务，如描述医学术语的定义；②指出正确完成任务或回答问题的百分比，如正确描述 80% 术语的定义；③将学生表现与既定标准进行比较，判断学生是否符合该标准，如学生是否具有医学专业能力（Miller et al.，2013）。基于标准参照的解释是在教学结束时，参照学生应达到的学习结果和能力标准判断学生表现得如何。

基于标准参照的临床评价是将学生的表现与预设标准进行比较。在一些护理课程中，评价标准是学生应该达到的课程目标或学习结果，在其他课程中，评价标准是学生在模拟或临床实践中应该表现出来的能力。标准参照的临床评价是测量学生达到的学习结果或表现出来的能力，而不是通过将小组内的学生相比较得出学生的表现是高于还是低于小组的平均水平。总之，基于标准参照的临床评价重点在于学生是否达到了课程的学习结果或具备核心能力，而不是与其他学生相比较表现得如何。

■ 评价

评价是根据评估数据对学生的学习、成就、临床表现、教师能力和教育项目做出判断的过程。在护理教育中，评价通常采取的形式是判断学生对课程学习结果的达成和从课程中获得的知识，以及在临床实践中学生的表现如何。通过评价可以确定学生的学习需求，为学生提供额外的教学指导，以促进学生学习和培养实践能力。同样，也可以评价教师在不同时间的表现，作为判断其胜任力的参考。

测验分数或表现评定不是评价的全部。Brookhart 和 Nitko（2019）将评价定义为对学生表现或对学生开发的能够代表他们学习成果的产品进行价值或质量判断的过程。价值是评价的一部分，通过评价，教师可以对学生做出价值判断，能回答“学生表现得如何？”和“学生是否有能力进行临床实践？”等问题。因此，评价是教师收集和分析学生表现的数据，然后对表现做出价值判断。

在教育项目方面，评价包括在开发项目之前和项目实施过程中收集信息，来持续改进教育项目，在项目完成之后收集信息以确定项目的效果。通过教育项目评价，教师们收集有关学生、校友、课程和项目其他方面的数据，记录结果并判断质量，以更好地进行课程修订。当教师为认证提供测量结果、评价课程和课程设置时，他们自己也在参与项目评价。虽然本书中描述的许多概念适用于项目评价，但重点还是评价学生，包括所有类型和层次的护理教育项目的学生和医疗保健机构的护士，一般用学生指代这两类学习者群体。

形成性评价

评价有两个主要作用：既有形成性，又有终结性。形成性评价是对学生达到预期学习结果和提升临床能力的过程进行判断。教师要对还处于学习过程中的学生所取得的成就进行判断（Brookhart & Nitko，2019）。在整个教学过程中都可进行形成性评价，它为学生确定需要进一步学习之处提供反馈。

在形成性评价中，教师对学生的学习和表现进行评估，对学生还需要掌握的知识和技能给予及时和具体的反馈，并计划深入指导，使学生能够缩小学习上的差距。由于形成性评价是诊断性评价，通常不分等级。形成性评价的目的是确定学生需要进一步学习之处。在课堂上，形成性评价信息可以通过教师对学生的观察和提问、诊断性小测验、小组活动、书面作业以及学生在课堂内外完成的其他活动来收集。这类评价方法也可以用于评估学生在在线课程中的学习情况。

在临床实践和其他实践环境中，如模拟和技能实验室的学习，形成性评价是教学过程中不可或缺的一部分。在学生学习如何为患者提供护理和提高能力时，教师要不断地观察他们，询问他们的理解和决定，与他们讨论这些观察和判断，并指导他们如何改进自己的表现。通过形成性评价，教师向学生反馈他们在取得实践结果方面的进展，以及如何进一步学习知识和提升能力。

终结性评价

终结性评价是教学结束后的评价，旨在确定学生学到了什么。在终结性评价中，教师要判断学生在课程中取得成就的高低，而不是学生在取得预期学习结果方面的进步。形成性评价是在整个学习过程中不断进行，而终结性评价是定期进行，如每隔几周或在期中和期末进行评价。这种评价本质上是“决定性的”，可以作为评级和其他高利害决策的基础。

终结性评价比形成性评价判断的内容和能力范围更广。在课堂和在线课程中常用的终结性评价方法有测验、论文、其他作业和项目，在临床实践中可以使用评分量表、书面作业、电子档案袋、临床经历完整项目和客观结构化临床考试（OSCE）。终结性评价还可以采用模拟来评估学生的决策、技能、沟通、团队合作和其他能力。

形成性评价和终结性评价是大多数护理课程的重要组成部分。然而，因为形成性评价是对学生以促进学习为目的的反馈，所以它应该是护理课程评价的主体。通过不断地提供反馈，并将反馈与进一步的教学指导联系起来，教师可以帮助学生学习他们所缺乏的知识和技能。

评价与指导

图 1.1 展示了评价与指导的关系。预期的学习结果是学生要获得的知识、技能和能力。教师根据评估来确定学生在学习和表现中存在的不足，选择教学方法和临床活动计划来满足这些需求。这一阶段的教学过程包括制订学习计划、选择学习活动及在不同的环境中开展教学。

教学过程的其余部分与评价有关。因为形成性评价侧重于判断学生在临床实践中取得的进步和展示的能力，所以这类评价与教学形成反馈循环，能够向学生提供需要进一步学习及教学指导的相关信息。而教学结束时的终结性评价能够明确学生是否达到教学结果和提升了能力。

■ 评估和测验的结果

预期的学习结果在多种护理教学环境中都起着重要的作用，能指导学生的学习和教学，并为评价学生的学习提供依据。这并不意味着教师不注重那些没有列入学习结果中

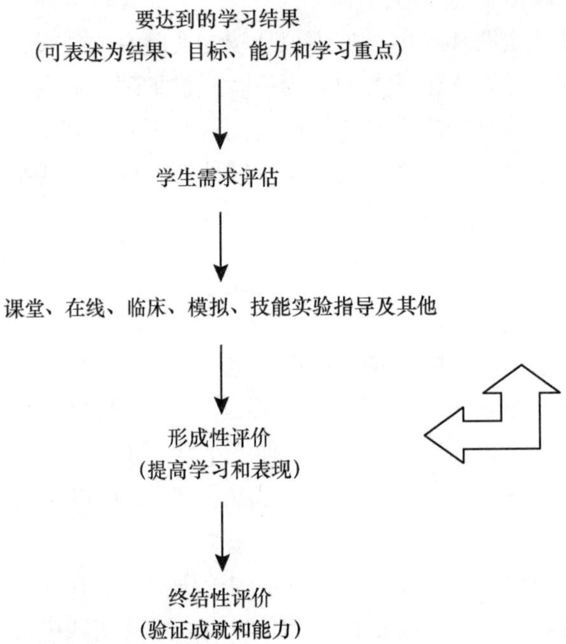

图 1.1 评价与指导的关系展示

的内容，许多学生能够获得超出预期结果的知识、技能和价值观，但教师制订的评估策略和在课程中所进行的评价应侧重于学生要达到的学习结果或要提升的能力。

学生要达到的学习结果或能力是学生要学习的知识、精神运动和技术技能、价值观。尽管对学习结果和能力有不同的定义，但可以这样考虑，学习结果是学生在课程结束或某一个时间点展示出来的知识、技能或价值观（Sullivan，2016）。这些陈述通常从宏观上代表学生的学习期望。能力是实现这些宏观学习结果的具体陈述（Scheckel，2016）。无论在特定护理项目中使用什么术语，学习结果和能力都为评估课堂、在线环境、模拟和技能实验以及临床学习提供了依据。本章的下一部分解释了如何书写作为评估结果的框架。

书写结果

早些年，教师会制订非常具体的教学目标，包括对学生的描述、学生在教学结束时的表现、表现的条件和标准。例如，根据给出的评估数据，学生能够写出患者的两个问题及支持依据。从这个例子可以清楚地看到，非常具体的教学目标在护理领域应用具有较强的限定性。护理专业学生需要掌握复杂的知识和技能，学会解决问题和建立评判性思维，而这些结果不能被定为具体的限定性目标。此外，具体的目标限制了应用教学方法和评估方法的灵活性。书写结果比书写具体的目标限制更少（Wittmann-Price & Fasolka，2010）。因此，书写结果作为一种更通用的形式，不仅能够充分表达学习结果，而且能为评估护理课程的学习提供依据。

下面列举一个与上述目标类似的学习结果：学生根据护理评估确定患者的问题。这个开放式的结果为教师制订教学方法和评估学生学习提供了灵活性，学生通过完成不同的学习活动取得学习成果，如在大班授课、病例场景、视频片段或模拟中来分析护理评估数据，然后识别患者的问题；教师也通过这些活动完成对学生的评估。学生可以分成小组，回顾各种评估并讨论患者可能出现的问题，或者他们可以分析在线呈现的场景。在临床，为评价学生能力，还可以利用其他方法让学生从护理评估数据中识别患者问题，如患者处置、会议、学生讨论和病例回顾。因此，学生学习结果的陈述为教学和评估提供了明确的导向。

学习结果对于制订评估方法来收集学生知识和能力水平相关的数据很重要。在对之前提到的学习结果进行评价时，可以采用测验来检验学生从评估数据中识别患者问题的能力。学习结果不指定问题的数量、问题的类型、评估数据的复杂性或与临床情境相关的其他变量；教师有机会制订各种类型的测验题和评估方法，只要学生根据给定的数据识别与患者相关的问题即可。

清晰的学习结果书写能够指导教师选择评估方法，如测验、书面作业、临床观察等。如果选择的方法是测验，学习结果能够指导测验出题类型，如判断题、单选题或论文。除了评估方法的决策指导外，学习结果还为教师提供了有助于学生收到学习成果的教学方法和学习活动线索，前面的例子中，教学方法包括阅读、大班授课、讨论、案例分析、模拟、角色扮演、视频片段、临床实践、临床实践后会议及其他呈现评估数据并让学生识别患者问题的方法。

学习结果可用于编制测验和设计其他评估方法，总体上要满足四个原则。第一，学习结果应该代表在教学结束时对学生的学习期望。第二，它应该是可测量的，像识别、描述和分析等术语是具体、可测量的，相反，像理解和了解这样的术语所代表的行为具有多样性，难易程度不同，难以评估。学生的知识范围可从识别、命名到综合和评价。表 1.1 列出了可以用于书写结果的行为动词示例。第三，学习结果应该尽可能地宽泛，可以用于评价学生在不同课程内容中的学业成就。例如，不要让学生从急性患者的评估中识别生理问题，而要让学生从评估数据中识别患者的问题，为教师设计反映课程中不同类型问题的评估方法提供了更大的灵活性。第四，在学习结果中应该省略教学方法，能够为教学计划提供更大的灵活性。例如，学习结果“在模拟病人–护士互动中应用有效的沟通技巧”限制了教师要通过模拟来评价学生的沟通技巧，而不是通过学生在临床环境中的互动来评价。如果将其表述为“应用有效的技巧与患者沟通”，效果会更好。这样就可以用很多方法来评估学生能否有效地与患者沟通。

表 1.1 分类层次的行为动词示例

认知领域	情感领域	精神运动领域
记忆 说出定义 识别 标注 列出 命名 回忆 陈述	接受 表达 提问 回答 表现出……的意识	模仿 效仿 模仿 表现
理解 描述 区分 得出结论 解释 举例 说明 选择 总结	反应 自愿行动 协助 愿意 支持 响应 寻找机会	操作 收集 执行 遵循流程
应用 运用 示范使用 修改 预测 创作 联系 解决 发挥	形成价值观 接受 承担责任 参与 尊重 支持 重视	精确 演示 在……中准确

续表

认知领域	情感领域	精神运动领域
分析 分析 分类 比较 对比 区分 鉴别	价值观组织化 论证 辩论 声明 辩护 表明立场	连接 适应 执行（准确并在合理的时间范围内） 熟练
评价 评价 评估 评判 区分 判断 辨析 证实	价值观内化 行动一致 代表	自然化 胜任 胜任执行 在护理中整合技能
创造 构建 创造 设计 开发 发明 生成 计划 修订 综合 编写		

分类法

当教师将学生在教学结束时应该达到的学习结果和能力转化为测验题和其他评估方法时，学习要求就变得显而易见了。测验题要与学习内容相关，并能充分地评估学习结果，如识别、描述、应用和分析。认知、情感和精神运动三个领域都有自己的分类法以及能反映各领域的学习结果和能力的描述，并根据复杂程度划分为不同层次。

认知领域

认知领域涉及知识和更高层次的思维技能，如临床推理和评判性思维。这一领域的学习包括获取知识和特定信息、在实践中运用知识，以及更高层次的认知技能。1956 年，由 Bloom、Englehart、Furst、Hill 和 Krathwohl 提出的认知分类法应用最为广泛，它包括6个层次的认知学习，按照复杂性分别为：知识、理解、应用、分析、综合和评价。该分类法指出，与更高层次的学习相比，知识层次如回忆特定知识相对简单，对智识的要求也不高，而评价层次最复杂，需要根据多种标准进行判断。

Anderson 和 Krathwohl（2001）对分类法进行了更新，将学习层次的名称重新以动词命名，例如，将知识重新命名为记忆，将综合和评价作为动词使用。在新的分类法中，学习的最高层次是创造，即综合信息开发新知识的过程（表1.1）。

该分类法的好处是，在编制学习结果和测验题时，能鼓励教师思考将更高层次的学习作为教学结果。如果课程目标是临床实践和复杂思维中的知识应用，那么学习结果和评估应该反映这些更高层次的学习，而不是仅仅关注知识和其他信息的记忆。

在使用分类法时，教师首先要决定学生预期的认知学习水平，然后为该特定水平制订学习结果和评估方法。教师结合学生的背景、课程的安排以及课程中逐步提升学生知识和能力的学习活动、要学习的概念和内容的复杂性与教学时间的关系，来确定教学和评估的分类层次。如果教学和评价的时间有限，教师需要制订较低层次的学习结果。该分类法为教师计划教学和评估学习结果时提供了参考体系，从记忆、回忆知识和信息到理解、在实践中应用概念和其他形式的知识，再到分析情境、评价材料和情境及创造新的知识。

下面是分类法认知领域中6个学习层次的学习结果描述与示例。

1. **记忆**：回忆事实和特定信息。记忆细节。
   说出术语心脏收缩期的定义。
2. **理解**：描述和解释材料的能力。
   描述心脏的血液流动。
3. **应用**：在情境中应用信息。在新情境中运用知识的能力。
   应用非药物干预治疗阿片类药物使用患者慢性疼痛的证据。
4. **分析**：将材料分解成各个组成部分并确定它们之间关系的能力。
   分析科室安排常规及其对患者安全和护士健康的潜在影响。
5. **评价**：根据标准做出判断的能力。
   评价证据的质量和强度，以及证据在实践中的适用性。
6. **创造**：整合相关内容，开发、创造新知识的能力。
   制订产后抑郁症患者的评估、教育和随访护理指南。

该分类法能够指导教师编制特定认知水平的测验题。例如，如果学习结果侧重于应用层次，那么能反映该层次学习的测验题应考查学生是否能够在新情境中使用概念。然而题目的复杂程度并不是由分类法单独决定的，还要考虑的一个重要因素是教学内容。例如，应用层次的测验题要求在新情境中运用以前学过的概念和知识，但是情境对于每个学生来说是否都是新的却并不清楚，一些学生可能在临床经历过这种情境，或者通过其他学习活动接触过这种情境。另外，如果教师在课堂上进行了特定内容的解释，学生只需要记住解释就可以回答问题，那么考查理解层次的题目实际上只考查了知识层次的学习。

情感领域

情感领域涉及与护理专业实践标准相一致的价值观、态度和信念。围绕提高学生参与度和价值观内化的原则，由 Krathwohl、Bloom 和 Masia（1964）开发的情感领域分类法包括 5 个层次。这一原则涉及学生从仅仅意识到形成一种价值观，例如，从保密意识到将这种价值观内化为他们自身行为的基础。在临床教学中，情感领域尤为重要，因为它能让学生反思他们的价值观，也能让学生在患者护理及与其他医疗保健人员合作时进行应用。Younas 和 Maddigan（2019）强调要以情感领域为目标，培养护理专业学生的同情心，为患者提供富有同情心的护理。

情感领域的学习结果评价有两个重要的维度。第一个维度与学生的价值观、态度和信念的知识有关，这些知识对指导护理决策很重要，因为价值体系的发展要有认知基础，即将价值观内化并将其作为决策和行为的基础之前，学生需要知道护理中重要的价值观是什么。这一维度的评价侧重于与护理专业实践有关的价值观、态度和信念的知识获取，相应知识体系的评价可以采用各种测验题和评估方法。

情感领域评价的第二个维度关注的是学生是否接受了这些价值观、态度和信念，并将其内化到自己的决策和行为中。评估这些更高层次的情感领域难度更大，需要长期观察学生的行为，以确定他们是否履行对专业价值观的承诺。测验题并不适合这类学习结果的评价，因为教师关注的是学生在实践和患者护理中用行动履行价值观。

下面是分类法情感领域中 5 个学习层次的学习结果描述与示例。

1. **接受：**对护理实践中重要价值观、态度和信念的认识。对患者、临床情况和问题的敏感性。
   表述对患者信息保密必要性的认识。
2. **反应：**学生对情境的反应。能够反映学生选择的对特定情境的主动反应。
   愿意分享照护临终患者的感受。
3. **形成价值观：**价值观的内化。接受一种价值观，并承诺将这种价值观作为行为的基础。
   维护患者的自我照护决策权。
4. **价值观组织化：**复杂价值体系的发展。价值体系的创造。
   对护理质量和成本相关问题形成立场。
5. **价值观内化：**为实践提供哲学的价值体系内化。
   用行动履行价值观，让患者和家属参与护理。

精神运动领域

精神运动领域的学习包括完成临床技能、操作和护理技术的技巧和能力的发展。这个领域包括以运动为导向的活动，需要一定程度的身体协调。运动技能有认知基础，涉及技能的原则以及情感成分，反映护士在执行操作时的价值观，例如，在执行操作时尊重患者。

在发展精神运动技能时，学生要经历 3 个学习阶段：认知（理解需要做什么）、联想（逐渐提高表现，直到动作前后连贯）和自主（自动执行操作；Schmidt & Lee，2005）。刻意练习是学生为了获得这些运动技能，需要反复练习并接受关于其表现的具体的信息反馈（Bosse et al.，2015；Ericsson，2004；Kardong-Edgren，Oermann，& Rizzolo，2019；McGaghie，Issenberg，Petrusa，& Scalese，2010；Oermann，Molloy，& Vaughn，2015）。对运动技能发展的理解能够帮助教师计划护理技能教学，并在充分的实践中积累专业技能（Oermann et al.，2015；Oermann，Muckler，& Morgan，2016）。

精神运动技能的评价已发展出不同的分类法。护理教育常用的一种分类法规定了精神运动技能发展的 5 个层次。最低层次是模仿学习，学生观察技能的示范并模仿技能。第二个层次，学生按照书面指导进行技能演示。通过练习技能，学生提高了在合理的时间范围内（连接）准确无误地执行这些操作（准确）的能力，直到熟练并自然整合到护理中（自然化；Dave，1970；Oermann，Shellenbarger，& Gaberson，2018）。下面是各层次的目标描述与示例。

1. **模仿：**在教师或多媒体的示范下进行技能展示。模仿学习。
   演示更换无菌敷料。
2. **操作：**不需要通过观察操作或技能即可遵循指令的能力。
   按照既定操作流程为患者吸痰。
3. **精确：**不需要运用模型或指令即可准确、独立执行操作的能力。
   准确测量生命体征。
4. **连接：**在合理的时间内协调地演示技能。
   演示静脉注射药物的技能。
5. **自然化：**熟练程度高。在护理中整合技能。
   掌握照护危重患者的护理技能。

精神运动技能的评估方法能够为学生提供技能相关规范知识，以及在模拟和患者护理中完成技能或操作能力的数据。大多数表现为评价在临床环境、技能和模拟实验室以及远程临床课程中应用多种技术进行；然而，与技能表现相关规范的评估可以应用测验题。

在评估和测验中应用学习结果

如前所述，分类法能够指导教师计划教学和设计不同层次学习的评估，从简单到复杂的认知领域，从价值观的认识到基于情感领域价值体系实践理念的发展，再到提高精神运动能力，从模仿到作为护理自然组成部分的技能表现。这些分类法有助于评估学习和表现，指导测验和其他方法以符合预期的学习层次。如果学习结果是应用，那么测验题也需要在应用层次；如果学习结果是形成价值观，那么评估方法应该是随着时间的推移检验学生的表现，以确定他们是否在实践中履行了这些价值观；如果运动技能学习结果是精确，那么评估需要关注技能演示的准确性，而不是速度。因此，分类法为确保测验题和评估方法符合预期学习结果的适当层次提供了有效的指导。

教师首先要明确需要评价的学习结果或能力，然后据此设计测验题和其他类型的评估方法并收集相关信息。对于“识别急性心力衰竭的特征”这一学习结果，测验题应考查学生回忆这些特征的能力。如果预期的表现是在记忆水平，则要让学生回忆有关急性心力衰竭的知识点，而不是理解它们，也不是将这些知识应用于临床情境。

一些教师选择不以学习结果作为测验和评价的依据，而是从课程内容出发编制测验题和其他评估方法，则教师要明确需要评估的内容范围、测验题和选取的考核内容，并结合课程学习结果和课程定位来决定测验题和其他评估方法的复杂程度。

本书介绍了多种类型的测验题和其他评估方法。如果教师是依据特定的学习结果或目标编制测验题，那么要结合护理教育项目的形式或明确的内容范围。不管教师是将学习结果还是内容范围作为评估框架，所采用的测验题和其他方法都应围绕教学范围内的学习效果进行评价。

■ 小结

评估是对学习者、教育项目和教育政策进行决策的信息收集。通过评估收集的信息，教师可以明确学生在课程中的进步，向他们提供关于持续学习需求的反馈，并制订相关的教学方法来满足这些需求，帮助学生提高学业表现。评价是运用评估提供的数据对学习和表现做出判断，并给出学生在课程中的成绩。

测验是一组有正确答案的题目，是护理教育项目中常用的评估方法。测量是根据一定的规则赋予数值来代表学生的成就或表现的过程，例如，在测验中正确回答了 25 道题目中的 20 道。评价结果主要有两种解释方式：基于常模参照和基于标准参照。在基于常模参照的解释中，测验分数和其他评估数据是通过与其他个体的比较来解释的。基于常模参照的临床评价将某一学生与同组学生的临床表现进行比较，说明该学生比同组中其他学生的临床能力高或低。而基于标准参照的解释是根据预设的标准来解释分数，与组内学生无关。基于标准参照的临床评价是将学生的表现与需要达到的标准进行比较。

评价是护理教学过程中不可或缺的一部分。通过评价，教师对学习的程度和质量做出重要的判断和决定。评价有两个主要作用：形成性和终结性。形成性评价是对学生达到预期学习结果和提升临床能力的过程进行判断，它可以发生在整个教学过程中，并为学生确定需要进一步学习之处提供反馈。而终结性评价是教学结束后的评价，旨在确定学生在课堂、在线课程或临床实践中学到了什么。终结性评价评判的是学生在课程中取得成就的高低，而不是评判学生达到预期学习结果的过程。

学习结果和能力在多种护理教学环境中都起着重要的作用，为教与学提供了指导，也为评估学生的学习和表现提供了依据。评价的作用是明确学生的学习和表现与这些学习结果之间关系的程度和质量。

参考文献

Anderson, L. W., & Krathwohl, D. R. (Eds.). (2001). *A taxonomy for learning, teaching, and assessing: A revision of Bloom's taxonomy of educational objectives*. New York, NY: Longman.

Banta, T. W., & Palomba, C. A. (2014). *Assessment essentials: Planning, implementing, and improving assessment in higher education*. San Francisco, CA: Jossey Bass, John Wiley & Sons.

Bloom, B. S., Englehart, M. D., Furst, E. J., Hill, W. H., & Krathwohl, D. R. (1956). *Taxonomy of educational objectives: The classification of educational goals. Handbook I: Cognitive domain*. White Plains, NY: Longman.

Bosse, H. M., Mohr, J., Buss, B., Krautter, M., Weyrich, P., Herzog, W., . . . Nikendei, C. (2015). The benefits of repetitive skills training and frequency of expert feedback in the early acquisition of procedural skills. *BMC Medical Education*, *15*, 22. doi:10.1186/s12909-015-0286-5

Brookhart, S. M., & Nitko, A. J. (2019). *Educational assessment of students* (8th ed.). New York, NY: Pearson Education.

Dave, R. H. (1970). Psychomotor levels. In R. J. Armstrong (Ed.), *Developing and writing behavioral objectives*. Tucson, AZ: Educational Innovators.

Ericsson, K. A. (2004). Deliberate practice and the acquisition and maintenance of expert performance in medicine and related domains. *Academic Medicine*, *79*(10), S70–S81.

Kardong-Edgren, S. K., Oermann, M. H., & Rizzolo, M. A. (2019). Emerging theories influencing the teaching of clinical nursing skills. *Journal of Continuing Education in Nursing*, *50*, 257–262.

Krathwohl, D., Bloom, B., & Masia, B. (1964). *Taxonomy of educational objectives. Handbook II: Affective domain*. New York, NY: Longman.

McGaghie, W. C., Issenberg, S. B., Petrusa, E. R., & Scalese, R. J. (2010). A critical review of simulation-based medical education research: 2003–2009. *Medical Education*, *44*, 50–63. doi:10.1111/j.1365-2923.2009.03547.x

Miller, M. D., Linn, R. L., & Gronlund, N. E. (2013). *Measurement and assessment in teaching* (11th ed.). Upper Saddle River, NJ: Pearson Education.

Mislevy, R. J. (2017). On measurement in educational assessment. In C. Secolsky & D. Brian Denison (Eds.), *Handbook on measurement, assessment, and evaluation in higher education* (pp. 11–31). London, England: Routledge.

Oermann, M. H., Molloy, M., & Vaughn, J. (2015). Use of deliberate practice in teaching in nursing. *Nurse Education Today*, *35*, 535–536. doi:10.1016/j.nedt.2014.11.007

Oermann, M. H., Muckler, V. C., & Morgan, B. (2016). Framework for teaching psychomotor and procedural skills in nursing. *Journal of Continuing Education in Nursing*, *47*, 278–282. doi:10.3928/00220124-20160518-10

Oermann, M. H., Shellenbarger, T., & Gaberson, K. B. (2018). *Clinical teaching strategies in nursing* (5th ed.). New York, NY: Springer Publishing Company.

Scheckel, M. (2016). Designing courses and learning experiences. In D. M. Billings & J. A. Halstead (Eds.), *Teaching in nursing: A guide for faculty* (5th ed., pp. 159–185). St. Louis, MO: Elsevier.

Schmidt, R. A., & Lee, T. D. (2005). *Motor control and learning: A behavioral emphasis* (4th ed.).

Champaign, IL: Human Kinetics.

Sullivan, D. T. (2016). An introduction to curriculum development. In D. M. Billings & J. A. Halstead (Eds.), *Teaching in nursing: A guide for faculty* (5th ed., pp. 89–117). St. Louis, MO: Elsevier.

Whittmann-Price, R. A., & Fasolka, B. J. (2010). Objectives and outcomes: The fundamental difference. *Nursing Education Perspectives, 31*, 233–236.

Younas, A., & Maddigan, J. (2019). Proposing a policy framework for nursing education for fostering compassion in nursing students: A critical review. *Journal of Advanced Nursing 75,* 1621–1636. doi:10.1111/jan.13946

第2章

有效评价程序的质量：效度、信度和可用度

翻译：刘民辉

教师如何确定某项测验或评估工具是否有效？如果评估结果将被用来做出重要的教育决策，例如划分等级和确定学生是否具有毕业资格，那么教师必须对测验分数的解读持有信心。一些高利害教育决策会对教师、管理者以及学生造成影响。良好的评估结果可以对学习者的知识和能力进行恰当的推论，从而促进有效的决策。此外，评估工具应实用且易于使用。

在构建或提出测验和其他评估工具的过程中，我们需要回答两个重要的问题：

1. 分数的解释在预期的应用中是否恰当、有意义，并且对结果有益？
2. 对结果进行特定用途和解释的后果是什么（Miller，Linn，& Gronlund，2013，p. 70）？

本章解释了评估效度的概念、信度的作用以及它们对评估结果解释质量的影响；还讨论了可能影响选择或开发测验和其他评估工具的重要考虑因素。

评估效度

关于效度的定义随着时间的推移发生了变化。早期的定义源于20世纪40—50年代初，强调评估工具本身的有效性。将测验本身定义为有效或无效，而与其使用方式无关。在那个时代，常常通过证明测验与另一个“真正”标准之间具有良好相关性来证实该测验的有效性。然而，20世纪50—70年代，效度在概念发生了变化，重点转向获取证据证明评估工具在特定目的上的有效性。当时大多数测量教科书将效度分为三种类型——内容效度、效标效度和结构效度，并建议用多种方法验证测验。在20世纪80年代，对于效度的理解又再次发生转变，强调提供证据来支持教师根据评估结果所做出的特定推断。效度的定义是从评估中得出推论的适当性和有用性，而评估效度被定义

为收集证据以支持这些推论的过程。“三类”效度的实用性也受到质疑，越来越多的测量专家认识到结构效度是效度的关键要素和融合性概念（Goodwin，1997；Goodwin & Goodwin，1999）。

当前的效度理念继续关注的不是评估工具本身，也不是测验用于特定目的的适当性，而是关注教师对评估结果所做的解释是否有意义。测验和其他评估工具产生的分数可供教师用于推断学习者的知识水平和能力。效度是指这些解释和推论的充分性和适当性，以及评估结果的使用方式（Miller et al.，2013）。其中，重点在于测验的结果：教师是否根据学习者的考试分数对他们的知识或能力做出准确的解释？越来越多的评估专家建议，除了收集支持推断准确性的证据外，还应收集关于应用测验的预期和非预期结果（Brookhart & Nitko，2019；Goodwin，1997；Goodwin & Goodwin，1999）。

效度并不是“全或无”的（Miller et al.，2013），它的等级取决于评估的目的以及结果的使用方式。同一项评估可能用于多种不同目的，对于某个目的，对结果的推论可能比其他目的效度更高。例如，一个旨在测量围术期护理指南知识的测验，对于确定围术期护理人员的资格认证方面可能具有较高的效度，但在确定围术期护理选修课学生的成绩方面，其结果的效度可能较低。有效性的证据可能会随着时间的推移而发生变化，因此推论的验证不能被视为一次性事件。

没有任何一项评估能得出对特定目的完全有效的结果。将多种不同类型评估（如测验、书面作业和课堂参与）的结果结合起来，可以提高对学生学业成绩所做决定的有效性。此外，过度依赖某种评估结果，例如几乎完全基于测验分数来确定课程成绩，会降低评估的有效性（Brookhart & Nitko，2019）。

效度目前被认为是一个融合性的概念（Brookhart & Nitko，2019；Miller et al.，2013）。由美国教育研究协会（American Educational Research Association，AERA）、美国心理学协会（American Psychological Association，APA）和全国教育测量委员会（National Council on Measurement in Education，NCME）共同编写的《教育和心理测量标准》一书，便对测验效度的概念进行了描述。在最新的标准中（2014）不再认为效度分为不同的类型，例如结构效度、效标效度和内容效度。

相反，有多种证据来源支持对评估结果的解释和使用的有效性。有效性最有力的支持是通过收集以下四个主要考虑因素的证据来实现：

1. 内容
2. 结构
3. 与评估标准的相关性
4. 后果（Miller et al.，2013，p. 74）

本文将讨论如何在护理教育环境中运用这些考虑因素。

内容考量

内容效度的目的是确定一次评估活动在多大程度上准确地反映了教师希望解释评

估结果的内容或能力领域。通常，测验和其他评估方法一般只选取了一小部分可能的题目或任务来评估我们关注的领域。然而，对考试结果的解释却是基于相关领域的所有试题。换言之，当一名学生在“妇科健康护理”的期末考试中正确回答了83%的题目时，教师通常会推断该学生可能会正确回答该课程内容中所有题目的83%。因此，考试成绩可以作为学生在更大领域中真实水平的指标。虽然这种类型的概括很常见，但应该注意的是，护理教育领域的学习成就涉及复杂的理解和综合表现，因此很难判断一次评估活动的代表性（Miller et al.，2013）。

通过询问专家小组判断测验内容是否与其预期用途相符，可以得出一个浅显的结论。这种类型的判断，有时被称为表面效度，但它并不足以证明内容的代表性，也不能替代严格、充分的抽样评估（Miller et al.，2013）。

在出题过程中，应尽可能从确定内容范围开始纳入适当的内容，并且与测验的使用目的相关。例如，如果一项测验旨在测量新护士在入职培训期间对医院安全政策和程序的了解，那么教师首先要界定测验内容的范围，概括出新入职的护士在工作中需要掌握的相关知识；然后，通过专业判断来编制或选择代表符合要求的测验题目。第3章“考试规划”中描述了这一过程的记录系统，即试题设计蓝图或双向细目表。

如果教师需要为特定用途选择一种合适的评估方法，比如选择一个标准化的成绩测验，那么内容效度也是关键。已公布的测验题目可能适用于特定的护理教育计划或特定学习者群体，也可能不适用。因此，对于评估的适用性和结果解释的适当性，最终责任在于教师（AERA，APA，& NCME，2014；Miller et al.，2013）。为了确定现有测验的适用程度，该领域的专家将逐项审查评估，以判断这些试题或任务是否相关，是否很好地代表了由双向细目表所表示的定义领域和期望的学习成果。由于这些判断涉及主观因素，所以这些证据的可信度取决于向专家提供的指示是否明确，并需要对评定者的可靠性进行评估。

构念（construct）考量

结构效度被认为是所有评估效度类型的“总体框架”（Goodwin，1997；Goodwin & Goodwin，1999）。内容效度决定了测验分数在给定领域中的代表程度，对于成绩的评估很重要。然而，当教师需要从评估结果中推断出更普遍的能力和特征时，如临床推理或沟通能力，结构效度的考虑就显得至关重要（Miller et al.，2013）。

构念是一种假设存在的个体特征，因为它能解释一些观察到的行为。作为一种理论建构，它不能被直接观察，但可以从评估的表现中推断出来。结构效度验证是确定评估结果在某个构念或一组构念方面解释程度的过程。对于教师自行构建和已发表的评估，有两个问题对于结构效度验证的过程至关重要：

1. 评估是否充分地代表了所关注的构念（构念表征）？
2. 观察到的表现是否受到任何无关或辅助因素的影响（构念相关性）？（Miller et al.，2013，p. 81）

当构念的重要元素在评估中代表性不足时，其评估的有效性就会下降。例如，假设所关注的构念是临床问题解决的能力，如果临床表现评估只集中于教师定义的问题，那么这种评估的有效性就会被削弱，因为学习者识别和定义临床问题的能力也是临床问题解决能力的重要组成（Gaberson & Oermann，2018）。

与所关注的构念无关或不相关的因素也可能会降低其评估效度（Brookhart & Nitko，2019）。例如，非英语母语的学生可能在临床解决问题的评估中表现不佳，这不是因为识别、发现和解决问题的能力有限，而是因为不熟悉患者或教师使用的语言或文化俚语（Bosher，2009；Bosher & Bowles，2008）。另一个潜在的且与构念无关的因素是写作技巧。例如，在护理教育课程中，清晰准确地进行书面交流可能是一个重要的目标，但对于课程写作作业来说，所关注的构念是临床问题解决能力。如果学生在该作业中的得分受到拼写或语法错误的影响，那么评估的构念相关效度就会降低。考试技巧、成绩焦虑和学习动机也是其他可能导致构念无关因素的例子，这些因素可能削弱评估的效度（Miller et al.，2013）。

对于教师自编测验而言，结构效度验证主要在其通过从各种来源收集构念表征和构念相关性证据的编制过程中。对于已公布的测验，其测验手册应当包含使用这些方法来生成结构效度证据的信息。结构效度验证的方法包括：

1. **定义需要测量的领域。**评分细则应清楚地定义构念的含义，以便判断评估是否包含相关且具有代表性的任务。
2. **分析评估所要求任务的反应过程。**教师可以为学习者布置一项评估任务（例如，一道关于评估临床推理的多项选择题），并要求他们在进行测验时说出自己的思考过程（例如，解释他们是如何得出所选答案的）。通过这种方法可能会发现，学生之所以能够确定正确答案，是因为这个示例在课堂或指定阅读中已经出现过，而不是因为他们能够评判性地分析问题。
3. **比较已知群体的评估结果。**有时，我们可以合理地预期，在某项特定测验中，不同群体的得分存在差异，因为已知这些群体的成员在所测量的能力方面具有不同的水平。例如，如果测验的目的是测量学生解决儿科临床问题的能力，那么在该测验中取得高分的学生将被认为比取得低分的学生更善于解决问题。为了收集支持这一假设的证据，教师可以设计一项研究，以确定学生在测验中的得分是否与他们在护理中临床问题解决的标准化测验中的分数相关。教师可以根据学生的标准化考试成绩将样本分为两组：一组是得分高的学生，另一组是得分低的学生。然后，教师会另外编制考题来比较两组学生的考试成绩。如果教师的假设得到了证实（即，如果标准化考试成绩高的学生在教师自制的测验中也获得了高分），那么这些证据可以为结构效度提供部分支持（Miller et al.，2013）。测验偏倚或测验公平性的研究中也同样用到了上述的组间比较技术。检测测验偏差的方法是寻找与测验参与者的种族、性别或文化相关的项目功能差异（differential item functioning，DIF）。如果测验项目在具有特定特征的群体中表现不同，而这些特征与所关注的变量并没有直接关联，那么从测验成绩中得出的推断可能会受到影响。与测验偏倚有关的问题在第 16 章“社会、伦理和法律问题”中有更详细的讨论。

4. **比较学习前后的评估结果**。我们有理由期望，无论是在课堂教学还是临床实习中，学生通过学习，其表现都会有所改善。然而，我们也要确保评估结果不会受到其他变量的影响，如焦虑情绪或对教学前评估内容的记忆。例如，若证据显示学生在教学后的评估得分有所提升，但又不受旨在减少学生考试焦虑的干预措施影响，这将支持该评估的结构效度（Miller et al.，2013）。
5. **将评估结果与其他测量结果进行相关性分析**。由特定评估测得的分数应该与考查同一构念的其他测量结果具有很好的相关性，与考查不同构念的测量结果有较差的相关性。例如，当教师对学生在儿科临床环境中的表现进行评分时，我们期望这些评分与测验学生儿童护理知识的期末考试成绩之间高度相关，但与学生在女性健康课程中的课堂表现或临床实习表现之间的相关性可能较低。通过与其他测量工具进行相关性分析，我们可以验证评估结果与同一构念的其他测量结果的一致性，从而进一步确认评估工具的有效性（Miller et al.，2013）。

与评估标准的相关性考量

获取有效性证据的方法侧重于根据当前的评估结果预测未来的表现（即标准）。例如，在护理学院中，经常会用学生在最后一学期或学季的标准化综合考试成绩来预测他们是否有可能通过 NCLEX®（美国护士执业资格考试，即为标准度量）。获得此类证据需要进行预测效度验证研究（Miller et al.，2013）。

如果教师想用评估结果来评估学生在另一项测评（标准度量）中的表现，我们称这种效度证据为“同时效度”，而获得这类证据需要同时进行效度验证研究。这种证据可能有助于决定是否可以用某个测验或测量工具替代另一个更耗资源的工具。例如，负责员工发展的教育工作者可能希望收集同时效度证据，以确定是否可以用带有评分标准的核查表来取代效率较低的护士能力叙述性评估。

教师很少对他们所设计的评估与标准度量之间的分数相关性进行正式的研究。有时候，可能并没有合适的标准度量可用，所用的测验被认为是目前用来衡量相关能力的最佳工具。如果有更好的测量方法，可以用它们来代替正在验证的测验。然而，对于高利害测验（如执照和认证考试），这种类型的有效性证据是至关重要的。通常会使用多个标准度量，以便一个度量的优势可以弥补其他度量的不足。

评估分数与标准度量之间的关系通常通过相关系数来表达。我们无法推荐一个理想的相关性范围，因为相关性可能受到许多因素的影响，包括测验长度、分数分布的变异性以及两次测验之间的间隔时间长短。因此，当教师使用某个评估工具时，他们必须运用专业判断来确定评估结果与某个标准（如其他测评结果）之间的相关性，以判断是否达到了评估的预期目标。

后果考量

将评估结果的后果纳入效度中，是一个相对较新的趋势。评估不仅会带来预期的结果，还会引发一些预期外的后果，因此，教师和管理人员在判断他们是否有效地使用这些结果时，必须考虑到可能会出现的后果（Brookhart & Nitko，2019）。例如，许多本科护理课程的教师都采用成绩测验方案，目的是评估学生在整个护理课程中的表现。这种测验的预期积极结果是识别出可能不能通过 NCLEX 考试的学生，并利用这些信息设计补救方案来提高学生的学习成绩。然而，非预期的消极后果可能包括增加学生的焦虑情绪，缩减课堂上的教学时间去增加考试时间，以及减少课程中非测验重点的其他内容，以更好地匹配 NCLEX 测验。另外，使用标准化的综合考试成绩来预测 NCLEX 考试通过率，其预期的后果是激励那些评估结果预测不通过的学生进行补救，更加充分地准备执业考试。然而，未预期的后果可能是那些综合考试成绩预测会通过的学生可能决定不再进一步准备执业考试，从而面临考试不利的可能后果。

最后，评估效度需要对评估结果的解释和使用进行评估。因此，效度的概念已经扩展到包括对评估使用的后果，以及如何向学生、教师和其他利益相关者解释结果的考虑。在评估后果方面，必须包括评估的预期和非预期影响，特别是当评估结果用于做出重要决策时（Miller et al.，2013）。

影响效度的因素

评估结果的效度会受到许多因素的影响，包括评估工具本身的特点、实施和评分过程，以及被测验者。在构建评估或选择已有评估时，教师应该注意以下因素（Miller et al.，2013）。

评估的特点

许多因素可能导致评估项目或任务无法如预期般地发挥作用，从而降低对评估结果的解释有效性。这些因素包括指示不清、表述模糊、过度集中于易于评估的方面、评估试题过少、评估试题安排不当、正确答案模式明显以及测验编制中的文字错误等（Miller et al., 2013），防止上述测验构念错误的方法将在第 3、4、5、6、7 和 10 章中讨论。

评估的实施和评分因素

在教师自制的测评中，时间不足、对在测评中提问学生的帮助不一致、作弊和评分错误等因素可能会降低测评的有效性。在已有评估中，另一个因素可能是未能遵循标准指示，比如时间限制等（Miller et al.，2013）。

学生特征

有时对评估结果的无效解释是因为个人因素影响了学生在评估中的表现。例如，学生可能在评估前经历了情绪上的不安事件，如车祸或家人去世，这可能影响他们的表现；考试焦虑可能会使学生无法按照真实的能力水平进行表现；或者学生可能缺乏在评估中付出最大努力的动机。上述以及其他类似因素可能改变学生在评估中的反应，扭曲测评结果，从而导致测评效度降低（Miller et al.，2013）。

信度

信度是指评估结果的一致性。如果一项评估产生的分数是可靠的，假设在两次测验的时间间隔内没有进一步的学习，那么同一组学生在另一个场合接受相同评估时将获得大致相同的分数。每次评估都能对特定时间段的学生成绩进行有限的测量。如果这个测量结果在不同时间、不同评分者或相同领域的不同样本中相对一致，教师就可以对评估结果有信心。

信度系数为 1.00，表示完全一致性。然而，在实际教育环境中，几乎不可能达到这个水平。标准化成绩测验的信度系数通常在 0.85 ～ 0.95（Brookhart & Nitko，2019），但是由教师自编的测验却很少能达到这种一致性水平，因为测量成绩会受到许多外部因素的影响。

评估结果可能不一致的原因包括：

1. 由于记忆、注意力和努力程度的波动，学习经历的干扰，或者情绪或健康状况的变化，被测量者的行为在一段时间内不稳定。
2. 不同的测验样本会导致测验之间的差异，有些学生可能会发现某些测验较为容易，因为其中包含了他们熟悉的题目内容。
3. 评估条件在不同评估之间存在显著差异。
4. 评分步骤不一致（同一评分者可能对不同的评估使用不同的标准，或者不同的评分者就同一评估可能无法完全达成一致）。

这些因素和其他因素在每次测量中都会引入一定但未知的误差。因此，确定评估可靠性的方法就是估算在不同评估条件下测量误差的大小。当评估结果相对一致时，测量误差较小，信度较高（Miller et al.，2013）。

为了了解不一致性的来源，将测验分数视为具有两个组成部分——真实分数和误差分数，可以用以下方程表示：

$$X = T + E \tag{2.1}$$

学生的实际评估分数（X）也被称为观察分数或获得分数。该学生的假设的真实分数（T）无法直接测量，因为它是学生在多次相同测验中所获得分数的平均值。观察到的分数包含了一定的测量误差（E），可能是正值，也可能是负值。这种测量误差代表了观察到的分数和真实分数之间的差异，从而导致学生获得的分数高于或低于其真实分数（Brookhart & Nitko，2019）。如果可以直接测量每次测验中产生的测量误差，则该等式中的两个值（X 和 E）将是已知的，我们将能够计算出真实分数（T）。然而，我们只能间接估计测量误差的大小，得出一个假设的真实分数。因此，教师需要认识到，在任何测验中获得的分数都只是对学生在测验领域中真实掌握程度的估计。

例如，在社区健康护理的单元测验中，由于 Matt 比 Kelly 更了解测验的内容，所以 Matt 在测验中可能会获得较高的分数。如果知识差异是分数差异的唯一解释，那么就没有涉及任何误差。然而，Kelly 和 Matt 的测验分数差异可能还存在其他可能的解释。Matt 可能有不诚信行为，提前拿到了测验试卷；他知道考试会包括哪些题目，因此他有机会利用这些未经授权的资源查找题目的正确答案。在这种情况下，测量误差会让 Matt 获得更高的分数。Kelly 可能在测验前一天晚上加班工作，睡眠不足，导致她在测验期间感觉疲劳，无法集中注意力，最后所得分数低于她的真实分数。因此，评估设计者的目标之一就是最大限度地提高分数方差（解释真实能力差异的程度），并尽量减少分数的随机误差方差。

以下是进一步解释评估信度概念的要点（Brookhart & Nitko，2019；Miller et al.，2013）：

1. **信度与评估结果有关，而与评估工具本身无关。**同一评估工具产生的结果可靠性会因被评估学生的特点和评估工具使用情况而异。每次使用评估工具时都应该对其进行信度的评估。
2. **信度估计通常是指特定类型的一致性。**评估结果可能在不同的时间段、不同样本、不同的评分者或观察者上是一致的。评估结果可能在其中的某个方面或多个方面具有可信度，但在其他方面可能不具备。评估结果的可信度取决于其预期的使用目的。例如，如果教师想评估学生在各种情境下做出明智临床决策的能力，那么时间内的一致性度量并不适用。相反，对不同任务中表现的一致性进行估计将更具有实用价值。
3. **信度估计通常用统计指标来计算。**它关注的是评估结果在不同时间、不同评分者或不同评估措施之间的一致性。一致性的程度用信度系数（一种相关系数）或测量标准误差（SEM）来表示。信度系数与效度系数（如前所述）不同，因为它是同一程序的两组评估结果之间的一致性，而不是与外部效标的一致性。
4. **信度是效度的必要但不充分条件。**教师无法从不一致的评估结果中做出有效的推论。相反，高度一致的结果可能只是表明评估虽然非常可靠，但测量的是错误的构念。因此，低信度总是导致低效度，但是高信度并不能保证高效度。“简而言之，信度只是确保有效性成立的一致性基础”（Miller et al.，2013，p. 110）。

下面举例说明有效性和可靠性之间的关系。假设对本章作者进行了一项关于评估原则的知识测验。作为护理教育评估的教科书作者，可能会在这样的测验中获得高分。然而，如果测验是用中文编写的，即使作者猜题很准，其分数可能也会很低，因为她看不懂中文。如果同样的测验在下一周以及接下来的 1 个月每周进行一次，假设在测验期间她没有学习中文，那么她的分数可能会保持一致地低。因此，这些测验分数被认为是可靠的，因为在多次测验中，相同的测验分数之间会有很高的相关性。但是，由于该测验不符合其预期用途，因此无法对作者关于评估原则的知识做出有效的基于分数的解释。

图 2.1 用打靶来进一步说明两者间的关系。在设计和实施评估时，教师试图持续地（可靠地）测量学生的真实水平和能力（命中靶心）；如果成功，他们就可以从评估结果中得出有效的推论。靶标 1 说明了分数的可靠性，这些分数紧密地组合在靶心上（即真实分数），使教师能够得出有效的推断。靶标 2 显示的评估分数与真实分数之间的距离

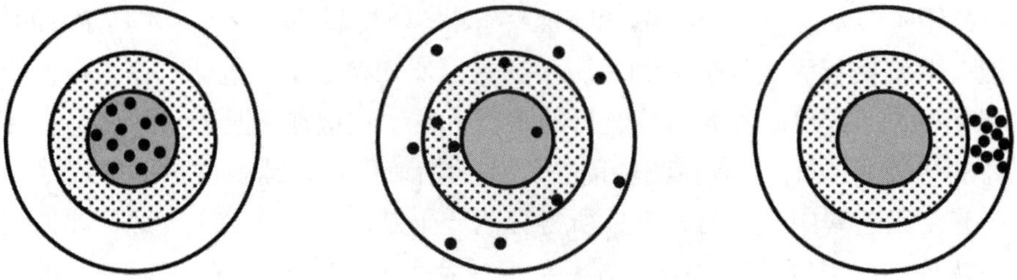

图 2.1 信度和效度之间的关系

该图来源于 Miller，M. D.，Linn，R. L.，& Gronlund，N. E.（2013）. Measurement and assessment in teaching（11th ed.）. Upper Saddle River，NJ：Pearson Education. 版权归 Pearson Education 所有，在出版商的许可下转载

广泛分散，说明这些分数是不可靠的，从而会导致缺乏效度证据。靶标 3 显示的评估分数是可靠的，因为它们紧密地集中在一起，但仍然偏离了真实得分，所以教师无法对这些分数做出有效的解释（Miller et al.，2013）。

信度估计方法

由于信度是从不同类型的一致性角度来考虑，因此这些类型的一致性是通过不同的方法来确定的：随时间推移的稳定性（稳定性）、不同形式测评之间的一致性（等效性）、测评本身的内部一致性（内部一致性）以及不同评分者之间的一致性（评分一致性或评分者间信度）。下面将进一步详细介绍每种信度估计方法。

稳定性测量

稳定性是指在不同时间进行同一测评时，学生能否获得基本相同的得分，也称为测验-重测过程。根据两次测验所获得的分数之间的关联性，可以得出重测信度系数。这种类型的信度证据被称为稳定性，适用于所测量的特质预期随时间推移保持稳定的情况。一般来说，测验时间间隔越长，稳定性-信度估计值就越低（Brookhart & Nitko，2019）。在护理教育环境中，通过重测法所获取的信度信息可能是有限的。如果两次测验都使用同样的测验题目，则学生在重测时的答案可能受到之前测验结果的影响。换句话说，他们第二次测验中的回答，在某种程度上，可能受到三个方面的影响，一是他们对之前测验的回忆，二是测验后进行的讨论，三是个人复习。此外，如果两次测验之间的时间间隔很长，学生的能力可能会因为学习而发生实际变化，也会影响重测成绩。但是，在选择标准化测验时，稳定性是一个重要的考虑因素（Miller et al.，2013）。所以标准化成绩测验的重测系数应该非常高（Brookhart & Nitko，2019）。

等效性测量

等效形式信度，也称为替代或平行形式信度，是通过使用两个或更多独立构建、但基于相同规范的测评形式来进行评估。会在相近的时间对同一组学生进行这两种形式的评估，结果具有相关性。高信度系数表明，两种形式都能很好地代表所关注的领域，从而可以用较高的有效性推断学生在两种测评之间的表现。信度的等效形式在标准化测验中被广泛使用，主要是为了确保测验的安全性，但除非测验手册中提供了关于等效性的信息，否则使用者不能假设替代形式具有可比性（Miller et al.，2013）。然而这种信度估计方法对于教师自行设计的评估并不实用，因为大多数教师没有时间为同一测验准备两种形式，更不用说确保这些形式的等效性（Brookhart & Nitko，2019）。

内部一致性测量

内部一致性测量方法适用于来自单一评估的一组分数，有时也被称为分半法或半长法，通过评估同一测评的两个部分之间的一致性程度来揭示结果的稳定性。

分半法将评估分成两个相等的子测验，通常将奇数编号的题目放在一个子测验中，将偶数编号的题目放在另一个子测验中。然后分别对两个子测验进行评分，并计算两个子测验得分之间的相关系数。由此得出的相关系数是对两个子测验测量结果一致性表现的估计。更长的测验通常比更短的测验产生更可靠的结果，部分原因在于它覆盖的内容领域更全面。因此，分半信度估计往往会低估由整个评估所产生的分数的真实信度（因为每个子测验只包括题目总数的一半）。我们可以通过使用 Spearman-Brown 预测公式（也称为 Spearman-Brown 双倍长度公式）来纠正这种低估，如下式所示（Miller et al.，2013，p.11）：

$$\text{整个测验可靠性}=\frac{2\times\text{分半测验成绩的相关性}}{1+\text{分半测验成绩的相关性}} \tag{2.2}$$

另一种估计内部一致性的方法是使用某些类型的 α 系数。α 系数的信度估计提供了有关测评任务测量相似特征程度的信息。当评估包含相对同质的内容时，α 系数的信度估计与分半法所得的估计结果类似。换句话说，α 系数代表所有可能的分半信度的平均值。Kuder-Richardson 公式是一种特定类型的 α 系数。公式 20（K-R20）的计算基于正确率和总分分布的标准差。如果预计评估题目的难度变化不大，则可以使用更简单的公式 21（K-R21）来大概估计 K-R20 的值，尽管多数情况下它会产生略低的信度估计值。不论使用何种公式，评估题目都必须进行二分法评分，即正确或错误（Brookhart & Nitko，2019；Miller et al.，2013）。若评估题目可以获得一定范围的分数，则应使用 α 系数来提供信度估计。广泛用于评估评分、测验和题目分析的计算机软件使原本繁琐的计算变得更便捷（Miller et al.，2013）。

评分一致性测量

根据不同的测评类型，评分过程中可能会出现误差。教师可能需要收集证据来回答这样的问题："如果由不同的人来评分或评判学生的表现，这个学生是否会获得相同的分数？"收集这种证据最简单的方法就是让两名具备相同资质的评分人员给每个学生的论文或表现进行评分。然后，根据是否需要绝对意义（即实际得分水平）或相对意义（即排名顺序）的一致性，对两个分数进行比较，以得出一致性的百分比或相关性指数（Brookhart & Nitko，2019）。在护理教育课程中，教师通常是根据学生的实际得分水平进行评估：这是用于分配成绩及确定学生是否满足通过该课程的要求和毕业要求的常规依据。以相对意义的方式评估其表现，只会将学生的成绩从高到低进行排序，但在排名上的一致未必能提供适当的证据来确定学生是否达到了预期的学习成果。

要实现评分者之间的高度一致性，评分者需要对考生表现达成共识。为了达成共识，通常使用评分标准进行指导，并对评分者进行培训。评分者间的一致性至关重要，以确保不同评分者间的评分标准不会给某些学生带来不利影响（Miller et al.，2013）。

测量标准误差

为了描述评估分数的不一致性，我们可以重复评估学生并记录其分数的变化程度（然而，由于学生的能力可能在多次测评过程中发生变化，我们只能在假设条件下进行这种测评）。重复评估可以获得每个学生得分的分布，这些分数围绕平均值分布。该平均值就是学生的真实分数，该分布的标准偏差就是测量标准误差（SEM）。

由于无法在不改变正在评估的特质情况下反复地评估学生，所以使用以下公式来估计 SEM：

$$\text{SEM} = \text{SD}\chi\ \sqrt{1-\text{信度系数}} \tag{2.3}$$

式中，SDχ 代表每个学生获得的分数的标准差。所以，SEM 估计了学生的观察分数可能与真实分数之间的差值。例如，若 SEM = 4.0，则学生获得的分数可能比真实分数上或下相差约 4 分。考虑到有可能会偏离其真实分数，我们必须把学生在评估过程中获得的分数解释为对该学生真实分数的估计（Brookhart & Nitko，2019）。

SEM 的大小取决于信度估计和所获得分数的标准差。当信度系数保持不变时，SEM 随着 SDχ 增大而增大，随着 SDχ 减小而减小。当标准差保持不变时，SEM 随着信度系数增大而变小，并且随着信度系数减小而变大。SEM 越小，则所观察到的评估分数越接近学生的真实分数。需要注意的是，在 SEM 公式中使用的信度系数类型，是针对特定类型的测量误差而进行的信度估计（Brookhart & Nitko，2019）。

影响分数信度的因素

通过前面的讨论可以明显看出，影响分数的信度因素有很多。这些因素可分为三个主要来源：评估工具本身、学生和评估实施环境。

评估相关的因素包括测验长度、评估任务同质性以及各题目的难度和区分度。一般而言，评估数量（如测验题目）越多，分数的信度就越高。我们可以采用 Spearman-Brown 信度公式来估计增加评估题目对信度系数的影响。例如，如果一个包含 10 道题目的测验的信度系数为 0.40，在此基础上再添加 15 道题目（该测验时长为原测验的 2.5 倍），将得出 0.625 的信度系数。虽然通过增加题目可以提高分数的信度，但如果超过了一定的度，就可能会适得其反。在超过这个度之后，再增加任务题目也只能稍微提高信度，并且学生所产生的疲劳和厌倦实际上可能会引入更多的测量误差。另外，评估内容的同质性也会增加分数的信度。组织严谨且高度相关的课程内容往往使同质的评估内容更容易实现。最后，评估题目的技术质量、难度及其区分学生知识掌握程度三方面也会影响分数的信度。难度适中且不含技术错误的试题可以很好地区分高分者和低分者，并对分数的信度有很大的帮助。若需要更深入地了解评估题目的难度和区分度，可以参考第 12 章“考试和题项分析：解读考试结果”中的相关内容。

学生的相关因素包括学生群体的异质性、应试能力和动机。通常情况下，学生群体的能力范围越广，可靠性越高。因此，在学生之间能力相当的情况下，例如研究生课程中，测评得出的分数很可能比期望的信度要低一些。学生的应试技巧和经验也会影响分数的信度，学生可能会获得比真实能力预测还要高的分数。动机对信度的影响与其对不同学生的影响程度成正比。若部分学生对评估没有积极动机，则可能无法准确地显示出他们的实际水平，并且很难判断他们相对于其他学生的成绩。

教师需要控制评估实施环境以提高分数的信度。给予完成评估的时间不足可能会降低分数的信度，因为有些熟悉内容的学生可能来不及回答所有问题。作弊也会给评估分数带来随机误差，因为学生能够正确回答出来他们实际上不知道答案的问题。因此，作弊会使作弊者的观察分数高于其真实分数，从而导致对考试分数的解释不准确、意义不充分。

信度系数是用来衡量一组分数中测量误差的指标，它为评估分数的意义及实用性提供了有用的信息。需要注意的是，信度系数的数值并非稳定，每次进行评估时都会因学生样本的不同而有所变化。教师常会疑惑信度系数应该达到多高才能确保评估结果可靠。实际上，所需的可靠性程度取决于多种因素，包括所做教育决策的重要性、影响深远程度以及在后续过程中可能会确认或取消该决策。根据评估结果所做的决策越重要，可逆性越小，需要的信度就越高（Brookhart & Nitko，2019）。对于那些会产生严重后果的不可逆决策，如第一次参加 NCLEX 考试的结果，就必须确保有较高的信度。对于不太重要的决策，特别是在后续的审查过程中，在不对学生造成严重伤害的情况下可以确认或取消的决策，则可采用信度较低的方法。对于教师自制的评估，信度系数在 0.60 ～ 0.85 是比较理想的（Miller et al.，2013）。

■ 实用性

信度和效度用于描述分数的解释和使用的方式，而实用性（也称为可用性）代表了评估工具本身及其实施过程的质量。评估程序应高效、经济。一项评估只有在易于实施和评分、不会占用过多教学活动时间以及资源需求合理时，才实用或可用。教师对于无论是自主开发的测验或其他测量工具，还是使用已发表的工具，都应关注下列问题，以帮助选择适当的评估程序（Brookhart & Nitko，2019；Miller，2013）：

1. **评估是否易于构建和使用？**与多项选择题相比，论述题可能更快、更容易编制，但评分需要更多时间。评估学生对临床问题进行评判性思考能力的多项选择题的命题耗时较长，但可以通过机器快速、准确地进行评分。教师需要确定如何更好地利用时间来构建、实施和评分。如果选择已发布的测验来评估学生毕业前的能力，那么需要考虑这个测验是否切实可行，是否需要特殊培训，测验实施说明是否易于理解。

2. **评估实施、评分以及解答所需的时间是否合理？**比如，一位教师的一门为期 15 周、3 学分的课程，计划每周进行一次 10 分的小测验，并在课堂上立即进行回顾和学生自评，这些步骤总共需要 30 分钟的课堂时间。这样的评估方式是否最佳地利用了教学时间？对于这位教师来说，学生在测验回顾过程中得到的及时反馈，以及每周获取教学有效性信息的机会可能非常有价值，因此每周投入 30 分钟时间进行评估是值得的。然而，另一位只有 4 天教学时间的教师可能会发现，进行多次测验会占用他本应用于教学的时间。评估虽然是教学过程中重要的环节，但不能替代教学。尽管学生常常通过准备和参与评估过程来学习，但教学不是评估的主要目的，评估也不是实现教学目标最有效的方式。另外，信度与评估的长度（即评估题目的数量）有关，因此，相较于频繁而短小的评估，使用频率较低但长度更长的评估可能更为可取。
3. **与评估构建、实施和评分相关的成本是否合理？**尽管教师自制的评估似乎比已发表的评估工具更经济，但必须考虑教师在评估开发中花费的时间成本，还要计算出教师花费的与评估相关的额外成本。购买已出版的评估工具的测验手册的初始成本是多少？测验手册是否可以重复使用？答题卡的费用是多少？该费用是否包括评分服务？在考虑采用计算机化测验软件时，教师和管理者必须确定如何支付该项目的费用以及由谁（教育项目还是学生个人）来支付。
4. **使用评估结果的人是否能够轻松准确地解释评估结果？**如果教师对自己组织的考试进行自评，他们能否获得有助于准确解释结果的信息？例如，他们是否能够获得测验和题目的统计数据以帮助他们理解单项测验成绩的意义？部分扫描仪和软件可对使用某些类型答题卡的测验进行快速评分，但评分报告展示的信息范围存在较大差异。购买由出版商评分的评估工具也会产生测验结果报告。这些报告对其预期目的是否有效？对于即将做出评估决策的教师而言，他们需要或希望获得哪些信息？而成绩报告中是否会提供这些信息？

评分报告中展示的信息包括个人原始总分、个人原始子测验分数、小组平均值和中位数、个人或小组分布图，以及个人标准分数。教师在接收到报告后，是否需要经过特殊培训才能准确解读这些信息？有些评估工具出版商限制测验工具的购买对象，只对拥有特定教育和经验资格的用户开放，部分原因是希望测验结果能被正确地解释和应用。

■ 小结

评估结果如果常用于做出重要的教育决策，教师就必须对所测分数的解释持有信心。教师可以通过评估效度产生的结果，对应试者的知识或能力做出准确的解释。效度不是评估本身的静态属性，而是指教师对评估结果的解释和使用方式。效度不是非此即彼，有效性程度取决于评估目的及结果的使用方式。同一个评估可能用于多种不同目的，其结果在某个特定目的下可能比其他目的的有效性更高。

教师必须收集各种来源的证据，以支持他们对评估结果的解释和使用的有效性。评估效度的四个主要因素包括：内容效度、结构效度、效标效度及评估的后果。内容着重于考虑评估题目或任务的样本是否充分代表了教师想要测量的内容或能力的领域。内容效度证据可在评估开发过程中获得，或是评价已发表的评估来获得，如购买的工具。目前，构念考虑被视为评估有效性的核心概念，代表了根据分数对构念表征的推断在多大程度上是准确和有意义的。结构效度验证过程中的两个核心问题包括：评估是否充分代表所关注的构念（构念表征）以及无关因素或辅助因素对结果的影响程度（构念相关性）。可以采取多种方法验证结构效度，如界定需要测量的范围、分析评估所需的任务响应过程、对已知群体的评估结果进行比较、在学习活动前后比较评估结果以及将评估结果与其他指标进行相关性分析。用这些方法收集证据的具体程序已在前文讲述。

效标效度的考虑是为了获得效度证据，重点是根据当前的评估结果来预测未来表现（标准）。获得这类证据需要进行预测效度验证研究。如果评估结果是用来估计学生同时在另一项评估（标准测量 / 效标）中的表现，则为同时性，获得这类证据需同时进行验证研究。对教师而言，很少研究自己的评估结果与标准测量之间的相关性，但对于有高利害结果的测验，如执照和资格考试，这类效度证据至关重要。

最后，评估效度需要对评估结果的解释和使用进行评估。因此，效度的概念已经扩展到包括对评估使用的后果，以及考虑如何向学生、教师和其他利益相关者解释结果。在评估后果方面，特别是当评估结果用于做出高利害决策时，必须充分考虑评估的预期和预期外的影响。

许多因素都会影响评估结果的效度，包括评估本身的特点、实施和评分过程，以及被测验者。对其中每个因素都进行了详细的讨论。

信度是指评估结果的一致性，每次评估仅对特定时间内的表现进行有限的测量。如果是不同时间、不同评分者或相同领域的不同样本，测量结果仍保持相对一致，那么教师就可以对评估结果更有信心。许多外在因素可能会影响表现的测量，其中包括被测者行为的不稳定性、每次评估不同的任务样本、不同评估条件及评分过程的不一致。这些和其他因素会给每次测量带来误差。确定评估信度的方法旨在估计不同的评估条件下的测量误差大小。当评估结果合理一致时，测量误差较小，信度较高。

要理解评估信度的概念，需注意几个关键点。首先，信度与评估结果有关，而与评估工具本身无关。其次，信度估计通常是指特定类型的一致性，评估结果在某方面具有可信度，但在其他方面可能不具备可信性。再次，信度估计是通过统计指标来计算的，用于表达两组或多组得分之间的关系。最后，信度是效度的必要但不充分条件；低信度总是导致低效度，但是高信度并不能保证高效度。以上几点在本章中都进行了讨论。

由于信度是从不同类型的一致性角度来考虑的，因此这些类型的一致性是通过不同的方法来确定的：随时间推移的稳定性（稳定性）、不同形式测评之间的一致性（等效性）、测评本身的内部一致性（内部一致性）以及不同评分者之间的一致性（评分一致性或评分者间信度）。稳定性是指在不同时间进行同一测评时，学生能否获得基本相同的得分，也称为测验-重测过程。等效形式信度包含使用相同评估的两种或多种形式，这些形式是基于同一套规范（即等价或替代形式）。两种评估形式都在同一组学生中运用，所得的测验分数是相关的。高信度系数表明教师可对学生表现做出有效的推论。等效形式的信度估计广泛用于标准化测验，但不适用于教师自编的评估测验。内部一致性方法（分半法或半长法）可用于来自同一评估的一组分数。内部一致性的评估结果揭示了从同一评估的两部分获得一致结果的程度，以此揭示评估测验题目的内部一致性或同质性。评分一致性的测量确定了两个或两个以上同等资质人员的评分或评级的一致程度。评分者间的一致性至关重要，以确保不同评分者间的评分标准不会给某些学生带来不利影响。使用评分标准，并对评分者进行培训有助于评分者之间达成共识。

一组测验分数的信度可能会受到各种因素的影响。这些因素可分为三个主要来源：评估工具本身、学生和评估实施条件。与评估相关的因素包括评估测验长度、评估内容的同质性以及单个题目的难度和区分度。与学生相关的因素包括学生群体的异质性、应试能力和动机。与评估实施相关的因素包括测验时间是否充足以完成测验，以及是否存在作弊行为。

此外，评估工具应实用且易于使用。尽管我们通常会使用信度和效度来描述分数的解释和使用方式，但实用性或可用性是指评估工具本身及其实施程序的特质。评估程序应高效且经济。教师需要考虑以下因素：构建和使用评估工具是否便捷；评估的实施、评分和结果解释所需的时间；与评估构建、实施和评分相关的成本；以及评估结果是否可以简单且准确地被使用者解释。

参考文献

American Educational Research Association, American Psychological Association, & National Council on Measurement in Education. (2014). *Standards for educational and psychological testing*. Washington, DC: American Educational Research Association.

Bosher, S. D. (2009). Removing language as a barrier to success on multiple-choice exams. In S. D. Bosher & M. D. Pharris (Eds.), *Transforming nursing education: The culturally inclusive environment* (pp. 259–284). New York, NY: Springer Publishing Company.

Bosher, S. D., & Bowles, M. (2008). The effects of linguistic modification on ESL students' comprehension of nursing course test items. *Nursing Education Perspectives*, *29*, 165–172.

Brookhart, S. M., & Nitko, A. J. (2019). *Educational assessment of students* (8th ed.). New York, NY: Pearson Education.

Gaberson, K. B., & Oermann, M. H. (2018). *Clinical teaching strategies in nursing education* (5th ed.). New York, NY: Springer Publishing Company.

Goodwin, L. D. (1997). Changing conceptions of measurement validity. *Journal of Nursing Education*, *36*, 102–107.

Goodwin, L. D., & Goodwin, W. L. (1999). Measurement myths and misconceptions. *School Psychology Quarterly*, *14*, 408–427.

Miller, M. D., Linn, R. L., & Gronlund, N. E. (2013). *Measurement and assessment in teaching* (11th ed.). Upper Saddle River, NJ: Pearson Education.

第 2 篇

测试和其他评价方法

第3章

考试规划

翻译：高　静

周三，Paul Johnson 看办公日历时惊讶地发现，他负责主讲的课程下周即将考试，尽管考试时间是他安排的！不过好在他不是第一次承担这门课的教学，可以去存档资料中找去年使用过的试题。当他找到去年的试题并快速浏览后发现，一些考核内容较陈旧且未涵盖今年讲课时新增的内容。学校规定至少提前 3 个工作日将试卷提交至印刷中心，但周四他有临床教学任务，周五上午有课，周六还计划到外地去参加一个会议，Paul 意识到必须在周五之前完成试题修订。

周三晚上，Paul 熬夜修订好试卷，计划在周四完成临床教学任务后进行校对。由于家庭紧急情况，他未能在当天晚上完成试卷校对。Paul 相信自己应该不会犯严重的文书错误，在周五上课前把试卷发送印刷中心。当他周二开完会回到办公室发现，印刷中心在周末被一场严重的暴风雨淹没了，包括他的试卷在内的所有印刷工作都无法完成。由于 Paul 当天要参加委员会会议，没办法把打印的试卷拿去复印，更为糟糕的是学院秘书请了病假，他下班后又必须照顾孩子，不能用学院的设备完成试卷复印。于是，他周三早早来到学校，赶在考试前完成了试卷复印。

Paul 在距离考试还有 5 分钟时匆匆跑进教室，分发刚刚印制的还散着热气的试卷。正当他庆幸自己按时完成了工作任务，一个学生举手提问："第 3 题是不是有一个错别字？"紧接着，另一个学生说："我认为第 6 题没有正确答案。"第 3 个学生抱怨："试题编号从 8 跳到了 10，第 9 题不见了。"第 4 个学生说："第 10 题有两个 D 选项。"Paul 意识到这将是一个漫长的上午。但最糟糕的还在后面，学生交卷时抱怨道："这次考试并没有涵盖我认为应该考核的知识点""在课堂上，我们花了很多时间进行案例分析，但考核的却是知识点的记忆"。不用说，Paul 并不期待下周的后测讨论。

教师往往直到考试前最后一刻才准备试题，然后匆忙完成这项工作。在此情况下编写的试题往往存在选项设置不恰当、题目模棱两可、难易度不适宜以及语法、拼写和其他书写错误等。解决办法在于对考试予以充分规划，并由其他教师对试卷进行严格审核。框 3.1 列出了考试规划步骤的清单。本章阐述了考试规划所涵盖的具体内容，后续章节将重点介绍命题、组卷、考试以及考试结果分析的方法。

框 3.1

考试规划清单

- ❒ 明确考试目的
- ❒ 明确考试对象
- ❒ 明确试卷的最佳测试长度
- ❒ 明确难度和区分度
- ❒ 明确阅卷方法
- ❒ 确定试题类型
- ❒ 编制试题设计蓝图或双向细目表
- ❒ 编写试题
- ❒ 审核试题
- ❒ 组卷
- ❒ 编写题型指导语
- ❒ 编写考试提示语，并准备试卷封面
- ❒ 打印或在考试系统录入试题
- ❒ 校对试卷
- ❒ 印刷试卷
- ❒ 明确评分标准
- ❒ 组织学生做好考试准备

考试目的和考试对象

教师应在把握考试目的及分析考试对象特征后规划考试。考试目的包括：为什么考试？考核什么？以及考试结果如何分析？例如，用成绩来评价学生是否达到学习目标，则考试属于终结性评价。如教师希望成绩能真实反映学生掌握知识量的差异，那么考试就必须足够难，以得到合理的成绩分布。另外，考试是为了获取护士继续教育项目培训后的知识反馈，则是形成性评价。考试结果如不用于人员选拔，高分组和低分组之间的成绩差值不必过大，且试题难度应设置为中、低等。在本章，我们用考试目的达成情况评价学习结果，但在第 1 章“护理评估和教育过程”内容中，护理教育者用学生能力提升情况评价学习结果。教师对考试对象的了解有助于选择题型、确定题量、明确考试时长及阅卷方法。这里使用的“对象”一词并不是研究对象，而是指参加考试的学生。学生的阅读水平、英语读写能力、视觉敏锐度、健康状况和既往的考试经验等因素，均可能影响教师对考试方式的选择。例如，为了评价 5 名冠状动脉旁路移植术患者对术前注意事项的掌握情况，不会用 100 道选择题来考核。但此方式却特别适合 75 名高年级护理学生的期末考试。

测试长度

测试长度与考试目的、学生能力、题型、考试时长及考试信度相关。正如第 2 章

“有效评价程序的质量：信度、效度和可用度”中所讨论的，随着题量的增加，考试信度通常会提高。因此教师应尽可能增加覆盖丰富知识点的试题来扩充题量。但如果考试目的只是评价部分知识点掌握情况，则题量不需过多。

值得注意的是，题量指的是试题的数量，而不是学生完成考试所需的时间。分析复杂数据，得出结论，并填写答案的试题类型往往需要花费学生更多的时间。因此，若需要在固定时间完成考试，可减少上述类型试题的考核。如难题较多，而考试时长又有限，与其延长时间考查覆盖学习目标较少的试题，不如增加考试次数（Brookhart & Nitko，2019；Miller，Linn，& Gronlund，2013）。

教师设置题量的多少受考试时长的限制，让大多数学生按正常速度完成的考试称为难度测验（power test）。速度测验则是一种没有为学生提供足够时间回答所有试题的考试，大多数标准化考试属于速度测验。在教师自编试题中，准确性比题量更重要，故标准化考试不适合教师自行编制（Brookhart & Nitko，2019；Miller et al.，2013）。

难度和区分度

难度和区分度是考试需要关注的重要因素，这两个因素均受考试目的及分数的影响。单个试题的难度影响平均成绩，平均成绩是对考试整体难度的反映。每个试题的难度取决于考核内容的复杂程度、学生答题能力及教学质量，同时也取决于学生对试题难度的感知。如果学生认为试题太难，则可能会放弃作答，导致该题正确率下降（Brookhart & Nitko，2019）。详见第 12 章“考试和题项分析：解读考试结果”，该章对考试的难度和区分度有更为详细的阐述。

如果考试结果用于衡量学生在团体中的相对名次和水平（如常模参照评价），试题难度应设置为中等。选择题的难度取决于选项数量，其正确率应介于 100% 和猜对概率之间（如，判断题的猜对概率为 50%，四个选项的单选题猜对概率为 25%）。例如，中等难度的判断题应当有 75% ～ 85% 的学生回答正确（Waltz，Strickland，& Lenz，2010）。当试卷中大部分试题都太简单或太难时，考试结果就不能很好地区分知识和能力水平不同的学生。

如果教师选择护理教育和实践中更为常用的标准参照评价，则总体上关注的是学生表现是否符合学习目标，而不是实际考试分数。如果考试评价的目的是筛选能力最差的学生（如期末考试不及格的学生），那么考试难度应相对简单。但标准参照评价并不局限于对低水平知识和技能的考查，教师应出于对效度的考量合理安排命题。

当考试分数采用百分比，该百分比所形成的分布（成绩分布）可能与常模参照分数相似，但该成绩分布对考试结果的分析比较局限。例如，在护理课程期末考试中，成绩分布范围是 0% ～ 100%，如将及格分设定在 80% 的分布范围，即使考试分数差异较大，也可根据考试目的，正确地将每个学生划分为合格或不合格（高于或低于 80%）。但这种情况下，教师应检查试题的难度水平，并在合格或不合格学生之间进行比较。如果试题的难度水平提示考试相对容易或相对困难，只要可以根据评价标准恒定地对学生进行分类，那么该标准仍然适用（Miller et al.，2013；Waltz et al.，2010）。

值得注意的是，考试难度需提前计划，这取决于教师对考试内容考查经验的积累和学生能力的了解。当考试结束后，可以将每个试题的实际难度与预期难度进行比较，如果实际难度远低于或高于预期难度，可对试题进行修改（Waltz et al.，2010）。试卷分析的方法在第 12 章“考试和题项分析：解读考试结果”中阐述。

试题类型

有些学生特别擅长回答论述题，而有些学生可能更喜欢做选择题。但是，考试应该是用来考查学生的知识或能力，而不是考查他们擅于回答某些题型的技能。包含了多种题型的考试可从不同角度评价学生能力（Brookhart & Nitko，2019）。所有题型都有优点和局限性，这将在后面的章节中进行讨论。

试题类型的选择标准

教师根据学生应达到的知识、技能及现有的能力等确定试卷的题型。有些特定的题型可更好地测量学习目标的达成情况。例如，学习目标为“学生能够‘分析母乳喂养和奶瓶喂养的优缺点’”，采用论述题考核此知识点比选择题更恰当，因选择题无法评估学生的语言组织和表达能力；而论述题可为学生提供根据学习经验，形成个性化答案，并以书面形式表达观点的机会，能更好地达到学习目标。

执业考试和认证考试仅采用选择题，因此护理教学中，教师通常将选择题作为主要的试题类型。虽然选择题为学生参加高利害考试提供了必要的练习，但这与选择合适题型来评价学习目标达成的原则相矛盾。此外，选择题还限制了考试多样性，并存在无法评估学习创造性的缺陷。虽然选择题的练习至关重要，但其他题型和评价策略也适用于考查学生学习护理知识的情况。事实上，虽然美国护士执业资格考试（NCLEX）的多数试题类型是具有四个选项的单选题，但现在的题库已包含了其他题型，如填空题和多项选择题（National Council of State Boards of Nursing，2019）。护理教育工作者不应根据“学习者必须完全按照执业或认证考试中常用题型进行考试”的错误认知，而限制题型的选择。

此外，考试题型的变化意味着要求学生采取不同的应对策略。因此，题型的数量不仅取决于题量，还取决于学生水平。一般建议教师使用不超过 3 种题型编制试卷。而对于仅含 10 道题目的用时较短的测验，使用 1 种题型较合适。

主观题和客观题

另一个根深蒂固的误解是，客观题的试题类型（通常将判断题、配伍题和选择题描述为客观题）被认为比其他题型更能够客观地评价学生。但其实这里的“客观”指的是评分方式，而不是题型或试题内容本身（Miller et al.，2013）。客观题是指一旦试题的评分标准确定后，多个教师在同一场合或同一教师在多个场合均能给出相同的分数。主观题（如论述题及简答题）需要评分者的判断来确定答案的正确性，因此评分结果具有灵活性。

选择性应答型试题和建构性应答型试题

根据学生的应答方式可将试题划分为选择性应答型和建构性应答型（Miller et al.，2013；Waltz et al.，2010）。选择性应答型试题要求学生从教师提供的选项中选择正确或最佳答案，判断题、配伍题和选择题均属于这个类别。建构性应答型试题要求学生以文字形式作答，并可分为限制性作答和拓展性作答，包括简答题和论述题（框 3.2）。

框 3.2

基于应答方式的试题分类

选择性应答型试题	建构性应答型试题
判断题	简答题
配伍题	填空题
单项选择题	限制性论述题
多项选择题	拓展性论述题

阅卷方法

对于使用何种阅卷方法，在一定程度上取决于题型。例如，学生对简答题、计算题和论述题的答案无论直接记录在试卷还是单独的答题卷上，通常都采用人工评分；对选择题、判断题和配伍题的答案也可记录在试卷或单独的答题卷上，但记录在机读卡上能极大提高阅卷速度，且具有自动生成成绩分析报告的优势。教师应对阅卷的时间和资源进行评估，确定人工评分和电子评分哪种方式更可取。但阅卷方法的选择在任何情况下都不应该影响题型的选择。

试题设计蓝图

大多数人不会在没有设计图纸的情况下盖房子。事实上，不同的人对“房子”一词有着不同的理解。出于这个原因，一个潜在的房主在购买土地后给建筑商打电话，不会仅仅说：“在我的土地上给我盖一栋房子吧。”因为建筑商可能会认为，一栋像样的房子应该是带有四间卧室、三间浴室和一间正式餐厅的两层砖砌住宅。而房主理想中的住宅有三间卧室、两间浴室、一间开放式厨房和一间带壁炉的大房间。同样地，“考试”这个词对不同的人有不同的含义。学生和教师对考试内容有着完全不同的理解，为了避免对考试产生误解并确保教师能够对考试成绩做出有效判断，最佳方法是在编制试卷之前制订一份试题设计蓝图，也称为双向细目表。

试题设计蓝图的要素包括：①列出考试涵盖的教学内容或学习目标（或两者兼有之）；②明确目标层次或考试难度；③采用分数和（或）试题数，分数百分比或试题数百分比表示各知识的权重（Brookhart & Nitko，2019）。以框 3.3 正常妊娠期护理单元考试的试题设计蓝图为例，对以上要素进行说明。

框 3.3

正常妊娠期护理单元考试的试题设计蓝图示例

考试内容	认知能力层次[a]				
	R	U	Ap	An	合计[b]
Ⅰ. 受孕与胎儿发育		2	3	3	8
Ⅱ. 孕妇妊娠期的生理变化	2	3	1	2	8
Ⅲ. 孕妇妊娠期的心理变化		2	2	3	7
Ⅳ. 影响妊娠结局的社会、文化和经济因素		3	2	3	8
Ⅴ. 妊娠的迹象和症状	2	2	2		6
Ⅵ. 产前护理		8	10	12	30
Ⅶ. 分娩准备		4	1	3	8
合计[b]	4	24	21	26	75

注：a 参考 Anderson 和 Krathwohl（2001）的认知能力分类系统，本设计蓝图中所选用的认知能力层次如下：
R ＝记忆
U ＝理解
Ap ＝应用
An ＝分析
[b] 知识点数：试题设计蓝图也可能包括试题的数量或百分比

框 3.3 最左列的行标题是考试内容，一般以大纲的形式呈现。教师发现，详细的考试内容或学习目标对学生更具有针对性。若教师想将考试内容和学习目标结合起来，可在内容列之前或之后新增目标列。

框 3.3 顶部标题行的目标层次划分采用认知能力分类系统（Anderson & Krathwohl，2001）。试题设计蓝图是供教师命题使用的工具，教师可根据使用意愿进行修改。运用上述蓝图的教师选择了认知能力水平分类系统中的 4 个水平，其他教师也可选择该分类系统中全部 6 个水平或不同水平的组合，或选择其他分类系统。

试题设计蓝图还包括由考试内容所在的行和目标层次所在的列交叉形成的表格，表格的每个单元格都可以进行一道或多道试题的编写，单元格中的数字表示考试相关分值。有些教师更喜欢在单元格中标注试题数或试题、分数的百分比，百分比可以更好地反映知识权重（Miller et al.，2013），但试题数或分数对教师编制试题更有帮助。学生通常期望考试知识点的分布与课堂上教学投入程度相关。单元格内的数字既可表示每题 1 分（如单选题）的试题数，也可表示多分值（如论述题）的试题数，亦或是它们的任意组合（Brookhart & Nitko，2019）。教师对教学内容的判断，决定了填写哪些单元格以及每个单元格编写的试题数，不必在每个单元格编写试题。

事实上，刻板地将试题分类到单元格中是不必要，也是不可能的。因实际的考试题目可能会稍微偏离其原本所在的目标层次。比如，教师实际采用的教学方法可能会影响试题是分类至应用层次还是理解层次。但考试重点和实际教学重点之间在整体上应保持一致（Brookhart & Nitko，2019；Miller et al.，2013）。

试题设计蓝图一旦完成，可发挥重要作用。它是指导试题编制者的重要工具，帮助其在合理的认知能力层次上设计足够的试题来测试教学内容和学习目标。在没有试题设计蓝图的情况下，教师常将试题编制工作的便捷性作为主要考虑因素，导致试卷考核的知识点不全面，甚至遗漏重要的知识点（Miller et al.，2013）。试题设计蓝图可作为判断考试结果有效性的证据，还有助于教师保障教学质量。编制完成的试卷和试题设计蓝图需要由同行专家审核，以判断试卷是否充分涵盖教学内容。详见第 2 章“有效评价程序的质量：效度、信度和可用度”。

试题设计蓝图的另一个重要作用是帮助学生明确考试目的及如何备考。授课内容和指定的阅读任务本应让学生对考试内容有基本了解，但学生往往对此缺乏清晰的认识。学习目标可给学生提供考试的重要线索，但一方面教师常忽略学生在理解学习目标方面并不像教师那样擅长，另一方面教师根据学习目标编制的试卷实际上可能会偏难或偏简单。因此，学生需要知道考试的难度以帮助他们选择备考程度，而不是备考范围，如相较于测试知识归纳能力的试题，学生应该为测试知识应用能力的试题做更多的准备。

教师担心如果与学生分享试题设计蓝图，他们更愿意将时间和精力集中在考试重点，而不会全面学习。但这一定有害吗？如果没有教师的指导，学生可能会盲目地花费时间复习。事实上，有些知识在实践中更重要。因缺乏实践经验，即使具有评判性思维的学生也可能无法区分考试的重点所在。教师对学生隐瞒考试重点的行为，可能会被认为是对他们缺勤、没有完成阅读任务或没有把握知识重点的威胁或惩罚。教师的这种隐瞒行为被认为是不道德的。

与学生分享试题设计蓝图的最佳时机是在课程或单元学习前。如果学生不熟悉试题设计蓝图的用途，教师可能需要解释并与学生讨论它在备考过程中的作用。当然，如果教师完成命题后对蓝图进行了修改，这些修改信息也应该与学生分享（Brookhart & Nitko，2019）。

编写试题

教师制订试题设计蓝图后，应编写与单元格相对应的试题。无论选择何种题型，教师都应考虑影响试题质量的一般因素。

试题编写的一般原则

1. 每道试题都应考查一定的重要内容。如果按照上节所述设计和使用试题设计蓝图，那么每道试题将考查一定的学习目标或内容。在没有使用蓝图的情况下，教师常编写出知识点零散或晦涩的试题。有时考试仅是检查学生是否完成了指定的阅读任务，但如果试题未涉及考试重点，则浪费了教师的命题时间及学生阅读和作答的时间。同样，教师也没有必要为了达到目标试题数而“滥竽充数”。一套由 98 道考试目标明确的试题组成的试卷，比再增加 2 道没有价值的试题形成的 100 题试卷具有更加可靠的评价效果。考试结果的可靠性与题量有关，除非新增的试题与试卷现有试题的难度保持一致，否则新增的试题不会提高考试结果的可靠性（Miller et al.，2013）。事实上，熟悉教学内容的学生可能会对考查零散知识点的试题感到困扰，甚至怀疑这是故意让他们回答错误。为了把考试总分设定在 100 分而增加 2 道没有价值的试题，除了便于计算百分比分数外，没有其他意义。

2. **每道试题都应有标准答案。**试题的标准答案应通过专家审核（Miller et al.，2013）。虽然这条原则非常容易理解，但由于教师未能区分“考核事实”和“考核观点”而经常违背这条原则。在某些情况下，如果一道题的标准或最佳答案是一个观点，学生可能会给出不一样的答案，除非这道试题考核的是公知公认的观点。例如，如果问：“人的生命是从什么时候开始的？”回答可能就像一本书的名字一样“当孩子们离开了家，狗死了以后”。如果这个试题是想考核学生对胎儿何时能够存活的理解，那这不是标准答案。即便这是教师的出题目的，但试题的表达方式也不恰当。关于生存能力的概念有各种各样的观点和看法，更恰当的描述是：“根据美国妇产科医师协会的标准，胎儿在多大胎龄才可以存活？”如果一道试题要求学生陈述对问题的观点，并提供支持这个观点的论据，那就是另外的出题目的。这种类型的试题不应根据正确或不正确来评分，而应根据回答的完整性、立场理由或学生推理的合理性来评分（Brookhart & Nitko，2019）。
3. **每道试题语言简洁、表述准确、语法正确。**试题的用语应让学生明白题意。但语言的表达和理解存在抽象性、不精确性，用简单的语言编写试题往往具有一定难度。教师应在试题中包含足够的考核内容来传达考试目的，但一方面应避免复杂的用词用语增加学生的阅读时间；另一方面避免给临阵磨枪的学生提供答案线索（如语法错误），惹恼认真备考的学生。

    这条原则在考核非母语学生时尤为重要，他们对被动语态、长问句、条件从句和从属子句、否定句和语法错误等难以理解，需要更多的时间阅读和答题（Bosher，2009；Bosher & Bowles，2008）。Bosher 和 Bowles 发现，在大多数情况下，语言简化可保留关键信息，降低语义语法的复杂性，提高非母语学生对护理专业试题的理解。NCLEX 没有对非母语学生进行语言简化，但就考试效度而言，任何考试均包含对学生语言技能的考核（美国教育研究协会，美国心理协会和国家教育测量委员会，2014；Miller et al.，2013）。

    以下试题题干改编自 Bosher 和 Bowles 著作中的例子，说明了语言简化的效果：

    原始题干：一位有慢性疼痛的患者在接受口服吗啡治疗几个月后由于她

不得不逐渐增加服用的药物剂量来控制疼痛从而向你表达了她的担忧，你的回答应该包括：

语言简化后的题干：一位慢性疼痛患者，接受了长达数月的口服吗啡治疗。她告诉护士自己很担心，因为她逐渐需要增加药物剂量来达到同样的止痛效果。护士应该如何回应她？（Bosher & Bowles，2008，p.168）

上述两个题干强调了相同的考核内容，但语言简化后，题干由 3 个短句组成，并且以提问而不是直接陈述的形式结尾。即使是以英语为母语的学生进入高等教育阶段，阅读能力也可能较差，简化试题语言会让所有学生受益。

4. 避免使用行话、俚语或不必要的缩写。医务人员在工作环境中常使用行话、缩略词或首字母缩写，这使他们能够更快地与同行沟通，尽管沟通未必有效。试题中的非正式语言可能无法准确表达题意。多数学生在考试时都有些焦虑，可能无法准确地理解缩写的含义。例如，MI 是指心肌梗死（myocardial infarction，MI）、二尖瓣关闭不全（mitral insufficiency，MI）还是密歇根州（Michigan，MI）？当然，如果试题是考查学生对常用缩略词的掌握，那么可在试题中使用缩略词并要求学生给出定义，或者给出定义并提供缩略词。除此之外，命题者使用俚语会被认为不够严谨。由此可见，俚语、行话、缩略词和首字母缩写增加了语言理解的复杂性，特别是对非母语学生而言，过度使用缩略词等造成沟通不到位导致的医疗错误值得迫切关注。护理教育者应使用临床普遍认可的缩略词，为学生树立积极的榜样。

5. 尽量使用肯定句。不使用否定词很难解释此原则。一般来说，应避免在试题中使用“不”“非”和“除……外”这类词。如前所述，否定词会增加语言理解的复杂性，影响非母语学生的考试成绩。否定词的使用在判断题中尤其容易混淆。如果一定要使用否定词，可对否定词添加下划线、加粗来吸引学生的注意力。试题最好不要让学生选择“错误”的答案，如下所示：

下列哪一项**不是**Ⅳ期压力性损伤的特征？

a. 水疱[1]

b. 窦道

c. 组织坏死

d. 潜行腔洞

这道题的题干强调选择“错误”的答案，可干扰学生回忆“正确”答案。试题更好的表述是：

以下哪一项是Ⅱ期压力性损伤的临床表现？

a. 水疱[1]

b. 窦道

---

[1] 正确答案

c. 组织坏死

d. 潜行腔洞

6. **试题中不应包含让学生猜对答案的信息。**这是缺乏经验者编制试题时常出现的漏洞。擅长考试的学生通常可以发现并利用漏洞来提高猜对答案的概率。这些漏洞包括：选择题的题干与选项在语法上不一致；正确选项与题干用词重复；在错误选项中使用诸如“总是”“从不”这样的字眼；总是将正确选项放在同一位置；或正确选项总是比错误选项长（Brookhart & Nitko，2019；Miller et al.，2013）。这些试题未考查学生的学习能力，而是猜对答案的能力，从而降低了考试的可靠性。
7. **试题之间应相互独立。**如果一个学生答错一道题，他也可能会答错与之相关的另外一题。以下面2道相关的填空题为例：

   1. 胰岛素用于酮症酸中毒的紧急治疗。

   ____

   2. 第1题中胰岛素的药理效应是

   ____

   在本例中，第2题的题干依赖于第1题的回答。在第1题中回答错误的学生不太可能在第2题中给出正确答案。因此，教师在编写试题时应保证试题之间相互独立，但可编写共用案例、数据、示意图、图形等系列试题。此类试题称为共用题干题，它们只是共用题干，而不是试题之间相关，这并不违反试题编写原则。
8. **删除与考试目的无关的信息。**试题中应避免出现患者真实姓名，此类信息会增加不必要的阅读时间，分散学生注意力，还可能造成文化偏见（见第16章“社会、伦理和法律问题”）。但试题是为了考查学生通过甄别和使用临床数据得出答案的能力，试题可涉及临床相关数据，但不应包含患者姓名。
9. **审核试题。**试题审核的最佳人选是教授相同内容的同事，或者是精通试题编制者。如无合适的试题审核人员，命题教师应把试题搁置数日再审核，能以全新的视角识别出表述不清或其他文书错误的试题。
10. **准备备用试题。**备用试题可替换在审核过程中删除的试题。教师有时可能不需要过多的备用试题，可将剩余的试题建立试题库以备使用。

组织学生做好考试准备

教师自编考试通常考核的是学生的最佳表现。因此，教师应为学生提供发挥最佳水平的条件，包括组织学生做好考试准备（Brookhart & Nitko，2019；Miller et al.，2013），这是考试规划清单的最后一步（框3.1）。教师应在安排考试时就告知学生要开始做好包括知识、技能和态度的考试准备，以帮助学生取得最佳成绩。

考试信息需求

学生需要考试有关信息来有效备考。教师应提前公布考试日期与考试时间，使学生有充足的时间来备考。部分教师认为突击考试能促使学生学习，但目前没有证据支持这一观点。事实上，突击（计划外）考试被视为具有惩罚性或威胁性，这种行为被认为是不道德的（Brookhart & Nitko，2019）。提前告知成人学习者考试日期，可使他们确定优先事项，协调工作和家庭责任，获得足够的学习时间。

此外，学生还需了解考试须知，如考试时长、是否可以使用教材等资料、题量、题型、是否需要特殊的工具，如计算器、铅笔或黑色钢笔（Miller et al.，2013）。学生还应知道哪些物品不能使用，例如手机、平板电脑、报时手表、带计算器的手表、背包、公文包或任何书籍、纸张等。为了防止学生作弊，部分教师不允许学生佩戴帽子。因 NCLEX 也有类似的考试要求，这对于那些正在准备 NCLEX 的学生来说是很好的实践。

学生也应知道考试涵盖的教学内容及题量、需要达到的目标层次及题型。如前所述，与学生分享并讨论试题设计蓝图，是教师传达考试相关信息的有效方式。此外，学生还应有足够的机会练习考试相关题型。如学生需要在不使用计算器的情况下解决药物剂量计算问题，则应在课堂或课外作业中做类似的练习。学生还需知道教师给开放性问题打分时，是否会考虑拼写、语法、标点或语言组织等问题，以便他们能做好相应的准备。最后，教师应告诉学生考试结果的使用方式，包括考试成绩在评级中所占的权重（Brookhart & Nitko，2019；Miller et al.，2013）。

教师帮助学生备考的另一种方法是让学生准备并使用“小抄”。虽然这个词对大多数教师而言有负面含义，但在护理实践中，“小抄”通常作为记忆辅助工具使用，如操作流程表、口袋指南和提醒单。其实这种被认为与作弊有关的“小抄”可成为强大的学习工具，只要它合理地应用于学习和备考中。

当学生打算考试作弊，他们通常会猜测试题，并准备一张“小抄”。教师应引导学生合理地使用这个技巧，鼓励学生在备考过程中预测试题，把认为重要并希望记住的内容进行总结归纳后写在一张“小抄”上。教师可设计“小抄”的尺寸，比如限制在 8½ 英寸 ×11 英寸。学生在考试当天可使用“小抄”，考试结束后把“小抄”和试卷一并上交，否则会被扣分或不允许参加考试。

部分学生在考试时不需要参考“小抄”，但仍可从准备“小抄”的过程中获益。教师也可和低分学生一起检查“小抄”，找出导致他们失分的思维漏洞。此时，“小抄”将成为一个强大的诊断和反馈工具。

应试技能

在教学环境中，学习群体趋于多样化，包括以英语为第二语言的学生，以及考试经验不符合教师预期的学生。教师应确定学生是否具有足够的应试技巧，应试技巧缺乏可导致学生成绩低于真实水平。应试技巧有时被称为应试技能。更准确地说，应试技能是利用应试技巧、从编写不当的试题中获得线索，以及通过考试经验来取得高分的能力。

部分学生确实抓住命题者的漏洞，用应试技能代替了知识储备，但所有学生仍需具备应试技能，避免因应试技能缺乏而处于劣势。足够的应试技能包括（Brookhart & Nitko，2019）：

1. 准确地遵循考试提示。
2. 仔细地阅读试题。
3. 整齐无误地记录试题答案。
4. 规律学习、充分休息，避免身心疲劳。
5. 合理分配答题时间。
6. 跳过困难的试题，稍后再返回思考作答。
7. 做出有根据的猜测，而不是放弃作答。
8. 回答论述题前，先列提纲后作答。
9. 检查答案，并确定是否需要修改。

教师建议学生不要轻易修改答案，他们认为答题的第一反应往往是正确的，修改答案并不会增加学生的分数。然而，研究结果并不支持这一观点，研究表明大多数学生确实更改了约 4% 的答案，其中 2/3 的答案更改正确。但随着试题难度的增加，这种概率就会降低。因此，在更改答案的过程中，知识牢固的学生比知识薄弱的学生获益更多。

当学生理由充分时，应鼓励他们修改答案。如学生在重读试题后有了更清晰的理解，或者回忆起答题所需的其他信息，或是从另一试题中发现了正确答案的线索，那么他应毫不犹豫地修改答案。但如果学生在没有充分理由的情况下修改答案，就不要期望考试成绩会有所提高。

考试焦虑

最后，教师应该让学生以积极的态度来准备考试。虽然焦虑是应试的一种常见反应，但过度焦虑可能会影响学生的最佳表现（Miller et al.，2013）。

考试焦虑是一个值得探讨的问题，包括以下情况：被激励去取得好成绩的学生，往往会产生强烈的紧张情绪，影响备考和考试；将考试视为挑战的学生可轻松应对与考试相关的紧张情绪，他们以任务为导向，更关注任务的完成。一些学生应试技能、知识储备不足或两者兼有。这些学生将考试视为一种威胁，通常关注考试不及格的后果而产生与考试无关的担忧，并想逃避考试（Brookhart & Nitko，2019）。

考试焦虑的表现包括生理、情绪和认知。研究表明，这三部分相互影响。对考试的消极想法和认知会产生负面情绪，从而影响考试成绩（Poorman，Mastorovich，Molcan，& Liberto，2011）。考试焦虑的生理表现又称自主神经反应，包括出汗、心悸、头痛和胃肠道症状等不适反应，但并非所有考试焦虑的人都有生理表现。考试焦虑的表现还包括与考试相关的紧张、不安、害怕、恐惧、惊恐等情绪。

考试焦虑的认知表现是在考试前、考试中和考试后出现的与成绩相关的过分担忧，包括对所有可能的负面结果的担忧。如学生对考试不及格会有什么后果的“灾难性幻想”，以及对其他学生考得更好的“竞争性担忧”（Poorman et al.，2011）。考试焦虑的认知表现包括考试注意力不集中，回忆信息困难（甚至空白），误读或误解指导语、试题，以及为追求完美而感到压力。患有考试焦虑的人通常有应试表现不佳的经历，尤其是高利害考试。例如，驾照考试多次不通过；或在小测验、单元测试中取得好成绩，但期末考试不及格（Poorman et al.，2011）。

负面情绪常常妨碍学生充分地备考。最危险的行为之一是“逃避—拖延”，而不是及早准备，以及参与一些看似与备考有关但实际上只会分散注意力的活动。如学生经常反馈学习了好几个小时，仍没有通过考试。然而活动记录显示，他们大部分的学习时间都花在标注课本内容、“准备学习”（毫无意义地整理笔记）、做家务等活动上，以此来减少焦虑。学生认为学习是一种负担，这种消极的想法会产生焦虑，因此通过逃避学习来避免焦虑（Poorman et al.，2011）。

考试焦虑的学生可通过治疗焦虑、培训考试技能来提升成绩。例如，考试焦虑的学生可通过渐进式放松和视觉想象训练来停止消极想法（Poorman et al.，2011）。教师能通过学生的某些行为识别出考试焦虑，并帮助他们发挥自己的最佳水平，或建议学生接受治疗。关于考试焦虑的诊断和治疗，更详细的内容可参考其他专业书籍。

教师应帮助学生树立考试信心，引导学生将考试视为展示自己的机会。对于教师来说，如何帮助学生在考试前和考试中放松、减少焦虑是有必要的。组织一节复习课，提供考试模拟题，在考试中保持安静，都是将学生的焦虑降低至可控水平的策略（Brookhart & Nitko，2019；Miller et al.，2013）。

小结

教师经常因时间安排不合理、考试准备不充分而编制一些不恰当的试题。在试题编写前，对考试进行充分的规划，然后由其他教师对试卷仔细审核，可使考试结果更加可靠。

考试规划应基于教师对考试目的和考试对象特征的了解。考试目的包括：为什么考试？考核什么？以及考试结果如何分析？教师对考试对象的了解有助于选择题型、确定题量、明确考试时长及阅卷方法。学生的英语读写能力、视觉敏锐度和既往的考试经验等因素，均可能影响教师对考试方式的选择。

测试长度与考试目的、学生能力、题型、考试时长及考试信度相关。考试的难度及区分度受考试目的、分数的影响。

多题型的考试通常比单一题型的考试给学生提供更多展示能力的机会。根据学习要求，试题可分为选择性应答型和建构性应答型。所有的题型都有优点和局限性，教师应根据考试目的、要考查的技能和学生的能力水平等因素选择题型。有些特定的题型可更好地测量学习目标的达成情况。

对于使用何种阅卷方法，在一定程度上取决于题型。教师应根据阅卷时间和资源来决定是使用人工评分还是电子评分。例如，学生对某些题型（如简答题、计算题和论述题）的回答无论直接记录在试卷还是单独的答题卷上，都通常采用人工评分。

确保教师自编考试可靠性的最佳方法是在编制试卷之前制订试题设计蓝图，也称双向细目表。试题设计蓝图的要素包括：①列出考试涵盖的教学内容或学习目标（或两者兼有之）；②明确目标层次或考试难度；③采用分数和（或）试题数，分数百分比或试题数百分比表示各知识权重。试题设计蓝图可发挥重要作用，它可指导试题编制者在合理的认知能力层次上设计足够的试题来测试教学内容和学习目标。此外，还可以用来帮助学生明确考试目的及如何备考。

教师制订试题设计蓝图后再编写试题。无论选择何种题型，教师都应遵循试题编写的一般原则。本章对这些原则进行了阐述。

教师自编考试通常考核的是学生的最佳表现，因此，教师应为学生提供发挥最佳水平的条件，包括知识、技能和态度的考试准备，以帮助学生取得最佳成绩。

参考文献

American Educational Research Association, American Psychological Association, & National Council on Measurement in Education. (2014). *Standards for educational and psychological testing*. Washington, DC: American Educational Research Association.

Anderson, L. W., & Krathwohl, D. R. (Eds.). (2001). *A taxonomy for learning, teaching, and assessing: A revision of Bloom's taxonomy of educational objectives*. New York, NY: Longman.

Bosher, S. D. (2009). Removing language as a barrier to success on multiple-choice exams. In S. D. Bosher & M. D. Pharris (Eds.), *Transforming nursing education: The culturally inclusive environment* (pp. 259–284). New York, NY: Springer Publishing Company.

Bosher, S., & Bowles, M. (2008). The effects of linguistic modification on ESL students' comprehension of nursing course test items. *Nursing Education Perspectives, 29*, 165–172.

Brookhart, S. M., & Nitko, A. J. (2019). *Educational assessment of students* (8th ed.). New York, NY: Pearson Education.

Miller, M. D., Linn, R. L., & Gronlund, N. E. (2013). *Measurement and assessment in teaching* (11th ed.). Upper Saddle River, NJ: Prentice Hall.

National Council of State Boards of Nursing. (2019). *2019 NCLEX® test plan*. Chicago, IL: Author. Retrieved from https://www.ncsbn.org/2019_RN_TestPlan-English.pdf

Poorman, S. G., Mastorovich, M. L., Molcan, K. L., & Liberto, T. L. (2011). *Good thinking: Test taking and study skills for nursing students* (3rd ed.). Pittsburgh, PA: STAT Nursing Consultants.

Waltz, C. F., Strickland, O. L., & Lenz, E. R. (2010). *Measurement in nursing and health research* (4th ed.). New York, NY: Springer Publishing Company.

第4章

判断题和匹配题

翻译：付艳芬

试题的分类有不同的方式。一种是按客观或主观的评分方式。客观评分的例子为单项选择题，即只有一个正确或最佳答案。通过选择该答案，学生会获得特定的分数，例如1分。论述题是主观评分题，教师根据评分标准或评分表来判断答题质量。另一种是按测试者的响应类型对测试题目进行分类。一是要求测试者从教师提供的选项中选择正确或最佳答案。这些题目包括判断题、匹配题、单项选择题和多项选择题。二是建构性响应型试题，例如填空题和论述题，要求考生提供答案，而不是从已经提供的选项中进行选择。对于本书中呈现的每一种题型，在编写时都需要参考一些原则。尽管本书中描述了一些重要的原则，但所罗列出的清单并不能包含所有的内容；有关试题构建的其他资源还可能包括编写试题的其他有用的建议。附录A提供了编写各种类型试题的快速参考指南和示例。

除了测试题目外，其他评估策略还包括学生完成的书面作业、案例、演示文稿和报告。在本书中已对以上策略和其他策略及其评估临床表现的方法进行了讨论。在课程开始时，可以使用测试和其他类型的评估策略来确定学生是否具备实现结果的必备知识或先决条件。具备了课程基础能力，学生就可以进入下一个教学领域。在教学中还可以使用测试、小测验和其他评估策略，为形成性评价提供基础。这种形式的评价旨在监督学习进度，向学生提供反馈，填补他们学习中的空白，并根据需要提供或建议额外的学习任务。形成性评价的目的是支持学生的学习，它是一种专为学习而进行的评价（Brookhart & Nitko，2019）。在课程结束时，测试和其他评价策略既能够判定学生是否取得了成果，同时也是课程评分的基础。

判断题

判断题需要由学生判断为对或错（真或假）的陈述组成。在一些题目中，学生还需要纠正错误的陈述或提供该陈述正确或错误的理由。判断题对于回忆事实和特定信息最有效，但也可用于测试学生对信息的理解。Miller、Linn和Gronlund（2013）认为判断题最大的局限性是不能用来评估复杂的思维。每道判断题的题目代表一个陈述事实或原则的句子，要求学习者判定它的真或假、正确或错误。有些作者将这种类型的测试题目称为交替 / 替代反应，并允许测试者采用不同形式的回答方式。对于表达情感的结果，可以使用“同意—不同意”，要求学习者对一个价值观的陈述表示同意或不同意。

对于判断题的价值存在不同的观点。尽管一些作者对这种低水平的测试方式表示担忧，因为它重点关注事实的回忆，还为学生提供了猜测答案的机会，但另一些作者指出，判断题为检查学生在课程中的知识掌握情况提供了有效的手段。通过判断题，学生可以在短时间内回答大量试题。因此，判断题在测验或测试中很有用，而且它们还提供了一种测试广泛内容的方法。这些题目很容易编写和评分。

虽然判断题相对容易构建，但教师应避免用它们来测试无意义的信息。判断题旨在考查学生对重要事实和原则的记忆和理解，而不应该用来评估对不相关信息的记忆。在编写这些题目之前，教师应该自问：在考虑课程结果时，判断题所评估的内容是否重要？这些内容是否代表了课堂上或通过其他教学方法教授的知识？学生是否需要了解这些内容才能完成课程并进一步学习？

判断题的主要局限性是为学生提供了猜测答案的机会。由于两个答案中的一个必须是正确的，因此学生正确回答该问题的概率是 50%。然而，猜测答案的问题并不像看起来那么严重。由于对测试的知识一无所知，在一个 10 分的测验中，学生也只能回答其中的 5 个问题，即答对 50%。Brookhart 和 Nitko（2019）表示，课程中很少有学生会通过盲目或完全随机的猜测来回答测试题目。大多数学生即使需要猜测答案，也需要对这门学科有一定的了解，仅通过随机猜测很难在考试中获得足够的分数。虽然学生在一道判断题上猜出正确答案的概率是 50%，但在包含多个题目的测试中猜对答案的概率很小。例如，如果一项测试有 10 道判断题，那么盲目猜测所有这些题目的学生只有不到 6% 的概率获得 80% 或更高的正确率。

编制判断题

下面讨论的内容是教师在编写判断题时需要考虑的一些重要原则。

1. **判断题应该测试对重要事实和信息的记忆。**教师应避免编写琐碎和无意义信息的题目。内容应该是需要了解的且对于课程结果是重要的。
2. **表述应该是毋庸置疑的真或假、毋庸置疑的真实或错误。**教师应该能够明确地确定答案。
3. **避免使用诸如“通常”“有时”“经常”等词语。**由于这些词语通常在真实的陈述中使用较多，因此会给学生提供正确回答的线索。同样，避免使用诸如“从不”“总是”“所有”和“没有”这样的词语，这些词语往往是表示错误的信号。
4. **避免使用表示无限程度或数量的术语，例如“大”。**学生可能会对它们有不同的理解。
5. **每道题目应该包括一个而非多个要测试的观点。**当有不同的命题需要测试时，每一个命题都应该设计成一道单独的判断题。

6. **题目的措辞应该准确明了。**教师应避免使用不同限定词的冗长陈述，应将句子的重点放在要测试的主要思想上。长篇的陈述需要花费时间来阅读，并且不利于考查学生对重要事实或原则的掌握。Brookhart 和 Nitko（2019）建议，简短的陈述对判断题最有效，因为题目可以专注于要评估的基本内容。
7. **避免使用否定词，尤其是在虚假陈述中。**它们读起来令人费解，可能会干扰学生理解句子的陈述。例如，“2 岁儿童表现出用手的偏好是不正常的”（真）应更清楚地表述为“2 岁儿童表现出用手的偏好是正常的”（假）。如果必须在题目中使用否定词，如“不是”和“没有”，则应将其突出显示出来。
8. **对于系列判断题，陈述的长度应相似。**教师可能倾向于写出比假句子更长的正确句子，以试图清晰准确地陈述概念。
9. **在考试中，检查判断题的答案没有按明显的模式排列。**例如，教师应避免以“对错对错”或“错对对错对对”为答案的模式排列题目。
10. **在对学生进行测试之前，先确定如何对判断题进行评分。**在判断题的一些变体题型中，学生需纠正错误的陈述；对于这种题型，老师应该设置成 2 分，1 分判断错误，1 分纠正它。对于这种类型的试题，老师不应该透露每一题的分值，因为这会提示学生设置成 2 分的试题是错误的。

示例题目如下。

对于以下每个陈述，如果陈述为真，请选择 T；如果陈述为假，请选择 F：

T　F　1 型糖尿病以前被称为胰岛素依赖型糖尿病。（T）

T　F　甲状腺功能减退症的主要表现为嗜睡和疲乏。（T）

T　F　儿童最常见的先天性心脏病是法洛四联症。（F）

判断题的变体题型

有许多判断题的变体题型可用于实际测试。一种变体是要求学生纠正错误的陈述。学生可以找出陈述错误的单词，并插入单词使其正确。在将错误的陈述改为正确时，学生可以写出自己认为正确的单词或从老师提供的列表中选择单词。判断题的另一种变体是无论陈述是真是假，学生都必须为自己的回答提供合理的理由或解释。这提供了一种测试他们对内容理解的方法。

对于所有的这些变体，指导语都应该明确和具体。下面是一些示例。

1. 如果该陈述正确，请选择 T 并不再进行其他操作。如果该陈述错误，请选择 F 并在导致该陈述错误的单词或短语下划线。

   T　F　手足抽搐随血钙水平的增加而发生。

   由于此陈述错误，学生应选择 F 并在“增加”一词下划线：

   T　<u>F</u>　手足抽搐随血钙水平的<u>增加</u>而发生。（F）
2. 如果该陈述正确，请选择 T 并不再进行其他操作。如果该陈述错误，请选择 F，在使其错误的单词或短语下划线，并在空白处写下使该陈述正确的单词或短语。

T F 罐头汤的钾含量很高。

____

T F 新鲜水果和蔬菜的钠含量都很低。

____

在第一个例子中，由于该陈述是错误的，学生应该选择F，在“钾”下划线，并在空白处写下“钠”以使该陈述正确。在第二个示例中，因为该陈述是正确的，所以学生应该只选择T：

T F 罐头汤的钾含量很高。（F）

钠

T F 新鲜水果和蔬菜的钠含量都很低。（T）

____

3. 如果该陈述正确，请选择T并不再进行其他操作。如果该陈述错误，请选择F并从该题目后面的列表中选择正确答案。

T F 心动过缓是指心率低于每分钟80次。

40 50 60 100

由于该陈述错误，学生应同时选择F和60：

T F 心动过缓是指心率低于每分钟80次。（F）

40 50 60 100

4. 如果该陈述正确，请选择T并解释其正确的原因。如果该陈述错误，请选择F并解释其错误的原因。

T F 凯格尔练习的目的之一是强化耻尾肌。（T）

____

判断题的另一种变体称为多重判断题。这是一种介于多项选择题和判断题之间的交叉题型。多重判断题常常为一个不完整陈述的句子，后面跟着几个能使其完整的短语；学习者需要指出哪些短语构成正确或错误的陈述。这类题型将对错陈述汇集在一个题干下。然而，学生并不是像在多项选择题中那样选择一个答案，而是判断每个选项是对还是错（Brookhart & Nitko，2019）。回答这些问题的选项应该是明确的，短语应该连续编号，因为它们代表了单独的判断题。与任何判断题一样，构成陈述的短语都应该明确正确或错误。

示例如下。

以下非完整陈述的句子后面都跟着几个短语，每个短语都能使该陈述变得完整并决定出它的对错。如果完成的句子为真，请选择T。如果完成的句子为假，请选择F。

膝关节以下截肢的患者应：

T F 1. 在安装假肢之前避免行走。（F）

T F 2. 始终保持残肢抬高。（F）

T F 3. 锻炼手臂抵抗力。（T）

T　F　4. 不要久坐不动。（T）

认知领域的分类包括：

T　F　5. 应用。（T）
T　F　6. 记忆。（T）
T　F　7. 计算。（F）
T　F　8. 表演。（F）
T　F　9. 分析。（T）
T　F　10. 操作。（F）
T　F　11. 创新。（T）

匹配题

匹配题由两个平行的列组成，学生将一列中的术语、短语、句子或数字与另一列相匹配。在匹配题中，学生识别各列之间的一一对应关系。其中一栏包括前提列（寻找匹配的），另一栏（从中进行选择）是回答列（Brookhart & Nitko，2019）。应在练习的指导中明确说明回答项与前提项相匹配的依据。学生根据这些说明中指定的原则确定匹配项。在一些匹配题中，前提项和回答项之间的差异并不明显，例如将实验室中各检测值与其正常值范围相匹配，甚至可以互换列。然而，在其他练习中，学生会将较短的答案与包含描述性短语或句子的前提项相匹配。

匹配题有助于测试类别、分类、分组、定义和其他与事实相关的题目。它们最适合于衡量简单关联的事实（Miller et al.，2013）。匹配题的一个优点是它能够测试许多可以组合在一起的事实，而不用设计一系列单独的题目。例如，教师可以针对药物和相关副作用制订一个配对练习，而不是对每种药物都制订一系列单独的题目。尽管在某些课程中，这反映了学习的重要结果，然而，匹配题的一个缺点是注重记忆事实和具体信息。

编写匹配题

匹配题适用于可以以某种方式分组的类别、分类和信息。有效的匹配题需要使用同质内容的答案以及合理的前提。对于某些前提来说，不合理的回答提供了正确匹配的线索。编写匹配题的原则包括：

1. **围绕同质内容制订匹配题。**所有要匹配的前提项和回答项都应与该内容有关，例如，所有实验室测试项目和值、所有术语和定义以及所有类型的药物和药物反应。这是编写匹配题时最重要的原则（Miller et al.，2013）。
2. **包含不同数量的前提和回答，以避免为最终的匹配题提供线索。**如果有相同数量的前提项和回答项，并且学生可以匹配出除剩余一对之外的所有前提陈述和回答项，则他们会自动将最后一对配对正确。通常，回答项的数量会多于前提项，但回答项的数量可能会受到可扫描答题卡或在线测试允许的最大答案选项数的限制。在这种情况下，教师可能需要编写出比答案更多的前提项。

3. **使用简短的前提项和回答项**。这使得教师更容易识别同一内容领域中的试题，并节省学生的阅读时间。如果匹配的题项过长，则很难审阅这些选项并将其与前提项进行匹配；同时，也会阻碍将答案记录在可扫描表格上，并可能会影响在线考试试题的编写。Miller 等（2013）建议每列使用 4 ～ 7 个题项。有些练习可能会使用较长的列表，但每一列都不应超过 10 个（p.188）。
4. **对于有大量回答项的匹配题，教师应该编写两道独立的匹配题**。否则，学生会花费太多时间通读选项。
5. **匹配题的指导语应该清晰明了，并明确说明匹配的前提项和回答项**。这是编写这些题目的一个重要原则。即使匹配的基础似乎不言而喻，但匹配的指导语也应包括其基本原理。
6. **指导语应具体说明每个回答项可以使用一次、多次还是根本不使用**。编写匹配项时，让学生将一个回答项与一个前提项相匹配，并至少保留一个“额外”的回答项，以避免为最后的匹配项提供线索。也可以编写一些学生可以多次使用答案或根本不使用答案的题项。当然，关于回答项的选择说明应该明确。
7. **将较长的前提项放在左边，较短的回答项放在右边**。这使得学生能够首先阅读较长的陈述，然后在右侧搜索正确的回答，通常是一个单词或几个单词。
8. **前提项和回答项的列出顺序应按字母、数字或其他逻辑顺序排列**。按逻辑顺序列出它们可以消除线索，并节省学生通读选项的时间。但是，如果列表具有另一种逻辑顺序，例如日期和某一过程的连续步骤，则应该按该顺序组织它们。数字、数量和类似类型的选项应按降序或升序排列。
9. **如果是在线匹配题，则整个匹配题应放在同一页面和同一个框中**。这样可以防止学生遗漏下一页或屏幕上可能出现的答案。

匹配题示例见框 4.1 和框 4.2。

框 4.1

匹配题示例

指导语：对于 A 列中的每个定义，请在 B 列中选择恰当的术语。每个字母只能选一次，或不选。

A 列（前提项）	B 列（回答项）
__b__ 1. 特定刺激引起的特定反应	a. 认知风格
__f__ 2. 相信一个人可以在特定情境中有效地做出反应	b. 调节
	c. 赋权
__g__ 3. 逐渐形成的行为模式	d. 榜样
__d__ 4. 观察他人的行为及结果，并试图进行模仿	e. 自我照护
	f. 自我效能
__a__ 5. 个体处理信息的不同方式	g. 塑造

框 4.2

匹配题示例

指导语：对于 A 列中的每一种胰岛素，请在 B 列中确定其峰值作用。B 列中的回答项可以使用一次、多次或不用。

A 列	B 列
__c__ 1. 常规胰岛素	a. 长效
__b__ 2. 低精蛋白锌胰岛素	b. 中效
__a__ 3. 甘精胰岛素	c. 短效
__a__ 4. 地特胰岛素	

小结

本章描述了如何编写两种类型的测试题——判断题和匹配题，以及它们的变体题型。判断题由学生判断为对或错的陈述组成。在某些形式中，学生会纠正错误的陈述，或者提供该陈述正确或错误的理由。判断题对于记忆事实和特定信息最有效，但也可以用来测试学生对重要原理或概念的掌握。

匹配题由两个平行的列组成，学生将一列中的术语、短语、句子或数字与另一列相匹配。其中一列包含前提项，另一列包含需要从中进行选择的回答项。学生根据指导语中指定的原则来识别配对。匹配题有助于测试类别、分类、分组、定义和其他相关事实。与判断题一样，它最适用于测试对特定信息的记忆。

参考文献

Brookhart, S. M., & Nitko, A. J. (2019). *Educational assessment of students* (8th ed.). New York, NY: Pearson Education.

Miller, M. D., Linn, R. L., & Gronlund, N. E. (2013). *Measurement and assessment in teaching* (11th ed.). Upper Saddle River, NJ: Pearson Education.

第5章

单选题和多选题

翻译：刘　芳

本章重点讨论另外两种选择题：单选题和多选题。单选题只有一个正确或最佳答案，广泛应用于护理学和其他领域。此测试题的形式为一个问题或一个不完整的表述，以及回答问题或补全表述的选项列表。多选题的设计与单选题类似，但其正确答案不止一个。这两种测试题均可广泛用于评价记忆、理解、应用和分析层面的学习内容及成效。附录A提供了编写单选题和多选题的快速参考指南以及示例。

单选题

单选题可用于评价多种类型的学习效果。包括：

- 事实、特定信息和原则的认知
- 术语的定义
- 内容和概念的理解
- 概念在患者情境中的应用
- 数据和临床情境的分析
- 不同治疗和干预措施的比较及选择
- 在临床和其他情境中采取措施的判断与决定

在护理学领域，单选题在评价学生应用知识、分析数据和情境等学习成果方面特别有用。教师可以通过单选题引入新的信息，并要求学生应用概念、理论或分析思维来回答问题。单选题的测试经验为学生今后在认证、资格考试和其他商业准备考试中遇到此类题型提供了必要的实践。与需要更多时间作答的论述题等题型相比，单选题还能让教师更容易抽查课程内容。此外，单选题还可以进行电子评分和分析。

尽管单选题有很多优点，但也存在缺点。首先，这些题目很难编写，尤其是在较高的认知水平上。开发测试事实记忆的题目要比设计一道衡量新情境中运用知识与分析技能的题目容易得多。因此，单选题大都是在较低的认知水平上编写的，只注重记忆和理解。其次，教师较难设计出合理的干扰项。干扰项是错误的选项，对于那些没有充分学习相关知识的考生而言似乎是合理的。如果干扰项不合理，就会无意中给考生提供错误答案的线索。最后，只确定一个正确答案往往比较有难度。基于上述原因，单选题的构建非常耗时。

单选题的批评者认为，与其让学生从可用的选项中进行选择，还不如让学生作答论述题和类似题目，这更能真实地衡量学生的学习成效。然而，应用和分析层面的单选题则要求考生运用知识和分析思维从可用的选项中做出选择。对于认知水平较高的题目，考生需要对选项进行比较，并对正确或最佳的回答做出判断。Pham 等（2018）发现，单选题与简答题一样，都能测试更高水平的学习成效。

编写单选题

单选题有三个组成部分，即题干、答案和干扰项，每个部分都有其编写原则。表 5.1 列出了单选题的组成。

表 5.1　单选题的组成

妊娠早期常见体征是	不完整表述的题干
选项或备选答案	
a. 停经 b. 晨吐 c. 见红 d. 乳房胀痛	答案 干扰项 干扰项 干扰项
雷诺病最常发生在以下哪类人群中？	**问题形式的题干**
选项或备选答案	
a. 20 ～ 40 岁男性 b. 50 ～ 70 岁男性 c. 20 ～ 40 岁女性 d. 50 ～ 70 岁女性	干扰项 干扰项 答案 干扰项

题干是一个问题或不完整表述的引导语，由备选答案来使其完整。备选答案或选项清单供学习者考虑和选择。备选答案分为两类：一类是正确答案，也称为关键答案，是回答问题或完成表述的正确或最佳答案；另一类是干扰项，是不正确的备选答案。顾名思义，干扰项的目的是分散那些不能确定正确答案学生的注意力。由于每一部分的编写原则不同，下面将对各部分的编写原则进行分别说明。

题干

题干是与备选答案相关的问题或不完整表述。无论题干是以问题还是不完整表述的形式书写，其最重要的特质就是清晰。测试者能够读懂题干，并知道在备选答案中应注意什么，但不必读懂所有的备选答案。因此，在阅读题干后，学习者应该明白该题目的意图以及教师期望的回答（Brookhart & Nitko，2019）。编写题干时另一个需要考虑的重要因素是确保题干提出的问题或情境与期望评估的学习成果有相关性。编写题干的指导原则如下：

1. **题干应清晰明确地提出要解决的问题**。学生不必通过阅读备选答案来理解问题或不完整表述的意图。题干应为回答问题或完成表述提供足够的信息。示例如下：

   白内障：
   a. 会有痛感
   b. 可能伴有冠状动脉疾病
   c. 随年龄的增长而发生[1]
   d. 导致视野狭隘

   此题干没有提出与备选答案相关的白内障问题。因此，它无法引导学习者仔细研究备选答案。备选答案应该是相似的，但此题干不够清晰，致使选项之间存在较大差异。此外，关键答案暗示衰老是导致白内障的唯一原因，这个说法并不准确，会使熟悉相关内容的学生感到困惑。可修改题干为：

   导致白内障的原因包括：
   a. 老化[1]
   b. 动脉硬化
   c. 出血
   d. 虹膜炎

   在完成题目之后，教师应遮盖备选答案，单独阅读题干。它是否解释了问题并引导学习者找到备选答案？是否完整？是否可以单独作为一个简答题？在撰写题干时，一定要包括答案的实质，如"以下哪种干预措施、症状和体征、治疗方法、数据"等。如果题干只是简单地问"以下哪项"，就没有为确定选项提供明确的指引。

2. **题干应避免包含无关紧要的信息以确保其清晰明确，识别重要数据与无关数据的题目除外**。题干应该简短，只包括必要的信息。含有无关信息的长题干会增加阅读时间。用之前的白内障题目进行说明：

   您正在照顾一位独居老人，他的女儿经常来看望他。他患有充血性心力衰竭，呼吸急促。患者被诊断患有白内障。导致白内障的原因是：
   a. 老化[1]

---

[1] 正确答案。——译者

b. 动脉硬化
c. 出血
d. 虹膜炎

在这个题干中，患者的背景信息与所要解决的问题无关。如果要编写关于患者的其他问题、相关的护理干预措施、家庭环境等后续题目，那么这些背景信息就可以作为与上下文题目相关的情景呈现（参阅第 7 章“高阶学习的评价”）。

题干不应具有幽默性，考试时的笑声会分散学生的注意力。具有幽默性的干扰项会被认为不可信并被排除在选项之外，从而增加了在其余选项中猜出正确答案的机会。

3. **题干应避免插入实现教学目的的信息。**在下面的示例中，白内障的定义与测试内容（即白内障的病因）无关。测试的目的是评估学习结果，而不是传授新信息，如下例所示：

白内障是眼球晶状体或囊膜的混浊，会导致视物模糊甚至视力丧失。白内障的病因包括：
a. 老化[1]
b. 动脉硬化
c. 出血
d. 虹膜炎

4. **如果题干需要备选答案中重复出现的词语来完成表述，则应将这些词语编写到题干中。**示例如下：

妊娠的早期常见体征：
a. 是停经[1]
b. 是晨吐
c. 是见红
d. 是乳房胀痛

词语“是”可以移到题干中：

妊娠的早期常见体征是：
a. 停经[1]
b. 晨吐
c. 见红
d. 乳房胀痛

同样，在备选答案中重复出现的词语或短语并不能测试学生对其的掌握程度，应将其列入题干。示例如下：

帕金森病的临床表现包括：
a. 少汗、静止性震颤和肌强直[1]
b. 流涎、肌强直和复视
c. 肌强直、唾液减少和眼球震颤
d. 活动性震颤、肌强直和多汗

因为每个备选答案均包含了肌强直，所以本题目并不测试帕金森病肌强直的知识。题干可修改为：

帕金森病的临床表现包括肌强直以及下列哪些症状和体征?
a. 唾液减少和眼球震颤
b. 流涎和复视
c. 静止性震颤和少汗[1]
d. 活动性震颤和多汗

5. **题干应避免出现提示学生正确答案的关键词。**用白内障的题目说明这一点。

您正在护理一位老年患者，他最近被诊断患有白内障。导致白内障的原因包括：
a. 老化[1]
b. 动脉硬化
c. 出血
d. 虹膜炎

在本题中，告知学生患者是老年人，为正确回答提供了线索。

6. **题干应避免使用否定词，包括“不”“不是”和“除了”等词语。**否定式题干有时不够明确；还要求转变思维模式，从代表正确和最佳答案的选项转向不正确和最不可能的答案。大多数题干（而非个例）为正面表述并要求选择正确或最佳答案。如果否定表述的题干没有恰当的备选答案，可考虑用不同的形式改写题目，如判断题、填空题或多选题。如果必须使用否定表述的题目，否定词应仅出现在题干或备选答案中，而不能同时出现在二者中，且否定词应加下划线或加粗（Brookhart & Nitko，2019）。

7. **题干与其备选答案在语法上应保持一致。**如果题干表述不完整，则每个选项都应在语法上补充完整；与之相反，如果题干表述完整，题干中应提供找出正确或错误答案的线索。此外，应仔细检查备选答案的动词形式是否一致。示例如下：

您的患者即将接受右颈动脉内膜切除术。在术前收集基线资料时，哪些信息是术后早期康复期最需要收集的基线资料？患者能做到：
a. 眼睛追随运动
b. 移动四肢[1]

c. 左右转动着头部
d. 吞咽和呕吐

选项c没有从语法角度体现“患者的能力”［c选项在语法层面提供的是动名词形式（rotating），而不是动词（rotate）］，所以该题应该将c选项的rotating（转动着）修改为rotate（转动）：

您的患者即将接受右颈动脉内膜切除术。在术前收集基线资料时，哪些信息是术后早期康复期最需要收集的基线资料？患者能做到：
a. 眼睛追随运动
b. 移动四肢[1]
c. 左右转动头部
d. 吞咽和呕吐

8. **题干应避免以冠词“a”或“an”结尾，因为从语法角度看它们会暴露正确选项（以防止考生不是通过专业知识选择出正确答案，而是从语法角度选出正确答案）。**通常应该删除以“a”或“an”结尾的题干。例如：

儿童主动脉瓣狭窄的发生原因是（an）：
a. 主动脉瓣狭窄[1]
b. 房间隔缺损
c. 主动脉缩窄
d. 动脉导管未闭

这个题干以“an”结尾，因为明显缺乏语法的一致性，故选项c和d是错误的。可以删除“an”以重写题干：

儿童的主动脉瓣狭窄发生在：
a. 主动脉瓣狭窄[1]
b. 房间隔缺损
c. 主动脉缩窄
d. 动脉导管未闭

题干以“a或an”或“a/an”结尾不是一个好的选择，因为这些格式要求考生先用“a”然后用“an”重读每个选项，所以增加了不必要的阅读时间。

9. **如果题干是由备选答案构成的语句，即备选答案与题干构成一个句子，那么备选答案应该以小写字母开头，并在其后加上句号。**在题干末尾，酌情使用逗号或冒号。不与题干构成句子的备选答案，则以大写字母开头。如果题干是一个问句，则在题干末尾加上问号。

10. **每个单选题都应独立于其他题目。**一个题目的答案不应依赖于另一个题目的正确答案，应试者不必阅读另一个题目就能正确理解当前的题目。在下面的例子中，如果不参考第一题的题干，就无法理解第二题题干的含义：

第一题：您是一名社区保健护士，正在为一名因哮喘发作而在急诊室接受治疗的45岁男性患者制订健康教育计划。应首先实施哪项措施？

a. 评估其他相关的健康问题
b. 确定他对哮喘的了解程度[1]
c. 和他一起回顾他的哮喘治疗方法
d. 教他如何使用药物

第二题：在您第二次家庭访视时，患者呼吸急促。以下哪项表明患者需要进一步指导？

a. “我感觉不舒服，所以检查了自己的峰流量”
b. “这种时候我就会打开空调”
c. “因为感觉胸部沉甸甸的，我就用了舒利迭”[1]
d. “我用了雾化器雾化来治疗哮喘”

开发一系列与患者情境、临床情境或公共数据集（与上下文相关的题目）相关的单选题是一种更好的测试形式，并附上指导语以说明这些题目与给出的上下文之间的关系。这种形式的题目将在第7章“高阶学习的评价”中讨论。

11. 在编写题干时，应将备选答案放在不完整语句的末尾。中间留有空白的不完整表述（由备选答案补充完整）会中断阅读，并且会干扰学生的阅读和理解（Brookhart & Nitko，2019）。例如：

护士应检查____________________，对于接受华法林治疗的患者。

a. 活化凝血时间
b. 全血细胞计数
c. 国际标准化比值[1]
d. 部分凝血活酶时间

如果将备选答案放在句尾，学生将更容易阅读：

对于接受华法林治疗的患者而言，护士应检查：

a. 活化凝血时间
b. 全血细胞计数
c. 国际标准化比值[1]
d. 部分凝血活酶时间

备选答案

单选题题干的后面是备选答案或备选项列表，包括正确或最佳答案和干扰项。文献中对备选答案的数量有不同的建议，从 3 至 5 个不等。一项早期的荟萃分析和其他研究发现，3 个选项（1 个正确答案和 2 个干扰项）通常就足够了：有些干扰项只有极少数的学生选择，以至于它们起不到干扰作用（Edwards，Arthur，& Bruce，2012；Kilgour & Tayyaba，2016；Rodriguez，2005；Tarrant，Ware，& Mohammed，2009）。

Raymond、Stevens 和 Bucak（2019）研究了医师执业考试中三选一的使用情况。他们分析了这类考试中 840 道题目的 3360 个干扰项。研究结果证实了之前的结论，即大多数单选题都有一个或多个功能较差的干扰项（学生不会选择的选项），而删除功能最差的干扰项并不会影响考试的信度。其研究结果不支持 5 个选项，但并没有明确表示医学高利害测试的单选题最好使用 3 个选项（1 个正确答案和 2 个干扰项）还是 4 个选项（1 个正确答案和 3 个干扰项）（Raymond et al.，2019）。他们建议继续使用 4 个选项形式，与本书中的示例一致。

4 个选项是指包含 1 个正确答案或最佳答案以及 3 个看似合理的干扰项。许多标准化测试都使用 4 个选项。然而，在编写单选题时，如果其中 1 个干扰项明显不合理，那么最好使用 3 个选项（Dehnad，Hayedeh，& Hosseini，2014；Raymond et al.，2019；Rodriguez，2005；Tarrant & Ware，2012）。编写备选答案原则如下：

1. **备选答案的长度、细节和复杂性上应相似。**检查每个选项中包含的单词数量和长度的一致性是很重要的。因为教师试图将正确答案写得清楚而具体，所以它往往是最长的。Brookhart 和 Nitko（2019）建议，会考试的学生可能会意识到最长或最完整的答案是正确答案，不需要具备做出正确选择的必要知识。鉴于此种情况，教师应该缩简正确答案，或者在干扰项中添加类似的限定词，使它们的长度、细节和复杂性相似。虽然在不提供线索的情况下，备选答案可能包含不同数量的单词，但可以计算每个选项中的单词，并使它们不超过若干单词数。这就确保了选项在长度上是一致的。在示例中，正确答案因比干扰项长而为选择其提供了线索。

   你正在评估一个看起来很消瘦的 14 岁女孩。她的母亲描述了以下变化：在过去的 6 周里，她抵抗进食，体重减轻了 20 磅。患者拒绝进食最有可能的原因是下列哪一项？

   a. 主诉反复恶心
   b. 形容自己“浑身发胖”并害怕体重增加[1]
   c. 有其他胃肠道问题
   d. 寻求母亲的关注

   正确的答案可以缩短为：害怕体重增加。

2. **除了在长度、细节和复杂性上保持一致外，备选答案还应有相同数量的成分。**上一题的答案不仅比其他选项长，而且还包括了两个部分，提供了另一条线索。在下面的示例中，选项 a 包括了两个原因，从而提供了正确答案的线索。将此选项修改为“老化”就可以避免这种问题。

导致白内障的原因包括：

a. 老化与类固醇治疗 [1]

b. 动脉硬化

c. 出血

d. 虹膜炎

3. **备选答案在语法上应该保持一致。**答案和干扰项在结构及语法上应该相似。如果格式上不具有一致性，考生可能会在不熟悉内容的情况下得到正确答案的线索或者知道如何排除某些选项。在示例中，因为 a 选项在语法上与其他答案不同，学生可能知道正确答案是 c：

您对一位哺乳期的新妈妈进行家庭访视时，她告诉您，她的乳头裂开了且疼痛难忍。您应该给这位母亲提供以下哪一项指导？

a. 哺乳时将整个乳晕放入婴儿口中 [1]（祈使句，省略主语为母亲）

b. 在乳头愈合之前，应减少哺乳次数（被动语态，主语为婴儿）

c. 每天用肥皂清洗乳头会降低乳头破裂的可能性（there be 句型，针对乳头）

d. 哺乳前擦掉乳头上的乳液可能有用（针对乳头可采取的措施）

4. **备选答案应该选自相同的领域，例如所有症状、所有诊断测验、所有护理干预和不同的治疗方式等。**Ascalon、Meyers、Davis 和 Smits（2007）的一项研究考察了不同的题干编写方式和备选答案的同质性对试题难度的影响。他们发现，当题干被写成陈述和问题时，题目难度没有差异。然而，当单选题的选项相似时，就会增加试题的难度。当备选答案与正确答案不同时，学习者很容易将其排除在选项之外。

在下面的示例中，由于选项 b 不是护理诊断，这可能会提示学生将其排除在外。

您在急诊室上班时，患者出现了呼吸困难。呼吸 40 次 / 分，心率 140 次 / 分，氧饱和度 90%。他还抱怨自己头痛。以下哪项护理诊断是最优先的？

a. 活动无耐力

b. 慢性阻塞性肺疾病

c. 气体交换受损 [1]

d. 疼痛

5. **避免在选项中出现相反的答案。**这往往提示需要在对立答案中做出选择而不用考虑其他线索。示例如下：

护士应通过以下哪种方式确定鼻胃管的正确位置：

a. 让患者做吞咽动作

b. 从鼻胃管中抽出胃液

c. 通过 X 线检查确认位置 [1]

d. 通过二氧化碳浓度监测法确认位置

在本例中，正确答案与干扰项中的一个相反，这就提示学生从这两个选项中选择一个。此外，选项 c 和 d 以“确认”开头，这也为在它们之间做出选择提供了直观的线索。为了避免这种可能的线索，可以对示例中的第一个干扰项重新编写以形成第二对对立选项：

护士应通过以下哪种方式确定鼻胃管的正确位置：
a. 从鼻胃管中抽出气体
b. 从鼻胃管中抽出胃液
c. 通过 X 线检查确认位置[1]
d. 通过二氧化碳浓度监测法确认位置

6. 根据逻辑性或某种意义排列选项顺序。以字母顺序、数字顺序或时间顺序均可以（Brookhart & Nitko，2019）。用这种方式排列选项，通常会随机分布正确答案的位置，而不会在整个测试中答案经常出现在同一位置，例如选项 b 或 c。这样排序还有助于学生在想到答案时更容易找到正确答案。

7. 带有数字、数量和其他数值的选项应按数值递增或递减的顺序排列，并且数值不能重叠。当选项的数值重叠时，干扰项的一部分可能是正确的，从而产生多个正确答案。下面的示例中明显存在这个问题：

成人血钾的正常范围是：
a. 2.5 ～ 4.5 mEq/L
b. 0.5 ～ 3.5 mEq/L
c. 3.5 ～ 5.1 mEq/L[1]
d. 1.5 ～ 4.5 mEq/L

以上选项中数值相互重叠，如果按数值由小到大的顺序排列备选答案，则更容易检查。实验室数值和其他数值应适当标注，例如血红蛋白 14.0 g/dL。此示例修改如下：

成人血钾的正常范围是：
a. 0.5 ～ 1.5 mEq/L
b. 2.0 ～ 3.2 mEq/L
c. 3.5 ～ 5.1 mEq/L[1]
d. 5.5 ～ 7.5 mEq/L

8. 为了方便学生阅读，每个选项都应单独成行。如果答案记录在单独的答题纸上，教师应提前检查答题纸的格式，以便根据需要将答案标识为 a ～ d 或 1 ～ 4。教师通常会对题目进行编号，对答案进行字母标注，以防止学生在使用独立答题纸时出现笔误。

9. **备选答案中慎用"寻求帮助"和"通知医生"等表述。**目前尚不清楚它们如何在单选题中充当干扰项。此外，有些教师编制测试题时可能会过度使用此选项作为正确答案，致使学生不假思索地选择此选项。

正确或最佳答案

单选题需要从多个选项中选择一个答案。在某些情况下，应选择最佳答案而非正确答案。需要判断对患者的护理决策时，题目则要求从备选答案中选出最佳或最合适的答案。最佳答案对于更复杂和更高阶的学习（如应用和分析层面的题目）更有价值。虽然这类题目需要通过判断来选择最佳答案，但其最佳选项只能有一个，并且该选项与文献及专家的观点应保持一致。为了确保这类题目的正确性，可以请同事在事先不知道答案的情况下帮助检查。

编写正确或最佳答案的建议如下。其指导原则是不能因为题干或备选答案的书写方式而使学生无法识别正确答案和排除干扰项。

1. **仔细检查备选答案，确保只有一个正确答案。**例如：

颅内压增高的症状包括：
a. 视物模糊
b. 血压降低
c. 定向障碍[1]
d. 脉搏增快

示例中，选项a和c都是正确的，修订如下：

颅内压增高的症状包括：
a. 视物模糊和血压降低
b. 血压降低和脉搏增快
c. 定向障碍和视物模糊[1]
d. 脉搏增快和定向障碍

2. **仔细检查题干中包含的术语，避免给出正确答案的线索。**如果正确答案使用了题干中的关键词，就会提示学生选择该选项。在示例中，题干和答案中都出现了"体重骤减"。

诊所接诊了一位体重骤减、口渴和神志混乱的老年患者。以下哪个体征表明患者脱水？
a. 体温过低
b. 尿比重降低
c. 血压升高
d. 体重骤减[1]

此问题可以通过删除题干中的“体重骤减”进行修改。

诊所接诊了一位皮肤干燥、口渴和神志混乱的老年患者。以下哪个体征表明患者脱水？

a. 体温过低

b. 尿比重降低

c. 血压升高

d. 体重骤减[1]

3. **正确答案应被随机分配到备选答案中，避免偏向于某个特定的答案选项。**有些教师可能会无意中将正确答案分配到同一个选项（例如选项 c），或者在一系列题目中，正确答案的位置形成一种模式（例如，“a，b，c，d，a，b，c，d”）。正如之前讨论如何编写选项时所指出的，为了避免提供潜在的线索，可以按字母顺序、数字顺序或时间顺序等逻辑或某种意义的顺序列出备选答案。此外，教师也应仔细检查正确答案在试卷上的位置，以确认它们是否为随机分布。

4. **答案不应反映教师的观点，应是专家认同的或最有可能的答案。**答案应与文献资料一致，而不是教师随意的选择。此外，也可以在题干中引用特定的权威机构（例如，“根据疾病预防和控制中心”）。

干扰项

干扰项是错误的但貌似合理的选择项。干扰项应该能够吸引那些缺乏回答问题知识的学习者，但不会让那些知道问题内容的学习者感到困惑。如果选项明显错误，则不应将其列为干扰项。由于干扰项的目的是吸引那些未掌握学习内容的学习者，因此应有一部分学生选择此选项，否则在下次测试时应修改干扰项。

每个干扰项都应适合使题干完整。仓促写出的干扰项有可能明显不正确，也可能在内容和格式上与其他干扰项不同，还可能不适合题干，为考生如何作答提供了线索。这类干扰项可能会导致测试题无法衡量学生的学习成效。

在编写单选题时，试卷中的每道题目都有相同数量的选项，有时却难以找出足够数量的似是而非的干扰项。因此，与其使用明显不正确或学生不会认真考虑的选项，教师应该减少使用的选项。

我们的目标是编写出貌似合理的备选答案，至少能吸引一部分学生，而不是无人选择的备选答案。因此，某些题目可能只需要 3 个选项，虽然该测试的大多数题目都使用 4 个选项。所以，我们的目标是编写 3 个貌似合理的干扰项，能够使大多数题目至少有 4 个备选答案。

在编写干扰项时，可从以下几个方面考虑，如：学生经常犯的错误；那些“听起来正确”但实际不准确的说法；学生会产生错误理解的内容；内容熟悉但并不是题目特定问题的答案。编写干扰项的另一种方法是在编写选项之前，首先确定所有答案属于哪个领域或范畴，例如，所有护理干预措施。如果题干问的是急性肺炎患者的护理措施，那么干扰项可以是针对哮喘患者且不适合肺炎患者的护理措施。

题干中使用的术语也为编写干扰项提供了思路。例如，如果题干问的是避免增加妄想症患者焦虑的措施，那么干扰项可以是针对妄想症患者的会无意中加重焦虑或对焦虑没有影响的措施；或者是能够减轻焦虑但不适合妄想症患者的措施。还有一种策略是确定备选答案的属性或类别。例如一个提问红霉素副作用的题干，可以从抗生素的副作用中提取合理的干扰项。

编写干扰项的建议如下：

1. **干扰项在语法上应一致，在长度、细节和复杂性上应与正确答案相似。**本章前面已经提供了一些示例。干扰项的书写应与正确答案具有相同的特征。如果正确答案是“跖方肌”，那么如“运动神经”这样范畴更笼统的干扰项，就提供了不选择该选项的线索。

2. **干扰项应与正确答案的内容相同。**当选项类型不同时，可以提示学生正确答案或排除特定的干扰项。在下面的示例中，选项 a、b 和 c 均与工作因素有关。选项 d 与饮食有关而提示学生将其排除。合适的干扰项 d 应是其他评估工作环境的因素，例如工作有多累。

   您在为一位食管裂孔疝患者制订健康教育计划时，应评估以下哪种因素？
   a. 工作时的搬运量[1]
   b. 工作时允许休息的次数
   c. 工作压力
   d. 食用高钠食物

3. **避免在单选题中使用“以上都是”和“以上都不是”。**作为干扰项，它们与选择一个正确或最佳答案的方向形成鲜明对比。如果使用“以上都是”作为干扰项，学生就会意识到有一个错误的答案，从而排除“以上都是”这一选项。同样，如果学生知道有一个正确的备选答案，他们就会排除“以上都不是”选项。通常情况下，当教师无法提出第 4 个选项时，就会采用“以上都是”，如前所述，最好重新表述题干或使用 3 个选项。

   “以上都不是”的选项适用于学生作答需要计算的单选题。通过使用“以上都不是”选项，当学生的错误答案未与选项一起列出时，教师可以避免给学生提供线索。在示例中，学生只有知道正确答案才能确定它是否在备选答案中：

   您在儿科诊所工作，一位母亲打电话询问您应给她的婴儿服用多少滴对乙酰氨基酚。医嘱是每 12 小时 40 mg，但她家里的容器是 80 mg/0.8 ml。您应该告诉这位母亲：
   a. 1 滴
   b. 1 茶匙

c. 用 3 ml 注射器抽取 1.5 ml
d. 以上都不是[1]

4. **在干扰项中应省略诸如“总是”“从不”“有时”和“偶尔”这类词语**。这些词语通常会为正确选项提供线索。因为很少会出现总是或从不的情况，尤其在护理患者时，所以“总是”和“从不”这类词语就会暗示此选项是不正确的。

5. **避免使用本质上相同的干扰项**。如下例所示，选项 a 和 c 的本质是相同的。如果将“休息”排除在外，就会引导学生排除这两个选项。此外，与其他选项相比，本题的正确答案更为笼统，并且未针对该学生的健康问题。

一名学生来找校医，诉说头痛和颈部僵硬。以下哪种措施最合适？
a. 让学生在诊所休息几小时
b. 收集更多信息后再决定是否采取干预措施[1]
c. 让家人带学生回家休息
d. 带学生去看急诊

这道题目可修改如下：

一名学生来找校医，诉说头痛和颈部僵硬。以下哪种措施最合适？
a. 让学生在诊所休息几小时
b. 检查学生的手臂是否麻木或失去力量[1]
c. 带学生去看急诊
d. 服用止痛药后将学生送回教室

单选题的变体形式

单选题可与简答题或论述题结合使用。在这种形式中，学生在回答完单选题后，还要表述其答案正确而干扰项不正确的理由。答案正确给 1 分，表述理由合理则给其他分数。例如：

因患者剧烈疼痛，医嘱要求每 4 小时服用 30 mg 硫酸吗啡（20 mg/ml）。您应该采取以下哪种措施？
a. 给医生打电话询问剂量
b. 用 500 ml 生理盐水稀释
c. 按医嘱给予吗啡[1]
d. 如果呼吸频率小于 10 次 / 分，则暂停给药

在下面的空白处，请说明为什么你的答案是最佳答案，而其他选项不合适。

____

____

多选题

这类测试题可能有多个正确的备选答案，学生须选择所有的正确选项或选项的最佳组合。多选题作为一种试题形式被列入 NCLEX®（美国护士执业资格考试）中（National Council of State Boards of Nursing，2019）。在 NCLEX 和其他机考中，学生选择所有的正确选项，并勾选相应的方框，如下例所示：

患者是一名 20 岁的大学生，初步诊断为脑膜炎。您预计会出现哪些症状和体征？选择所有合适的选项。

- ❐ 1. 腹部触痛
- ☑ 2. 发热
- ❐ 3. 头部突然移动时不感到疼痛
- ☑ 4. 恶心和呕吐
- ☑ 5. 颈项强直
- ☑ 6. 对光敏感
- ❐ 7. 颈部突然出现瘀伤

编写多选题的原则与单选题的原则相同。编写建议如下：

1. 备选答案的组合应合理。选项应合理组合，而非随意分组。

2. 备选答案在组合中的使用次数应该相近。如果每个组合中都有一个备选答案，那么这个备选答案显然是正确的；如本章之前所述，应将这一信息添加到题干中。同样，一个选项的使用次数可能为正确答案的组合提供线索。将答案分组后，应对每个字母进行计数，以确保该字母在不同答案组合中的使用次数相似，且所有字母均出现在组合中。

3. 备选答案应按逻辑顺序列出，例如按字母排序或循序渐进，以便于审查。较短的组合列在较长的组合之前有助于进行审查。
例如：

哪些措施可以防止手术用物遗留在患者体内？
1. 如果仪器可以拆卸，则应计算所有部件的数量
2. 巡回护士清点使用过的海绵纱布数量
3. 如果手术缝合针的数量不正确，手术医生应要求进行 X 线检查
4. 使用过的海绵纱布放在一个透明的塑料袋中

a. 1，2
b. 1，4[1]
c. 2，3

d. 3，4

e. 1，3，4

小结

本章介绍了单选题和多选题的开发。单选题只有一个正确答案或最佳答案，广泛应用于护理和其他领域。这种测验题目的格式包括一个问题或不完整的表述，然后是一系列回答问题或完成表述的选项列表。多选题的设计与此类似，但可以有多个正确答案，也可以要求学生选择一个最佳选项组合的答案。以上这些题目均可用于评价记忆、理解、应用和分析等不同层次的学习情况，适用于评价各种学习内容和成效。

对于检验护理知识在模拟临床情境中的应用和临床判断而言，单选题具有重要的意义。单选题的通用性使得其更容易与大多数测试情境相结合。

单选题包括三个组成部分，即题干、答案和干扰项，每一部分都有自己的编写原则。题干是以问题或不完整表述形式呈现的引导语，依赖于备选答案来完成。题干之后是备选答案列表，供学习者考虑和选择。这些选项分为两类：一是答案，即回答问题或完成表述的正确或最佳选项；二是干扰项，即不正确但貌似合理的选项。本章介绍了编写上述各部分的建议，并附有示例题目。其他示例和快速参考指南见附录 A。

编写单选题的能力是教师需要培养的一项重要技能。这种技能可以"熟能生巧"。编写题目后，教师应请同事阅读并提出修改意见。单选题的编写虽然耗时，但却是评估护理学习成效的重要手段。

参考文献

Ascalon, M. E., Meyers, L. S., Davis, B. W., & Smits, N. (2007). Distractor similarity and item-stem structure: Effects on item difficulty. *Applied Measurement in Education*, *20*, 153–170. doi:10.1080/08957340701301272

Brookhart, S. M., & Nitko, A. J. (2019). *Educational assessment of students* (8th ed.). New York, NY: Pearson Education.

Dehnad, A., Hayedeh, N., & Hosseini, A. F. (2014). A comparison between three- and four-option multiple choice questions. *Procedia-Social and Behavioral Sciences*, *98*, 398–403. doi:10.1016/j.sbspro.2014.03.432

Edwards, B. D., Arthur, W., & Bruce, L. L. (2012). The 3-option format for knowledge and ability multiple-choice tests: A case for why it should be more commonly used in personnel testing. *International Journal of Selection and Assessment*, *20*, 65–81. doi:10.1111/j.1468-2389.2012.00580.x

Kilgour, J. M., & Tayyaba, S. (2016). An investigation into the optimal number of distractors in single-best answer exams. *Advances in Health Sciences Education*, *21*, 571–585. doi:10.1007/s10459-015-9652-7

National Council of State Boards of Nursing. (2019). *2019 NCLEX-RN® detailed test plan*. Chicago, IL: Author.

Pham, H., Trigg, M., Wu, S., O'Connell, A., Harry, C., Barnard, J., & Devitt, P. (2018). Choosing medical assessments: Does the multiple-choice question make the grade? *Education for Health*,

31, 65–71. doi:10.4103/efh.EfH_229_17

Raymond, M. R., Stevens, C., & Bucak, S. D. (2019). The optimal number of options for multiple-choice questions on high-stakes tests: Application of a revised index for detecting nonfunctional distractors. *Advances in Health Sciences Education*, *24*(1), 141–150. doi:10.1007/s10459-018-9855-9

Rodriguez, M. C. (2005). Three options are optimal for multiple-choice items: A meta-analysis of 80 years of research. *Educational Measurement: Issues and Practice*, *24*(2), 3–13.

Tarrant, M., & Ware, J. (2012). A framework for improving the quality of multiple-choice assessment. *Nurse Educator*, *37*, 98–104. doi:10.1097/NNE.0b013e31825041d0

Tarrant, M., Ware, J., & Mohammed, A. M. (2009). An assessment of functioning and nonfunctioning distractors in multiple-choice questions: A descriptive analysis. *BMC Medical Education*, *9*, 40–47. doi:10.1186/1472-6920-9-40

第6章

简答题（填空题）与论述题

翻译：岳　彤

简答题与论述题属于建构性应答型题目，考生需给出答案，而不是从所提供的选项中选择答案，由于这种类型的题目是由学生主观来回答问题，因此靠猜测得出正确答案的机会比较小。

简答题可以用词、短语或数字来作答。简答题有两种类型：问答题与填空题。问答题是给出一个问题，要求学生用几个词或短语回答，填空题是给学生一个不完整的句子，让他们通过在空白处填写一个或多个词来完成这个句子。而回答论述题时，学生需要对一个问题或表述进行拓展式的作答。论述题和书面作业都将写作作为表达观点的方法，但是论述题评估的重点是作答的内容，而不是写作能力。本章主要介绍了简答题和论述题。附录 A 提供了编写这些题目的快速参考指南。

简答题

简答题可以用词、短语或数字作答。简答题有两种类型：问答题与填空题。二者虽然格式不同，但本质相同。

问答题要求学生用词或短语回答问题，可能还会要求学生写出答案的计算步骤供教师评阅。问答题可以是各自独立、没有关联的，也可以是相互关联的一系列问题。

填空题是由缺少一个或多个关键词的题干组成，要求学生填出正确答案。也有其他类型的填空题要求学生进行计算，然后写下答案，或者对答案进行排序。填空题适合考查学生对事实和具体信息的记忆以及计算，学生需要回忆题目中缺失的内容，填写词、短语，或计算题的计算方法。尽管出填空题看起来比较容易，但也应注意填空题的答案设计要具有唯一性，如果学生答出了其他的正确答案，教师也要接受。

计算填空题和排序题是 NCLEX®（美国护士执业资格考试）中使用的两种备选题形式。计算填空题要求考生进行计算并输入答案，而后按照正误评分。排序题由考生通过给选项进行正确的等级排序或按正确顺序列出答案（National Council of State Boards of

Nursing，2019）。例如，教师可能会给学生一份压疮的特征列表或压疮形成进程中的不同阶段，并要求他们按照压疮形成的过程进行排序。在机考的过程中，如NCLEX，考生可以点击屏幕一侧无序的选项，将其拖动到屏幕另一侧进行排序，或者是选中选项，通过键盘方向键移动选项，以按照正确顺序排列选项。这种形式也同样适用于纸笔考试，即让学生在答题纸上写下选项顺序。

简答题有助于测量学生解读数据、正确使用公式、完成计算和解决数学类问题的能力。Brookhart和Nitko（2019）描述了另一种类型的简答题形式，即关联配对题，给出一个术语、图表或照片列表，让学生回忆相关的标签、数字或象征符号。例如，给学生一列医学术语并要求学生给出它们的缩写。

简答题的编制

编制简答题的建议如下：

1. **问题和表述不应一字不差地从教科书、其他阅读材料和提供给学生的讲义中提取**。这些材料可以作为设计简答题的基础，但是用材料中的原话出题可能只能考查出学生对于事实无意义的死记硬背，仅考查了记忆能力，而不一定能够考查出学生对于内容的理解。
2. **注意出题时的措辞，编制出的题目答案必须是具有唯一性的一个或多个词或数字**。问题应该只有一个正确答案。
3. **编制能够用几个词、短语或短句来回答的具体的问题**。例如，“什么是胰岛素？”这个问题就没有给出明确作答的方向，换成“NPH胰岛素的峰值作用时间是多久？”就会有一个更具体的答案。
4. **在编制题目之前，先想好正确答案，再结合答案来写问题或表述**。虽然我们的目标是编制具有唯一答案的题目，但学生也可能会找出其他正确的答案。因此，有必要制作一个包含所有可能正确答案的评分表，如果学生答出了教师没有预料到的其他正确答案，则要对学生的作答进行重新评分。
5. **需要计算和解决数学问题的填空题应在题干中说明需要填写的答案类型和具体要求**。例如，题目可以要求考生将磅换算成千克，并将答案四舍五入到小数点后一位。
6. **对于缺少一个或多个关键词的填空题，要将空格放在题干的末尾或末尾附近，这样可以让学生更容易完成**。题干中给出的提示也很重要，比如空格前的数量词可能会为填写过程提供线索。如果题干中不止包含一个空格，空格的长度应该相等，最好避免在同一题目中出现两个以上的填空，因为这样容易导致题干信息不足，学生不明确题目的任务与要求。
7. **当答案较长时，要给学生留出足够的填写空间**。在某些情况下，答案较长预示着该题目实际上应该是一道论述题，那么教师在编题及评分时应该遵循的是论述题的编制和评分原则。
8. **尽管空格在题干的末尾，如果答案较短，教师也可以让学生在题干左侧的空格处**

写答案，以便于评分。例如：

____________1. 肺炎链球菌和金黄色葡萄球菌属于________________菌。

问答题和填空题格式示例如下：

为什么先天性心脏缺陷会导致肺动脉和主动脉之间产生血流？

____

用于治疗支气管哮喘的两种计量吸入器药物是：

____

____

6 Sigma 是用于医疗保健质量改进的模型，请列出用于医疗保健质量改进的另外两个模型。

1. ____

2. ____

你正在护理一名体重 128 磅的患者。医生要求给她静脉注射 20 μg/kg 的药物。以微克计算的正确剂量是多少？

答：____

论述题

在论述题测验中，学生根据他们对内容的理解来答题，根据其选择来讨论的概念不同和呈现答案方式的不同，可能会出现不同的答案。论述题给了学生自主选择讨论的内容、用自己的语言表达观点、构思出具有原创性和创造性答案的机会。论述题有助于评估复杂的和高阶的学习结果。不过，高阶的作答比单纯考查记忆的作答更难评估和评分。

虽然一些论述题是用来评估对事实和具体信息的记忆，但它们更适用于评估高阶的学习结果。Miller、Linn 和 Gronlund（2013）建议，论述题应该主要用于评估那些选择题无法充分评估的学习结果。论述题能够评价学生应用概念、分析情境、剖析观点和利用多种信息渠道创造性地解决问题的能力，能够更好地评价高阶的思维能力和复杂的学习结果，如分析、整合和评价的能力，因为学生需要选择他们想要纳入的信息，并形成自己的答案，而不是从所提供的选项中选择（Gierl，Latifi，Lai，Boulais，& De Champlain，2014；Rios & Wang，2018）。

虽然论述题利用写作作为表达答案的媒介，但是论述题评估的是对具体内容的理解，而不是写作能力。书面作业更能有效评估学生的写作能力，这部分内容将在第 9 章“书面作业的评估”中讲述。低层次的论述题类似于简答题，需要的是学生能准确回答问题，如“请描述三种 2 岁以下儿童颅内压升高的体征”。然而，更宽泛和更高层次的论述题就与简答题完全不同，并不这样限制学生的作答，如“辨析‘应要求父母遵循儿童疫苗接种建议’这一观点”。论述题可以用来评估多种不同类型的学习结果，包括：

- 比较，如对比不同药物的副作用
- 列出需要采取的步骤和每一步要遵守的规定
- 用自己的语言解释一个情境或一段表述
- 讨论主题
- 将概念和证据应用于临床场景，并解释它们对潜在决策的影响
- 分析患者资料和临床情境
- 基于现有证据评判不同的干预措施
- 利用多种信息来源制订计划并给出建议
- 分析护理和医疗保健的趋势
- 对于问题能够做出决策和采取行动，并能够合理解释原理
- 分析伦理问题、可能的决策及其后果
- 给出支持和反对特定立场或决策的论据

与其他类型的测验题一样，教师编制论述题也要依据想要评估的学习结果编制出清晰而具体的题目，以考查学生的表现。如果学习结果强调概念在临床实践中的应用，那么论述题就应该考查学生将知识应用于临床情境的能力。题目应该表述清楚学生应该写什么，如果题目有歧义，学生可能会觉得题目需要他们写出这个主题内他们知道的所有内容。

论述题存在的问题

虽然论述题在考查学生选择、组织和表达能力方面很有价值，而且能够激发学生的创造力和原创性，但是论述题在信度上存在局限性，评分过程也存在一些其他问题。教师应该了解这些问题，因为它们可能决定了某些情况下选用论述题来考查是否合适。本章后面将提供一些问题的解决策略。

考查能力有限

就其性质而言，与客观题相比，论述题不能有效考查足量的课程内容。通常情况下，一场测验只能有少数的几个论述题，因为考虑到学生需要相当的时间来整理思路并进行开放式作答，尤其是当这些题目是用来评估更高阶学习结果时。因此，论述题难以全面地评估护理课程中各种不同的内容领域。

考量记忆和复述事实相关的学习目标可以采用更加有效的评估题型，不应使用论述题。相反，好的论述题要求学生运用更高阶的思维技能，组织和表达想法（Brookhart & Nitko，2019）。论述题最适用于需要原创性作答的考查。

评分不可靠性

论述题最大的缺陷是在评卷时缺乏一致性。评分是一个复杂的过程，研究表明，不同的教师对论述题的评分是不同的，甚至同一位教师在不同的时间对同一题目的评分也可能不同（Miller et al.，2013；Rios & Wang，2018）。即便有评分标准，教师的宽容或严格程度不同也会导致评分不一致。即便面对既定的评分标准，同一位教师再次批阅试

卷时，也可能会给出不同的分数。Miller 等（2013）认为，评分不可靠的原因往往是教师未能明确论述题具体想要评估的学习结果，以及评分标准设立的界限还不够清晰明确（p. 238）。

在评分标准之外的单词拼写错误和语法错误等因素也可能影响评分。教师在给学生的作答评分时，要重点关注实质性的内容，而不是写作的方式。Brookhart 和 Nitko（2019）建议，写作风格、拼写和语法的评分应在评分标准中单独设置，且权重应低于实质性内容，以免与对学生学科知识的评估混为一谈。

评分的不可靠性取决于论述题的类型。当论述题的针对性和结构性强时，评分的可靠性就越强，如"描述支气管扩张剂的三种副作用"。这种较低层次的题目也可被归类为简答题。而限制较少的论述题在作答时容许的自由和创造性较多，也就比限制较多的论述题评分可靠性低，如一些要求学生分析、辩论、判断、评估和产出的题目评分可靠性就相对较低。不过，教师可以采取一些措施来提高可靠性，比如规定"正确"答案中应该包含哪些内容，以及使用评分标准。这些将在本章后面部分介绍。

延滞效应

论述题评分的另一个问题是延滞效应，即教师对某个题目作答质量的印象会影响其对下一个作答的评分。如果学生某个题目回答得很好，教师可能会受到影响，对其随后的题目也打出高分；同理，回答情况较差的题目也可能影响后续的评分。因此，最好先评阅完同一个题目所有学生的作答，再评阅下一个题目。Miller 等（2013）提出，一次性连续读完所有学生对同一个题目的作答，可以让教师专注于该题目的评分标准，进而提高评分的准确性，也避免了由于对同一学生某个题目作答质量产生印象而影响对其下一题的评分。

书面作业也会出现同样的问题，教师对学生的印象会从一篇论文延续到下一篇。因此，教师在给论述题和论文评分时应该盲评。

光环效应

在论述题评分时，有一种趋势是教师可能会受到对学生的平时印象或对学生的感情的影响，在判断其作答质量时产生积极的或消极的光环效应。例如，教师可能会从课堂表现或临床实践中对某位学生产生好的印象，认为该学生在课程中取得了明显的进步，这可能会影响对学生试卷的评分。因此，论述题应该匿名评分，给学生分配或选定号码代替名字来参加测验，评分完成后，再将姓名与数字进行匹配。

评分者漂移

受教师疲劳程度和时间限制因素的影响，阅卷早期的论述题得分可能高于临近结束时的评分。Brookhart 和 Nitko（2019）阐述了评分者漂移的问题，即教师改卷时会逐渐偏离评分标准的趋势。随着时间的推移，教师可能不再重视按照具体的评分标准评阅，或者对每个作答不同程度地使用该标准。在给论述题评分时，教师需要检查确保对每个学生都采用了相同的评分标准。教师应以随机顺序阅卷，在评分前应将题目的作答阅读两遍。完成对一道题目全部作答的评分后，要重新排列试卷，以避免下一题的评分受到试卷顺序的影响。同样重要的是要适时暂停评阅，以确保后来的评分与早期的评分一致（Brookhart & Nitko，2019）。另一个潜在的问题是教师可能倾向于给学生一个接近平均分的分数，或者不管学生的作答质量如何，随便给一个分数（Rios & Wang，2018）。认识到给论述题评分时可能会出现这些问题可以有效提高教师评分的表现。

时间

论述题应用需要注意的另一个问题是学生作答和教师评分所需的时间。在编制论述题时，教师应该预估回答每道题目所需的时间，预估时应保守估计，时间过多也比时间不够要好，并且要告诉学生在每道题上大约需要花多长时间，这样他们可以调整自己的答题节奏（Miller et al.，2013）。

论述题评分对于教师来说也有一定的压力，特别是当教师负责的学生数量很多的时候。考虑到评分时需要先阅读两遍，教师在准备使用论述题进行考查时应谨慎考虑到阅卷所需的时间。教师可以使用评分软件扫描论文并评分，然而，这类软件并不适用于评估护理等专业领域的结构化试题。

学生题目选择

由于测验时间有限或出于给学生多种选择的目的，有些教师允许学生在给定论述题中选择一部分来作答。例如，教师可以列出4个关于护理1型糖尿病患者的题目，让学生选择其中的2个进行作答。然而，Miller等（2013）对这种做法提出了警告，告诫教师们当学生选择不同的题目来作答时，实际上他们是在进行不同的测验，给予学生自主选择作答的题目的做法可能影响测验评估结果的有效性。

限制性论述题

论述题有两种类型：限制性论述题和拓展性论述题。虽然论述题的固有理念是自由作答，但不同论述题的自由程度是不同的。自由程度最低的是限制性论述题，此类论述题要求用几个句子来回答问题，属于简答论述题。自由程度最高的是拓展性论述题，在拓展性论述题中，学生可以自由表达自己的思想，并根据自己的选择组织观点。对论述题的作答通常在这两种类型之间。

在限制性论述题中，教师通过指出需要讨论的内容和（或）讨论的范围，来限制学生的作答。例如，识别一个病例中患者的问题，就这个问题向学生提问，或者题目中要求将作答限制在一段或一页内。在这种类型的论述题中，学生的作答方式是由教师制订的。在编制限制性论述题时，教师可能需要在题目中加入具体的材料，如患者资料、对临床情境的描述、证据资料总结、与临床实践相关的问题描述，以及从文献中摘录、引用一些内容。学生需要阅读、分析和解释相关材料，然后回答问题。

限制性论述题示例：

- 给出以患者为中心的护理的定义，作答字数限制在一段以内。
- 选择一个环境健康问题并描述其对社区的潜在影响，不要使用课堂上给出的例子，作答长度限制在一页以内。
- 比较代谢性酸中毒和呼吸性酸中毒，在作答中应包含以下内容：定义、诱发因素、临床表现、诊断检查和干预措施。
- 你所负责的患者 76 岁，接受股动脉旁路移植术后 1 天，请说出患者此时可能存在的两种并发症并讨论其潜在原因。请列举两种可预防患者在早期恢复过程中出现这些并发症的护理措施，并提供相关依据。
- 请描述慢性阻塞性肺疾病的三种特征性病理改变。

拓展性论述题

拓展性论述题限制较少，学生能够决定如何作答：他们可以用自己的方式组织观点，对内容做出判断，并展现自己在写作中有效表达观点的能力。通过这类题目，教师可以评估学生独立思考和创造性表达自我观点的能力、在作答时整合多渠道学习资源的能力，以及根据预定标准评价他人观点的能力。由于作答不受教师的限制，所以评分也更加困难，然而此类题目的优势在于学生有机会表达自己的想法，教师也有机会评估更高阶的学习结果。拓展性论述题能够评估选择性应答型题目无法考查的更复杂的学习结果，教师可以考虑在课后让学生回答拓展性论述题。题目示例包括：

- 从支持和反对两个立场论述患者接受手术时暂缓实行拒绝心肺复苏术的做法。根据你的论述，阐明你认为哪个立场更有说服力，并提供依据。
- 你所在的病房在过去的 3 个月摔倒率有所上升，请制订一个计划来分析这一情况，并给出你的行动计划的原理依据。
- 你在过敏症门诊接到一位母亲打来的电话，她说她儿子“肚子疼”“在学校里表现不正常”，她问你这些问题是否可能是过敏引起的。你会如何回答这位母亲？你怎么处理这个电话？请作答并给出决策的理由和依据。
- 请描述一种安宁疗护的综合模式，并说明这种模式对生命垂危或身患绝症儿童的重要性。安宁疗护综合模式的基本原则有哪些？请列出并讨论每个原则在儿科安宁疗护中的重要性。

论述题的编制

论述题应该留给那些无法通过单选题和其他选择性应答型题目进行有效评估的学习结果。通过论述题，学生可以展示他们更高阶的思维能力及整合不同来源的信息和概念的能力。编撰论述题的建议如下。

1. **编制需要整合内容才能回答的论述题。**避免学生仅通过总结阅读材料及课堂或在线讨论的内容就能回答、而无需思考内容及其如何应用的问题。评估学生对事实和具体信息的记忆用其他形式的题目（如判断题和匹配题）会更简单，而非论述题。

2. **题目的表述要清晰**。题目表述应该能够引导学生作答，不应有歧义。框 6.1 展示了用于评估不同类型学习结果的论述题示例。限制性论述题更容易做到把题目表述框定到尽可能具体的范围。而对于扩展性作答的论述题，教师可以在不限制学生作答思路的前提下就如何回答提供一定的引导。接下来列举一个对学生引导不足的题目，而修改后的版本在不限制学生表达和原创自由度的情况下，还能够让学生更加明确地了解该如何回答问题。

   例：对一篇描述了一项护理研究的文章进行评价。

   修订版：选择一篇报告了一项护理研究结果的文章评价这项研究，并明确给出你所使用的评价标准。基于你的评价，请阐述该研究是否为护理实践提供了证据，并对该证据的质量进行评价。作答要求有理有据、包含评价证据的所用指标体系。

3. **帮助学生准备论述题测验**。可以向学生提出一些能够引发思考的问题；让学生参与到对课程内容的辩证性讨论中；教导学生如何将概念应用到临床，比较不同方法并对患者和问题做出判断。通过课堂讨论、临床实践、网上讨论、书面作业和小组活动等形式，让学生练习如何整合不同渠道来源的内容，有逻辑地表达想法，运用创造力来应对各种情况，通过这些练习帮助学生做好准备，在测验中答好论述题。对于缺乏论述题测验经验的学生，教师可以提供样题让学生练习，并对学生的作答给予反馈意见。

框 6.1

论述题示例

比较

比较……的干预措施……的副作用……。
阐述……之间的异同。
……有何共同之处？
把……药物分组。把……体征和症状分组。

列出步骤

描述……之后……操作的……步骤。
按……的顺序列出步骤。

解释和总结

解释与……有关的……的重要性。
明确并讨论……。
使用……的框架解释患者的反应。
为……提供原理依据。
讨论……的要点。
总结……的相关数据、证据。
导致与……相关的……的主要原因是……？

续框

描述可能对由于……造成的……问题的潜在影响……。

概念的情境应用

使用……理论 / 框架分析该情境。
运用……理论解释患者 / 家属的反应。
应用相关概念识别出……并讨论。
描述一个能够说明……概念的临床情境。

分析

讨论……的意义。
识别相关的数据并给出合理解释。
明确并描述决策所需的其他数据。
描述患者可能出现的问题并给出合理解释。
可以做出什么假设?
基于（临床）证据比较护理干预措施。
阐述针对该患者的多种护理干预措施并提供支持依据。
为……提供依据……。
评价这位护士对该患者的回应。
阐述对于……的假设中出现的错误……。
分析情况并阐述还可以采取什么行动。
明确所有可能的决策、每个决策的后果、你的决策和支持依据。

制订计划及建议

为……制订……计划。
为……制订……方法 / 方案。
基于……的理念，为……制订……计划。
为……制订一个新方法。
为……设计多重干预措施。

分析问题

指出医疗照护中的一个重要问题，并阐述其对护理实践的影响。
分析这个问题及其对……的影响。
根据这些趋势，你会建议做出哪些改变?
评价这个情境中护士 / 医生 / 医疗团队 / 患者做出的决策。
还有其他可行的方法吗? 为什么?
分析这位护士面临的伦理问题。对多个可能的决策和每个决策的后果进行比较。阐述你会做出怎样的决策并给出理由。
指出这个患者 / 家庭 / 社区的问题及解决问题的策略。

陈述立场 / 观点

你会怎么做? 为什么?
明确你关于……的立场，并为之辩护。
提出支持……和反对……的论点。
解释……观点的原理和依据。
你是否支持这个观点? 给出理由
你对……是否赞同? 请给出理由。
详细说明可采取的措施。这些措施中哪一个最合适? 为什么? 你会怎么做? 为什么?

4. **告诉学生合理分配时间，给论述题留出足够的作答时间**。在编制一系列论述题时，认真考虑学生回答这些问题所需的时间，并在开始测验前告知学生预计需要的答题时间，这样学生就可以合理规划他们的考试时间。标出每道论述题的分值也可以引导学生适当地分配时间，给分值更高的题目分配更多的时间，以便写出更长的答案。
5. **对于问题分析类论述题，根据学生给出的解释和理论依据，而不是他们对问题的立场观点给分**。学生应该为自己的观点提供一个合理可信的解释，评估应该注重论据而不是实际立场。
6. **避免使用可选择性回答的论述题组和学生自选题**。如前所述，不同的作答题目可能导致测验成绩评估结果没有可比性。
7. **在编制题目的过程中就写出参考答案**。教师应该在草拟题目的时候就思考参考的答案以验证问题的内容是否合适，表述是否清楚合理，能否在给定的时间内完成作答。参考答案也可以留作之后给学生评分时使用。
8. **如果可能的话，请一位同事审核题目，并解释他将如何回答**。同事可以评估题目是否清晰易懂以及能否导向出题人预期中的作答思路。

论述题评分：整体性评分与分析性评分

论述题评分有两种方法：整体性评分和分析性评分。整体性评分是完整阅读包括每一题在内的全部答案并就整体质量进行评分；分析性评分是教师对答案的各组成部分分别进行评分。

整体性评分

使用整体性评分方法时，教师不对每个部分进行单独评判，而是将学生所有的论述答案作为一个整体来评判给分。整体性评分方法有不同的评分方式。

相对评分。整体性评分的一种方法是使用相对标准，将每个学生的答案与同组其他学生的答案进行比较。使用这种评分体系时，教师要快速浏览每个论述题全部学生的作答，了解学生整体的答题情况，然后重新逐个阅读并打分。可以根据答题质量将答卷分组，每组给相同分数或等级。

标准答案评分。另一种方法是为每个题目制订标准答案，评分时将学生的回答与标准答案进行对比。标准答案不一定需要是完整的段落文章，也可以是包含给分点和关键要素的大纲。不过在使用标准答案进行评分之前，教师应该先阅读几份答卷，确认学生的答案与预期方向一致。

整体性评分标准。实施整体性评分的第三种方式是使用评分标准，即在对学生的论述题、论文、书面作业和其他开放式作答题目进行评分时使用一个评分标准。评分标准也可以用来给学生的海报、概念图、汇报演示和项目等评分。评分标准包括一系列衡量学生答题质量的评分规则，指出不同层次作答的特点或对其进行详细描述，以及该层次相应的得分。教师根据标准中最能反映学生作答质量的描述来打分。注意，整体性评分的核心理念是评判所有题目的整体作答情况，给出一个总分，而不要给单独的部分评分（Brookhart & Nitko，2019）。

教师利用整体性评分标准打分速度较快，因为其评价的是整体作答情况，而不详细到每个部分。不过，这种方法也存在一定的问题，其中一个问题就是没有给予针对学生答卷的具体反馈意见，这就导致其与分析性评分标准相比可靠性不足。表 6.1 是论述题整体性评分标准示例。

表 6.1　医疗保健问题论述题整体性评分标准示例

得分	描述
4	对医疗保健问题进行了全面分析并考虑到了其复杂性。在分析中包含了多个观点。分析反映了理论和研究的应用。讨论有条理并能够很好地支撑学生所做的分析
3	对医疗保健问题进行了一定程度的分析。在分析中包含了不同的观点。分析反映了理论的应用，但缺乏研究的应用。讨论有条理、合乎逻辑
2	对医疗保健问题进行了阐述，但未考虑其复杂性和不同观点。具有对问题的基本分析，但理论运用有限。讨论准确但不全面
1	没有明确描述医疗保健问题。未考虑其他观点。分析有限，没有运用相关理论或文献来支持观点。回答中存在错误
0	未明确医疗保健问题。未应用理论来展示对问题的理解。回答中存在错误。回答偏题

分析性评分

在分析性评分中，教师要明确正确答案中应包含的内容和理想答案的其他特征，这些方面要各自有单独的评分标准。在分析性评分中，教师每次只专注于学生作答的一个方面（Miller et al.，2013）。分析性评分通常会有一个详细的评分规划，一一列出答案中需要包含的内容以及其他需要评估的方面。学生的得分是基于他们的解答对每一题目部分的内容处理表现及在其他方面的表现，而不是他们的整体作答情况。

分析性评分标准。分析性评分的评分标准包括对正确答案应有内容的赋分以及对其他评分要求的赋分。分析性评分标准适用于评估论述题和其他书面作业。首先，分析性评分标准给出了非常具体的细则，对教师的评判具有指导性。其次，因为该标准详细说明了不同分数对应的作答应包含的具体内容，所以可以极大地提高论述题和其他书面作业评分的准确性。再次，使用评分标准可以将评分流程标准化，同一门课程中的不同教师都可以用它来为自己学生的作业评分。最后，它还能对学生作答中的优劣表现给予反馈意见（Miller et al.，2013）。表 6.2 给出了与表 6.1 为同一论述题的分析性评分标准示例。

表 6.2　医疗保健问题论述题分析性评分标准示例

得分	问题分析	观点多元化	理论与研究的应用	表述
4	对医疗保健问题进行了全面分析并考虑到了其复杂性	在分析中包含了多个观点	分析以理论与研究为基础	讨论有条理性并能够很好地支撑学生所做的分析
3.	对医疗保健问题进行了一定程度的分析	在分析中包含了几种不同的观点	在分析中应用了理论，但未应用研究	讨论有条理、合乎逻辑
2	对医疗保健问题进行了阐述，但未考虑其复杂性	仅阐述了一种观点，没有考虑其他观点	对问题进行了基本的分析，对理论的运用有限	讨论准确但不全面
1	没有明确描述医疗保健问题	未考虑可能的观点	分析深度有限，且没有相关理论或文献来支持观点	讨论内容有误
0	未明确任何医疗保健问题	未考虑可能的观点	在讨论中未应用任何理论	讨论内容有误。可能偏题
分数 ______________				

论述题评分标准

无论采用何种方法论述题的评分标准都通常涉及三个方面：①内容；②组织结构；③过程。对这些方面进行评估的一些指导性问题包括：

- **内容：** 是否包含相关内容？相关内容是否准确？是否对重要的概念和理论进行了介绍？作答内容能否为假设、结论和决策提供有力支持？作答是否全面？
- **组织结构：** 作答组织得是否有条理？思路展示是否清晰？观点是否具有逻辑性？
- **过程：** 得出结论、行动、方法和决策的过程是否合情合理？是否考虑了各种不同的可能性和影响？是否利用相关的文献和理论进行了合理可信的解释？

评分建议

1. **在测验前确定评分方法，并告知学生。**
2. **提前确定参考答案。**在编写参考答案的过程中，要仔细回顾阅读材料、课堂内容和线上学习内容，以及学生参与完成的其他教学活动。如果使用分析性评分的方法，要明确答案需包含的内容和答案的其他特征，并给它们赋予分值。
3. **如果使用评分标准，请提前与学生讨论，让他们知道论述题的作答将会如何评分。**
4. **随机阅读一些答卷，了解学生们是如何理解题目的，以及整体的答题质量。**如果学生在作答中都没有涉及评分标准中某一方面，教师可能需要修改评分标准，并且在之后考虑题目需要如何修改以达到出题目的。

5. **一次只给一道题目打分**。例如，先给所有学生对第一题的作答进行评阅打分，再评阅第二题。这样教师可以比较不同学生对同一题目的作答，使评分更准确、公正，而且这样做每次只需要记住一道题目的参考答案，可以节省时间（Miller et al.，2013）。
6. **在评分前将每个作答读两遍**。在第一次阅读时要注意几点：学生的作答与参考答案相比有无遗漏重点、内容是否有误、组织结构和答题过程中是否存在问题。教师可以在学生答卷上标注作答存在的遗漏、错误和问题以及一些批注，注意用方便修改的形式以防第二次审阅后需要改动。审阅电子版试卷时，可以使用文档处理应用程序中的批注功能，这个功能很方便在第二次阅卷后对意见进行更改。通读完问题的所有作答一遍后，第二次阅卷就以评分为目的。
7. **按随机顺序阅卷。**
8. **所有答卷使用同一评分体系。**
9. **匿名评阅论述题和其他书面作业**。在护理教育课程中建立一个能够实现匿名评分的体系，例如，让学生选择一个代码编号代替名字。
10. **隐藏前面已经评阅完的题目的分数，避免对学生的能力产生偏见。**
11. **评分过程中如需要做重要决策或不确定如何评分，邀请一位同事共同评阅，以提高评分的信度**。请求帮助时，最好随机抽取一些题目的作答单独给同事进行评分，而不是把学生的整套答卷给同事。
12. **指定对于写作质量的要求**（句子结构、拼写、标点符号、语法、整洁程度、写作风格等），明确论述题总分中是否包括写作质量的分值，并在测验前告知学生相关事项。如果对写作质量计分，应该单独评分，而且教师要注意，在给作答内容和其他方面评分时不要被其写作质量影响。

小结

简答题可以用词、短语或数字作答。简答题有两种类型：问答题与填空题。简答题适用于考查学生对事实和具体信息的记忆。此类题目可以要求学生解读数据、使用公式、完成计算，以及解决数学类问题。

在论述题测验中，学生根据他们对内容的理解来答题，由于学生所选择的作答内容和其呈现答案的方式不同，可能会出现不同的答案。论述题给了学生自主选择讨论的内容、整合内容、用自己的语言表达观点、构思出具有原创性和创造性答案的机会。论述题作答的灵活性尤其有利于评估复杂的和高阶的学习结果。

论述题有两种类型：限制性论述题和拓展性论述题。在限制性论述题中，教师通过指出需要讨论的内容以及需要限定的字数长度来限制学生的作答，比如将作答长度限制在一段或一页内。在拓展性论述题中，学生可以自由作答，通常需要大篇幅的写作。虽然论述题利用写作作为表述答案的媒介，但是论述题评估的目标是学生对具体内容的理解，而不是写作能力。其他类型的作业更适用于评估学生的写作表达能力。

■ 参考文献

Brookhart, S. M., & Nitko, A. J. (2019). *Educational assessment of students* (8th ed.). New York, NY: Pearson Education.

Gierl, M. J., Latifi, S., Lai, H., Boulais, A. P., & De Champlain, A. (2014). Automated essay scoring and the future of educational assessment in medical education. *Medical Education*, *48*, 950–962. doi:10.1111/medu.12517

Miller, M. D., Linn, R. L., & Gronlund, N. E. (2013). *Measurement and assessment in teaching* (11th ed.). Upper Saddle River, NJ: Pearson Education.

National Council of State Boards of Nursing. (2019). *2019 NCLEX-RN® test plan*. Chicago, IL: Author.

Rios, J. A., & Wang, T. (2018). Essay items. In B. B. Frey (Ed.), *The SAGE encyclopedia of educational research, measurement, and evaluation*. Thousand Oaks, CA: Sage.

第 7 章

高阶学习的评价

翻译：李瑞玲

为了让学生在不断变化的医疗保健系统中满足患者的需求，教育工作者需要确定在护理课程中所教授的必要内容。除了掌握基本知识外，学生还需要培养处理和分析信息、比较不同方法、权衡各种选择，并做出正确决策的认知技能。这些认知技能包括将概念应用于新情况的能力、解决问题的能力、评判性思维和临床判断力。本章的目的是介绍护理学中此类高阶学习的评价方法。

高阶学习

第 1 章“护理评估和教育过程”中提出的一个概念是，结果可以按认知层次划分，每一级都代表比前一级更复杂的学习。这是从低阶的认知行为，如简单的记忆和理解，扩展到高阶的思维能力的学习过程。高阶认知技能包括应用、分析、评价和创造。通过高阶思维，学生将概念和其他形式的知识应用于新情况，使用这些知识解释患者的需求，确定患者的问题和其他类型的问题，并对要采取的行动进行深思熟虑后做出判断。

评价高阶学习的主要目的是开发测试题目和评价方法，以测评学生在新的情况下应用知识和技能的能力（Brookhart & Nitko，2019）。只有这样，教师才能评价学生是否能够在不同情境中使用他们所学的知识。考虑到患者的特点、问题和干预措施往往与教科书上描述的不一致，并且他们的健康状况可能会迅速变化，学生需要发展在临床情境下思考问题并做出可能的最佳决策的能力。教师通过引入对学生应变能力评价的新资料，可以确定学生是否具备了这些认知技能。

解决问题

在实践环境中，学生面临需要不断解决的患者问题和其他临床问题。其中一些问题与管理患者病情和决定采取什么行动有关，而其他问题则与护士角色、与其他人员合作以及工作环境相关。解决与患者和环境相关问题的能力是学生必须培养的一项基本技能。解决问题首先要认识和定义问题，收集信息以进一步澄清问题，思考可能使用的方法，并评估其结果。这一点在教学和评价中都很重要。当学生对患者的问题缺乏了解和相关的知识基础时，将阻碍他们的思考。当学生对问题和可能的解决方案有所了解时，他们可以更容易地将这些知识应用于临床上遇到的新情况。

过去处理类似问题的经验，无论是临床中的真实问题，还是模拟中的假设情景和教学中使用的案例，都会影响学生解决问题的能力。对类似问题的经验使学生了解在临床情况下会发生什么，比如患者可能遇到的典型问题以及对这些问题通常有效的方法。

结构良好和结构不良的问题

Brookhart 和 Nitko（2019）定义了两类要求学生解决的问题：结构良好和结构不良的问题。结构良好的问题提供解决问题所需的信息；通常，它们有一个正确的解决方案，而不是有多个解决方案需要考虑，而且该方案通常陈述清晰（p.226）。这些问题和解决方案可能是教师在课堂上或者通过网络途径向学生传授过的。结构良好的问题可以提供将课堂上学到的概念应用于实际场景的机会，不需要学生进行深入思考。

相反，结构不良的问题反映了学生在实践中遇到的真实问题和临床情境。在这些情况下，学生可能不清楚问题，信息可能较为繁琐，或用来确定问题的数据集是不完整的。依照类似的思路，学生会发现问题，但不确定应该采取什么方法以及如何解释临床情境。一些评价方法可能涉及结构良好的问题，检验学生对典型问题和方法的理解。其他方法评价学生分析情况的能力，解释患者的需求，并根据信息确定可能存在的问题。还可以提供额外信息，通过多种可能的方法进行比较和推理，并对在这种情况下采取（或不采取）行动做出明智的判断。

■ 评判性思维

几十年来，护理学领域有大量关于培养学生评判性思维能力重要性的论述。患者需求的复杂性、护士在实践环境中必须处理和分析的大量信息、提供优质和安全护理所需的临床判断，以及面临的多重伦理问题，都要求护士具备评判性思维能力。目前存在许多关于评判性思维的定义。一种观点认为，评判性思维是指使用高阶的认知技能（如分析）来思考情况，并得出适当的判断和行动方案，这是深思熟虑的思考（Alfaro-LeFevre，2017；Papp et al.，2014）。为了进行评判性思维，学生需要一些基础知识来理解情况，分析临床信息，做出明智的决定，并进行反思（Von Colln-Appling & Giuliano，2017）。如果学生没有提前了解患者的问题或不具备相关基础知识，他们就无法运用评判性思维。

在临床情境中，评判性思维使学生能够对患者护理做出合理的判断。实施评估，制订护理计划，对患者、家庭和社区进行干预，评估干预的有效性——这些都需要评判性思维。在评估过程中，重要的认知技能包括区分相关和不相关信息、识别信息中的线索、确定在决定问题之前要收集的额外信息，并根据这些信息确定患者的需求和问题。

评判性思维还包括比较可能的干预措施，考虑证据，并决定最佳解决方法的能力（Alfaro-LeFevre，2017；Facione，2015）。学习者的思维能力影响对护理质量和有效性的判断。护士在丰富专业知识的同时，也需要反思自己的临床推理能力，并持续培养自己的评判性思维能力。

具有评判性思维能力的学生：

- 提出问题，充满好奇心，并愿意寻找答案。
- 考虑以其他方法查看信息。
- 对问题、解决方案和临床情境提供不同的观点。
- 质疑目前的做法，并表达自己对护理的看法。
- 将他们的思维从阅读材料、进行课程和临床活动与其他要求之外做进一步扩展。
- 思想开放。

这些特征非常重要，因为这是学生在护理专业学习过程中应养成的行为习惯。它们还提供了一个供教师评价学生是否具有评判性思维能力的框架。

临床判断

Tanner（2006）将临床判断视为对患者需求和问题的解释，并根据患者的反应决定采取或不采取行动。临床判断过程包括四个方面：①注意；②解释；③回应；④反思。Tanner 的模型为评价学生在临床情境中的思维提供了一个框架。教师可以要求学生描述他们期望在特定情况中的发现，他们首先注意到什么，以及他们需要的其他信息（注意）。为了评价学生解释情况的能力，教师可以要求他们解释具体信息及其含义，并阐明他们的护理重点（解释）。其他问题可以探讨针对患者的干预措施，学生为什么会选择这些干预措施或不采取任何行动及其理由（回应）。教师可以要求学生反思他们与患者相处的经验，并讨论他们下次会采取什么不同的做法（反思）。除了临床实践后的书面反思并分享做出判断的思维过程外，模拟是帮助学生发展临床判断能力的有效策略（Bussard，2018；Victor，2017）。

基于情境的试题集

在评价学生的认知能力时，测试题目和其他方法需要满足两个标准：①引入学生在教学的早期阶段没有遇到的新信息；②提供学生得出答案的思维过程，而不仅仅是提供答案。基于情境的试题集可用于此目的。

编写基于情境的试题集

评价高阶技能的一个基本原则是测试题目或其他评价方法须引入新的分析资料。如果没有引入新资料作为评价的一部分，学生可能依赖先前的讨论或阅读中的记忆，通过对临床情况进行推理以决定需采取的行动；他们可能只回忆典型的问题和方法，而不思考其他可能性。在护理教育中，可以通过为学生提供一个新的需要分析的临床情境来实现评价高阶技能这一原则。护理教育以及执照和证书考试中经常使用的题干中包括情境测试题，让学生分析后回答相关问题。Brookhart 和 Nitko（2019）将这些题目称为基于情境的试题集或解释性练习。

在基于情境的试题集中，教师给出介绍性资料，学生随后分析并回答相关问题。介绍性资料包括对临床情况的描述、患者信息、研究结果、与临床实践相关的问题以及各种类型的场景。介绍性资料还可能包括图表、照片、表格、数字和阅读材料的摘录。学生阅读、分析和解释该资料，然后回答有关问题并完成其他任务。基于情境的试题集的一个优点是它提供了一个让学生分析与临床实践有关的新信息的机会。此外，该资料为所有学生提供了相同的分析背景。

有关介绍性资料的问题可以是选择性或是建构性应答型题目。然而，对于选择题，如多选题，学生的回答仅反映了他们思考的结果，教师仍无法评价他们在得出答案时的潜在思维过程。如果目标是评价学生思考情况和决定方法时的思维过程，那么开放式题目，如简答题和论述题将会是更好的选择。

NCLEX® 的解释性题目

在 NCLEX（国家护士执业资格考试）中，测试题目可能包括多种形式，例如表格、图表、图形和音频，供考生回答提问。任何类型的题目都可以使用这些形式，包括标准的选择题格式和其他格式（National Council of State Boards of Nursing，2019）。其他格式包括多选题、填空计算题、有序回答题、热点题和展示题。第 5 章“单选题和多选题”中介绍了多重回应题，第 6 章“简答题与论述题”中讨论了填空题和有序回答题。在热点题中，考生被问到一个关于图像的问题；他们通过用鼠标单击图像来回答问题。例如，可能会向考生展示一张胸部的图像并询问在哪里放置听诊器来听二尖瓣区的心音。在展示题，将给考生提出问题，为了回答这个问题，他们需要阅读并解释所展示的信息。热点题和展示题的例子在后文的框 7.2 中。

在进一步学习护理课程的过程中，学生应该有回答这些问题和其他基于情境试题的经验。试题可以纳入小测验和考试中，可以在课堂上进行小组分析和讨论，也可以作为课外作业和在线活动；还可以由学生在临床实践后的复盘会议上进行分析和讨论。基于情境的试题集也可用于护理资格考试，研究生也需要有思考和回答这类问题的经验。

布局

基于情境的试题集的布局，即它在页面上的排列方式很重要，这样学生就可以清楚哪些问题与介绍性资料相关。框 7.1 展示了一种在页面上排列资料和相关试题的方法。应使用标题来标示与介绍性资料相关的试题，例如，“问题 1 ～ 3 涉及以下场景”。Brookhart 和 Nitko（2019）建议将解释材料放在页面左右边距之间并居中，以便让学生清楚地看到。如果可能，应将情境和与其相关的所有题目放在同一页面上。

编写基于情境试题集的策略

以下是编写基于情境的试题集的建议。如果目的是评价学生的评判性思维或临床判断能力，介绍性资料需要为分析提供足够的信息，而不是将学生的思维引导到特定方向。第一步是起草有关情境的问题类型，然后设定场景，为分析提供必要的信息。如果场景是在临床实践的基础上设计的，则可能会要求学生分析信息、解释场景、识别问题、决定护理干预措施、评估护理结果，以及审查伦理问题等。本章稍后讨论的案例使用一个简短的临床场景，然后给出一个或多个任何类型的试题。

框 7.1

基于情境试题集的布局

问题 1 ～ 3 涉及以下场景：

场景（和其他类型的介绍资料）

1. 第一题
2. 第二题
3. 第三题

介绍性资料应符合学生的理解和经验水平。教师应检查所使用的术语，尤其应使初学者易于理解。介绍性资料应长度合理，而不是不必要地延长学生的阅读时间。

问题应侧重于得出答案的基本思维过程，而非仅仅关注答案本身。鉴于此，测评在一般情况下应使用简答题或论述题。然而，有时测试目标可能是评价学生在不经任何思考的情况下应用在课堂上学到概念或方案的能力。在这种情况下，为学生明确情境和问题，例如指出只有一个正确答案的多选题是合适的。用于形成性评价的情境试题集可以包含在测试中，以单独或以小组形式完成。此类试题可以在课堂或在线环境中进行讨论以达到教学目的，在临床复盘会议（临床实践后复盘会议）期间完成，或作为课外作业完成；可以评分，也可以不评分。

评价解决问题能力的试题集可以要求学生完成以下任务：

- 确定问题和可能的替代问题。
- 提出问题以进一步澄清问题。
- 确定对问题的假设和可能的解决方法或解决方案。
- 确定解释情况所需的其他信息。
- 区分相关和不相关的信息。

■ 提出干预措施并总结支持性证据。
■ 将不同来源的知识与情况联系起来，以更好地理解。
■ 评价解决问题的方法的有效性和所取得的成果。

以下试题集评价学生识别和思考问题的技能。在阅读了关于患者的介绍性情况后，要求学生找出所有可能的问题并提供信息来支持它们。其他问题要求学生说明需收集的其他信息，并说明理由。

你的 8 岁患者在 4 周前从自行车上摔下来后，头部发生闭合性损伤。你在家庭访视时发现他左腿无力。他的母亲说他正在“休息”和“嗜睡”。在你访视期间，患者似乎很烦躁。当你问他感觉如何时，他告诉你：“我的头被撞到的地方很痛。”他的母亲显得很焦虑，说话语速很快，并且经常变换身体姿势。

1. 列出这种情况下所有可能的问题。对每个问题，描述支持的信息。
2. 需要什么额外的信息（如果有的话）来决定这些问题？提供收集此信息的理由。
3. 此时你还会收集哪些其他信息？为什么这些信息对你思考该怎么做很重要？

基于情境的试题集关注在某种情况下要采取的行动。为此，教师可以简要描述一个关键事件，然后问学生接下来会怎么做。学生可以解释他们的思维过程，因为思考背后的基本原理与决定或结果同样重要，甚至更重要。例如：

你正在照顾一名糖尿病患者，其最近的尿液分析显示酮体（＋＋＋＋）和微量白细胞，亚硝酸盐和红细胞呈阴性。

1. 作为当班护士，你接下来会做什么？你为什么选择这样做？
2. 在你的决定中，哪些实验室结果是最重要的？请提供理由。

在选择性应答型试题的测试中，题干可以引入关键事件或临床情况，然后是单选题、多选题或其他替代题型。使用先前场景的此类案例是：

你正在照顾一名糖尿病患者，其最近的尿液分析显示酮体（＋＋＋＋）和微量白细胞，亚硝酸盐和红细胞呈阴性。护士接下来应该采取以下哪种措施？

a. 预约肾超声检查以排除亚急性肾衰竭
b. 检查患者的血糖
c. 预约 24 小时尿微量白蛋白检查
d. 检查非法药物和酒精使用史

如果目标是评价学生在某种情况下做出不同决定的能力，那么试题集可以采用两种方法。介绍性资料：①可以介绍某种情况，然后要求学生做出决定；②可以描述某种情况和决定，并询问学生是否同意。对于这两种方法，学生都需要为回答提供理由。这些方法的示例如下：

---

[1] 正确答案。

一个繁忙的外科病房护士长请你在她参加会议时替她上班。后来你发现她离开医院去办自己的私事，而不是去参加会议。

1. 确定在这种情况下你可能采取的两种行动。
2. 你会怎么做？为什么？

一名患者打电话到办公室，询问他今天是否可以接种流感疫苗。他前几天感冒了，但现在感觉好多了，并已回到了工作岗位。护士建议患者可以前来注射流感疫苗。

1. 你同意还是不同意该护士的决定？
2. 为什么？

一位70岁的患者来到急诊室，说他的左眼出现一个明亮的红色斑点，有3天了。他没有眼睛疼痛、视力变化或头痛，且每天服用1片阿司匹林。以下哪项决定最适合该患者？

a. 立即将此信息报告给诊室的医生
b. 转诊给眼科医生
c. 不采取任何行动，因为这种情况是良性的且会自行消失[1]
d. 检查是否需要用眼科抗生素

基于情境的试题集通常是根据临床场景开发的。可以为学生提供阅读和分析的资料，并提供表格、图像和图表以及要回答的问题。基于情境的试题集为教师提供了一种检查学生如何使用信息和思考情境的方法。框7.2是基于情境的试题集的例子。

框 7.2

基于情境的试题集、热点题集及展示题集

基于情境的试题集示例

问题1和2涉及以下场景。
你不确定你的一位患者的用药情况。当你打电话给药房了解更多有关药物的信息时，你发现开具的剂量是可接受剂量的2倍。你联系了主治医师，他告诉你“可以用，因为患者需要那么大的剂量”。

1. 此时你有哪些不同的选择？描述各自的优点和缺点。
2. 你会如何解决这个难题？

问题1～3涉及以下场景。
你的一位使用呼吸机的患者的床被抬高了45°。给他翻身时你注意到他身上出现了压疮。另一位护士告诉你将床头放低。

1. 你同意这个决定吗？为什么同意或为什么不同意？
2. 你会怎么做？
3. 有什么证据支持你的推理？

续框

问题 1 ～ 4 涉及以下场景。

一名 1 个月大的女孩被带到儿科医生办公室进行婴儿健康检查。你注意到她在过去 1 个月里体重没有增加多少。她的母亲解释说，孩子“腹痛”并且“吐了很多奶”，但没有喷射性呕吐和其他胃肠道症状。婴儿胃部有一个黄斑型皮疹，体温正常，并且看起来水分充足。

1. 描述这个婴儿可能遇到的问题。接下来你会收集什么其他信息？为什么？
2. 遇到这种情况你会怎么做？哪些证据支持这些干预措施？
3. 具体说明并评估你所选择的干预措施。
4. 在这种情况下出现的哪些信息与你的决策无关？为什么？

一名患者因剧烈头痛、恶心和呕吐持续 3 天而就诊。他的血压（BP）为 230/115 mmHg，心率为 94 次 / 分。他在家服用过阿替洛尔。患者被要求静脉输注硝普钠。输液 10 分钟后，护士给患者测了血压，结果和之前一样。他的平均动脉压（MAP）为 150 mmHg。护士应该：

a. 将此报告给责任医生或其他上级医生
b. 停止静脉输液并监测血压
c. 增加硝普钠的剂量 [1]
d. 维持输液，并在 30 分钟内复查 BP 和 MAP

使用此表回答问题。

	男		女		t
重要性评级	M	SD	M	SD	
能够打电话给护士咨询问题	4.23	0.93	4.92	0.95	2.76[a]
护士讲授疾病知识、药物知识和治疗方案	4.47	0.79	4.40	0.90	0.57
护士讲授健康促进知识	4.35	0.90	4.00	1.1	2.51[a]

注：[a] $P < 0.01$；M，平均数；SD，标准差

根据表中提供的数据，以下哪个结论是正确的？

1. 健康促进活动对男性比对女性更重要 [1]
2. 对男性来说更重要的是能够在就诊后打电话给护士咨询问题
3. 男性比女性更看重注册护士的知识宣教
4. 健康教育对女性比对男性更重要

一位 82 岁的女性被安排进行右股骨切开复位内固定手术。按照 1 ～ 10 的等级，她将自己的疼痛评为 4 级，术前没有接受任何镇静剂。她 3 天前入院时，插入了留置导尿管，现在正排出清亮的淡黄色尿液。在将患者转移到手术室床上时，护士注意到她的骶骨部位有一个发红的区域，大小和形状大约与一元硬币相同；皮肤完好无损，没有明显的水疱，摸起来很温暖。患者仰卧在骨科手术床上，左腿支撑在带衬垫的马镫上。她的右臂被固定在身旁，左臂在带衬垫的臂板上以 45° 伸展。

T F 1. 根据美国压力性溃疡咨询小组对压疮的定义，护士应将患者骶骨上的病变记录为Ⅰ期。
T F 2. 该患者无法对外科手术给予知情同意，会面临更高的风险。
T F 3. 患者在手术床上的体位增加了她左坐骨神经受压和拉伸损伤的风险。

续框

T　F　4. 根据美国疾病预防和控制中心预防导管相关性尿路感染的指南，该患者发生此类感染的风险增加。

热点题集示例

在下面的心电图中，标记出 ST 段的区域。

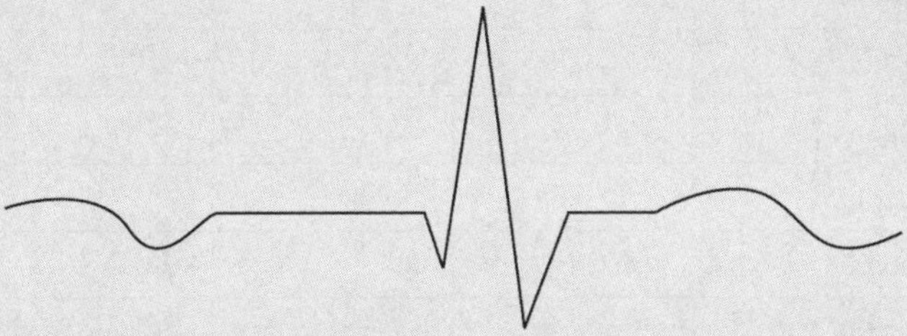

你的患者有主动脉瓣狭窄，标记出能最清晰听到杂音的听诊器放置位置。

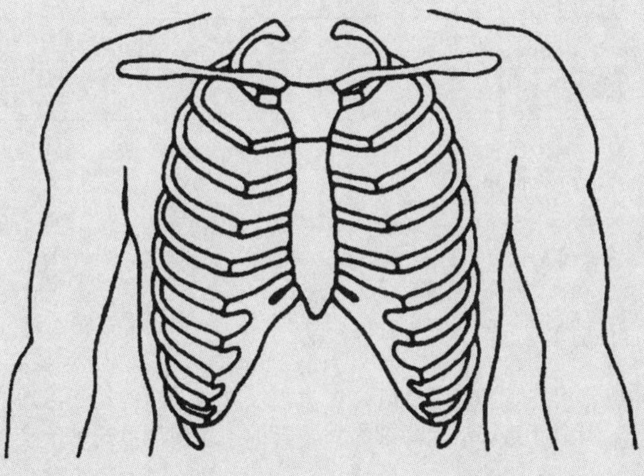

点击代表收缩开始的区域。

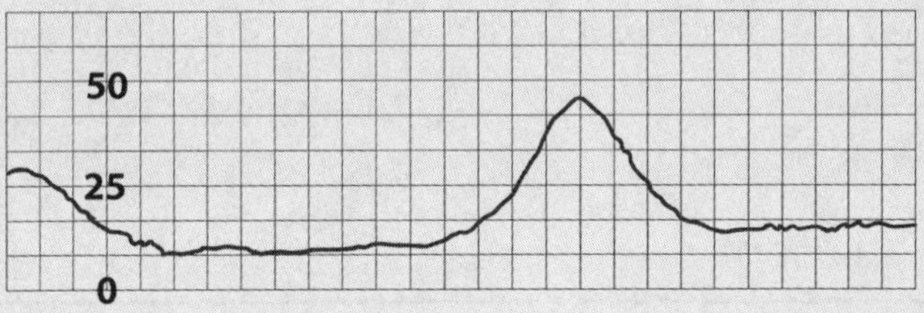

展示题集示例

你正在护理一名有系统性红斑狼疮病史的产后 2 天的患者。她在妊娠 36 周时进行了紧急剖宫产，在分娩过程中开始出血，导致低血容量性休克。她接受了输血和输液。在晨交班的报告中，你被告知患者情况稳定但昏昏欲睡。病历中有以下信息：

续框

生命体征					
日期	时间	温度	脉搏	呼吸	血压
2/1	06:00				
	10:00	37.5℃	80	28	102/52 mmHg
	14:00				
	18:00		88		
	22:00				
	02:00				
2/2	06:00	37.7℃	88	30	124/60 mmHg
	10:00				
	14:00		100	30	
	18:00				
	22:00	37.9℃	120	32	98/56 mmHg
	02:00				

以下哪项信息是接下来最需要收集的？

a. 切口部位外观
b. 呼吸音
c. 阴道分泌物的类型
d. 过去 24 小时的尿量 [1]

一名有抑郁症病史的患者因幻听和幻视入院。在过去 2 周内，她的幻觉出现的频率和严重程度均有所增加。患者正在服用帕罗西汀治疗抑郁症，她自诉正在使用草药来治疗幻觉。护士在电子病历中查看到这些信息：
生命体征：体温 36.8℃，呼吸 24 次 / 分，心率 90 次 / 分，血压 132/86 mmHg
体格检查：头部对称，情感反应迟钝，瞳孔大小相等，对光反射存在，无法完全伸展双臂，共济失调步态。护士应该怀疑这些评价结果与下列哪种情况有关：

a. 帕金森病
b. 锥体外系副作用 [1]
c. 抑郁症恶化
d. 草药与帕罗西汀的相互作用

高阶认知技能的评价方法

尽管基于情境的试题集提供了一种评价高阶认知技能的方法，但其他方法也可用于此目的。这些替代方法包括案例、案例分析和展开式案例、讨论、辩论、视频片段、简短的书面作业，以及各种临床评价方法，具体的临床评价方法将在第 14 章“临床评价方法”中介绍。本节中描述的许多评价方法也可用于临床评价。

案例、案例分析和展开式案例

通过案例，学生分析临床情境并回答相关问题。重点是解释患者的需求和问题，确定需额外收集的信息，并将概念和解读应用于案例。还包括从不同的角度审视案例，并确定干预措施。案例让学生思考他们在临床实践中可能遇到的问题，并有效地培养高阶认知技能（Cleveland，Carmona，Paper，Solis，& Taylor，2015；Hong & Yu，2019；Li，Ye，& Chen，2019；Thistlethwaite et al.，2012；Vacek & Liesveld，2019）。使用案例时，描述可以很短，仅提供有关临床情况的基本信息即可，与之相反，案例分析的描述会较长，并提供更多细节。

无论是在课堂上、在线小组活动还是临床复盘会议，案例都非常适合小组分析和讨论。Cleveland 等（2015）在电子学习创作软件上传案例，并通过他们的学习管理系统讲授。在使用电子案例情境过程中，可以通过技术来提高临床情境的真实性和使用高阶思维的机会。Shellenbarger 和 Robb（2015）描述了嵌入超链接并向案例场景添加播客、图形、图像和视频片段的情况。展开式案例可以让学生全面思考案例的整体情况，确定优先事项，并将信息分类，所有这些都是临床推理的一部分。在小组中，学生可以互相评论对方的想法，比较对问题、干预措施和可能的决策的不同解释，并学习如何达成小组共识。作为小组活动，案例法更容易被认为是形成性评价而非终结性评价。框 7.3 列举了简短案例、案例分析和展开式案例。这些可以用于指导形成性评价，允许学生评论彼此的想法并接收反馈。学生对案例的分析和对问题的回答也可以像论述题一样进行评估和评分。

案例分析提供了一个假设的或现实生活中的情境供学生分析，然后做出不同的决策。案例分析比以案例法呈现的介绍资料更全面（框 7.3）。通过案例分析，学生能够进行详细而深入的分析，并描述他们的结论所依据的证据。案例分析还为学生提供了一种应用课堂和阅读资料中相关概念的方法。案例分析可以作为个人作业完成，学生为他们的决策提供理由，就可以得到与其他书面作业类似的评价。可以将案例分析的结果以口头形式呈现，以供小组讨论和反馈。

用于评价高阶学习的另一种方法是展开式案例，它是一种模拟患者情况随时间变化的方法。不像案例分析那样编写一个简短的案例情境或更全面的背景信息，展开式案例描述了患者状况、临床情况或护理环境的变化，类似于患者实际可能发生的情况（参见框 7.3）。展开式案例是以“故意不可预测”原则设计的，以反映临床实践的真实性，并促进学生临床推理技能的发展（Smallheer，2016，p.7）。展开式案例对于指导学生将概念和知识应用于临床实践以及发展思维能力很有价值。这种方法还使学生能够确定病例的最突出特点，发展他们的临床判断能力，并激发护理思考（Benner，Sutphen，Leonard，& Day，2010；Bowman，2017；Zook，Hulton，Dudding，Stewart，& Graham，2018）。Smallheer（2016）描述了使用反向展开式案例。展开式案例是向学生展示情境的进行情况，而反向展开式案例是由学生创建情境，这种类型的展开式案例很适合形成性评价。

框 7.3

案例、案例分析和展开式案例的示例

案例

一名 92 岁的老人被他的儿子带到急诊室。患者似乎是拖着右腿，说话含糊不清。他的血压为 220/110 mmHg。

1. 该患者可能会遇到哪些问题？
2. 你将从他儿子那里收集哪些额外信息？为什么这些信息对确认患者的问题很重要？

案例分析

一名 20 岁的女性在过去 2 周内一直感到腹痛。有时她会在早晨出现呕吐，但今天她主要觉得有严重的腹部绞痛和恶心。自上周以来她体重减轻了 3.63 kg，而且没有食欲。她自诉过去几天有腹泻。尽管她抱怨说即使轻轻触摸她的腹部疼痛也会加剧，但是感觉不到肿块。她的生命体征正常。今天带她来办公室的她的母亲说，患者一直很健康，除了感冒和偶尔的流感外，没有其他病史。她与父母和弟弟住在一起，是当地大学的学生。

1. 这位患者有哪些可能的问题？你会收集哪些信息来缩小你的问题范围？
2. 你希望进行哪些实验室检查？为什么？
3. 当你和患者的母亲交谈时，了解到这家人几周前乘游轮出行，但没有人“在游轮上生病”。这些新信息会如何影响你对患者的问题的思考？
4. 仅考虑案例中提供的信息，制定满足患者当前需求的护理计划。为你的计划中的每项干预措施提供理由，并附上证据摘要。

展开式案例

你正在家访一位 71 岁的女性，她跌倒后开始出现腿部溃疡。患者有咳嗽和喘息；她自诉“感觉很糟糕”。

1. 你会在初始评估中收集哪些额外信息？为什么？
2. 这次家庭访视你会采取什么行动？并提供理由。

3 天后，你再次访视该患者。她的呼吸急促加重，更加疲劳，脸色苍白，口唇周围似乎发绀。

1. 这个新信息是否改变了你对她的问题的印象？为什么？
2. 列出该患者的主要问题，并简要说明理由。
3. 打电话时，你会向医生报告什么？

患者从那次发作中康复，你可以再去探望她一次。在最后一次探望时，她仍然呼吸急促，但其他方面似乎有所改善。请为该患者写出院小结。

讨论

与学生进行单独及小组讨论是评价学生理解力以及将所学知识应用于临床实践、进行评判性思维和临床判断力的重要策略。在讨论中，教师有机会就学生的思维、他们做出决策的过程和对问题的立场进行提问。讨论可以是即兴的，用于形成性评价，或是由教师提供背景，学生回答问题。然而，使用讨论来评价认知技能时，需要仔细提问，重点关注学生是基于何种思维方式得出的答案。在这些讨论中，教师可以向学生询问可能的决策、他们考虑的选项的意义以及不同的观点情况。讨论的无论是真实还是假设的临床情境，都使教师能够更充分地思考要收集的信息，为什么这些信息是重要的，需要考虑哪些潜在的问题，以及可能用到的不同方法。学生可以分享他们在采取行动之前会如何考虑，并从教师那里得到反馈。

所提问题的难度很重要，教师应该避免以事实性问题为主，而应关注高阶性问题。对于事实性问题，学生要回忆有关问题、临床情况或正在讨论的问题的事实和具体信息。例如，事实性问题是"什么是呼吸困难？"和"什么是中性粒细胞？"。阐释性问题探索学生对题目的理解。阐释性问题的例子是"告诉我患者的呼吸急促和她心脏问题之间的关系"和"为什么检查患者的白细胞计数很重要？"。对于那些问题，学生用自己的话解释他们的答案。高阶问题不能仅凭记忆回答，而需要对情况进行评估或判断。高阶问题的例子是"对 S 夫人的评估和诊断与你上周的患者有什么异同？"和"你会为这个患者提出哪些疼痛干预措施？为什么你决定采用这些干预措施而不是其他的？"。

讨论的问题应从低阶到高阶排序，从事实性问题开始，以评价学生对相关事实和概念的了解，以及他们将这些知识应用于情境、处理问题和议题的能力，然后逐步发展为评价学生的思维和临床判断能力。侧重于高阶思维的分类法可以用作开发问题的框架。使用此模式，低阶问题要求学生记住事实并解释他们的答案。通过这些问题，教师可以评价学生的知识储备情况以及他们是否理解这些信息，为教师提供了反馈和填补学生学习空白的好机会。高阶问题应侧重于应用、分析、评估和创造。第 1 章"护理评估和教育过程"中描述了认知领域的分类，并提供了每个层次的例子。

如果讨论是为了评价高阶思维，教师需要注意他们向学生提出问题的层次。虽然讨论用于评价学生对临床情境的理解很重要，但教师的问题应该更进一步。教师应该要求学生描述他们期望在临床情境下发现什么、他们在观察患者时首先注意到了什么，以及他们需要收集哪些其他信息。采用精心策划的问题，教师可以要求学生解释具体的信息及其含义、护理的重点和原因、干预措施和使用的证据，以及他们下次将如何以不同的方式护理患者。通过这些类型的问题，教师可以更容易地评价学生在临床情境下的思维和临床判断。有多种答案的开放式问题是一种很好的对学生思维进行形成性评价的问题类型（Brookhart，2014）。

有逻辑地提出一系列问题，可以引导学生分析复杂的问题，研究不同的观点，并在不同的内容领域进行归纳。然而，如果没有教师精心设计的问题，此目的将无法实现。

辩论

辩论为评价学生深入分析问题、考虑不同观点以及提出立场的能力提供了有效机制。分析辩论问题、考虑不同观点、形成合理立场以及准备有说服力的论据可以提高学生评判性思维的技能。Hartin、Birks、Bodak、Woods 和 Hitchins（2017）认为，辩论可有效培养医疗保健领域所需要的具有创造性和前瞻性思维的护士。评估辩论的重点应放在论点的强度上，并展示给小组成员。评估辩论时要考虑的方面包括：

1. 对问题分析的明确性和全面性
2. 所选择立场的支撑，包括使用文献和现有的研究
3. 对替代性立场的考虑
4. 明确回应对方
5. 论证的组织和发展
6. 论证的说服力
7. 演讲技巧，包括保持听众的兴趣和注意力，逻辑清晰地呈现信息，并在规定的时间内完成

根据班级规模，并非所有学生都能够参加辩论，但他们都可以从中学习。开展辩论可以让学生练习他们的口语交际能力，就某一立场进行辩论，并在小组中发言（Bradshaw，2017）。

视频片段

视频片段、YouTube、虚拟现实和其他类型的多媒体可以用于评价高阶学习的情境。多媒体增加了现实情境，任何类型的技术都可以用于此目的。网上有丰富的资源展示情境和其他情况，用于教学和高阶认知技能的评价。例如，图像、视频和音频片段、虚拟现实、许多其他教育和计算机技术可以用来为学生开发真实生活情境，用于分析、互动和讨论。这些可以很容易被整合到在线学习环境中，学生可以单独或分组进行分析。

简短的书面作业

书面作业的评价在第 9 章“书面作业的评估”中介绍。然而，为评价高阶思维和其他认知技能，这些作业应该反映更多原则。以此为目的的作业应当简短，并要求学生评判性地思考相应的主题。对于学期论文和其他较长的作业，学生通常会总结文献并报告其他人的想法，而不是自己对主题进行思考。相比之下，简短的书面作业为学生提供了一个以书面形式表达自己想法的机会，并让教师对他们的推理给予及时和具体的反馈。

学生应该有明确的方向，知道作业要写什么和预期长度。可以在护理项目的整个课程和年级中对作业进行规划，这样可以相互促进，帮助学生逐步发展提高他们的思维和写作能力（Oermann et al.，2015）。开始阶段的作业可以要求学生描述一个问题、一个临床情况或一个议题，以及他们将如何思考并应对这种情况。在以后的作业中，学生可以提出论据来支持自己对问题的立场。

评价高阶认知技能的书面作业的例子适用于形成性或终结性评估，包括短文：

- 分析不同的数据集。
- 比较问题和可以使用的替代干预措施。
- 分析问题。

- 分析对一个问题的不同观点、视角和立场。
- 比较学生自己和其他人在某个议题或主题上的立场。
- 提供他们推理所依据的证据。
- 在给出相同证据的情况下分析临床判断和可能的替代方案。
- 提出论点来支持立场。

小结

本章提供了一个评价护生高阶学习技能的框架。解决患者的问题和其他类型的问题是护生需要培养的一项基本能力。护士需要不断地就问题、干预措施、可能的替代方案和在特定的临床情境下使用的最佳方法做出决策。

在评价高阶认知技能时，作为一项基本原则，教师要引入新的资料进行分析。在没有引入新资料作为评价的一部分的情况下，学生可能会依赖对先前讨论的内容或他们阅读的有关该患者问题或临床情境的内容记忆。他们可能只是简单地回忆起解决问题的典型方法，而没有思考其他可能性。因此，该评价的一个重要组成部分是引入学生在教学的早期阶段没有遇到的新信息。在护理教学中，这通常是通过开发供学生分析的新情境来实现的。这些试题被称为基于情境的试题集或解释性练习。

在基于情境的试题集中，教师展示介绍性资料，然后由学生分析并回答问题。介绍资料可以是对临床情境的描述、患者信息、研究结果、与临床实践相关的问题以及表格等类型。学生阅读、分析和解释这些资料，然后回答相关问题或完成其他任务。

本章还介绍了评价护理认知技能的其他方法：案例和案例分析、展开式案例、讨论、辩论、视频片段和其他类型的多媒体，以及简短的书面作业。除了这些策略之外，第 14 章“临床评价方法”中还介绍了对认知技能评价的临床评价方法。

参考文献

Alfaro-LeFevre, R. (2017). *Critical thinking, clinical reasoning, and clinical judgment: A practical approach* (6th ed.). Philadelphia, PA: Elsevier.

Benner, P. E., Sutphen, M., Leonard, V., & Day, L. (2010). *Educating nurses: A call for radical transformation*. San Francisco, CA: Jossey-Bass.

Bowman, K. (2017). Use of online unfolding case studies to foster critical thinking. *Journal of Nursing Education, 56*, 701–702. doi:10.3928/01484834-20171020-13

Bradshaw, M. J. (2017). Debate as a teaching strategy. In M. J. Bradshaw & B. L. Hultquist (Eds.), *Innovative teaching strategies in nursing* and *related health professions* (7th ed., pp. 189–197). Burlington, MA: Jones & Bartlett Learning.

Brookhart, S. M. (2014). *How to design questions and tasks to assess student thinking*. Alexandria, VA: ASCD.

Brookhart, S. M., & Nitko, A. J. (2019). *Educational assessment of students* (8th ed.). New York, NY: Pearson Education.

Bussard, M. E. (2018). Evaluation of clinical judgment in prelicensure nursing students. *Nurse*

Educator, *43*, 106–108. doi:10.1097/nne.0000000000000432

Cleveland, L. M., Carmona, E. V., Paper, B., Solis, L., & Taylor, B. (2015). Baby Boy Jones interactive case-based learning activity: A web-delivered teaching strategy. *Nurse Educator*, *40*, 179–182. doi:10.1097/nne.0000000000000129

Facione, P. A. (2015). *Critical thinking: What it is and why it counts*. Hermosa Beach, CA: Measured Reasons.

Hartin, P., Birks, M., Bodak, M., Woods, C., & Hitchins, M. (2017). A debate about the merits of debate in nurse education. *Nurse Education in Practice*, *26*, 118–120. doi:10.1016/j.nepr.2017.08.005

Hong, S., & Yu, P. (2017). Comparison of the effectiveness of two styles of case-based learning implemented in lectures for developing nursing students' critical thinking ability: A randomized controlled trial. *International Journal of Nursing Studies*, *68*, 16–24. doi:10.1016/j.ijnurstu.2016.12.008

Li, S., Ye, X., & Chen, W. (2019). Practice and effectiveness of "nursing case-based learning" course on nursing student's critical thinking ability: A comparative study. *Nurse Education in Practice*, *36*, 91–96. doi:10.1016/j.nepr.2019.03.007

National Council of State Boards of Nursing. (2019). *2019 NCLEX® test plan*. Chicago, IL: Author.

Oermann, M. H., Leonardelli, A. K., Turner, K. M., Hawks, S. J., Derouin, A. L., & Hueckel, R. M. (2015). Systematic review of educational programs and strategies for developing students' and nurses' writing skills. *Journal of Nursing Education*, *54*, 28–34. doi:10.3928/01484834-20141224-01

Papp, K. K., Huang, G. C., Lauzon Clabo, L. M., Delva, D., Fischer, M., Konopasek, L., … Gusic, M. (2014). Milestones of critical thinking: A developmental model for medicine and nursing. *Academic Medicine*, *89*, 715–720. doi:10.1097/acm.0000000000000220

Shellenbarger, T., & Robb, M. (2015). Technology-based strategies for promoting clinical reasoning skills in nursing education. *Nurse Educator*, *40*, 79–82. doi:10.1097/NNE.0000000000000111

Smallheer, B. A. (2016). Reverse case study: A new perspective on an existing teaching strategy. *Nurse Educator*, *41*, 7–8. doi:10.1097/NNE.0000000000000186

Tanner, C. A. (2006). Thinking like a nurse: A research-based model of clinical judgment. *Journal of Nursing Education*, *45*, 204–211.

Thistlethwaite, J. E., Davies, D., Ekeocha, S., Kidd, J. M., MacDougall, C., Matthews, P., … Clay, D. (2012). The effectiveness of case-based learning in health professional education. A BEME systematic review: BEME Guide 23. *Medical Teacher*, *34*, e421–e444. doi:10.3109/0142159X.2012.680939

Vacek, J., & Liesveld, J. (2019). Teaching concepts to nursing students using model case studies, the Venn diagram, and questioning strategies. *Nursing Education Perspectives*. Advance online publication. doi:10.1097/01.Nep.0000000000000514

Victor, J. (2017). Improving clinical nursing judgment in prelicensure students. *Journal of Nursing Education*, *56*, 733–736. doi:10.3928/01484834-20171120-05

Von Colln-Appling, C., & Giuliano, D. (2017). A concept analysis of critical thinking: A guide for nurse educators. *Nurse Education Today*, *49*, 106–109. doi:10.1016/j.nedt.2016.11.007

Zook, S. S., Hulton, L. J., Dudding, C. C., Stewart, A. L., & Graham, A. C. (2018). Scaffolding interprofessional education: Unfolding case studies, virtual world simulations, and patient-centered care. *Nurse Educator*, *43*, 87–91. doi:10.1097/nne.0000000000000430

第 8 章

NCLEX® 和资格考试的测试建构与学生准备

翻译：杨晔琴

取得执业资格前的护理教育项目的目标之一是毕业生通过衡量他们从事安全有效护理实践的知识和能力的考试。在专业护理的入门阶段，毕业生需要参加 NCLEX-RN®（全国注册护士执业资格考试），如果是从实践或职业护理项目毕业，他们则需要参加 NCLEX-PN®（全国实践护士执业资格考试）。证书可以证明护士在某一护理专科领域的专业实践的知识和能力。在此过程中，护士可以参加资格考试，以评估他们在护理专科（如重症监护或儿科护理）的知识和技能。高级护理实践、护理教学和护理管理职位的知识和能力由其他资格考试来衡量。学生在护理项目中的学习，需要有类似于执业考试和资格考试的考试经历，为他们毕业时参加执照和认证考试做好准备。

NCLEX 和大多数资格考试的重点是护理实践，教师编制试卷时加入这类试题的优点在于它提供了一种评估学生能否将所学理论应用于临床的方法。教师可以在考试内容中编制呈现新的、复杂的临床情境，供学生评判性分析。试题可以侧重于收集和分析数据、确定优先事项、选择干预措施和评价效果；提供以患者为中心的护理；与患者、家属和其他医疗保健提供者进行沟通；护理记录；教学以及护理实践的其他基本过程。这种类型的测试是评估更高阶、更复杂的学习的一种手段，并为学生在执照和认证考试中遇到类似问题之前提供的必要练习。

本章包括按不同认知水平编写的样题（能避免只注重回忆和记忆事实的测试）和用于临床导向出题的样题。本章中介绍的测试题型与 NCLEX 和许多认证考试中的题型相似。通过在护理课程中融入这些题型，可以帮助学生在项目学习过程中获得这类测试的经验，为他们毕业时参加执照和认证考试做准备。读者应该牢记第 7 章“高阶学习的评价”介绍的评估高阶学习的其他途径。

本章首先解释了本书编制时（2019 年）使用的 NCLEX 考试计划。为跟上实践发展的步伐，NCLEX 和认证考试每隔几年就更新一次。如美国联邦护理委员会全国理事会（NCSBN）正在探索在下一轮 NCLEX（2019a）中使用创新型试题来评价临床判断，因为最新的实践分析记录了护士在照顾患者时做出的决策非常复杂。建议读者在为自己的护理专业学生制订考试和测验时，参考当时正在使用的 NCLEX 和认证考试计划。

NCLEX 测试计划

在美国（及其属地），护理专业的毕业生在通过执照考试之前，不能作为注册护士（RNs）、实践护士（PNs）或职业护士（VNs）执业。NCSBN 在广泛分析注册护士和执业护士（LPN）或职业护士（LVN）的实践要求后编制了这些考试。考试内容还要经过广泛的预实验和测试，以确保其有效性、可靠性和法律效力，包括分析潜在的偏差，如与种族和性别相关的偏差（Woo & Dragan，2012）。各州护理委员会将执照考试成绩作为在该州或地区护理执业的要求之一。

NCLEX-RN 测试计划

让执照考试与初级护士所需的知识和能力保持同步是一个持续的过程。在制订 NCLEX-RN 时，NCSBN 会分析临床新注册护士的实践。为了确保 NCLEX-RN 能衡量新获执照的注册护士安全有效执业的基本能力，NCSBN 每 3 年审查一次测试计划或方案（NCSBN，2018）。在最新的测试计划修订中，调查了 2275 名新获执照的注册护士，让他们对 142 项护理活动的执行频率进行了优先级别排序，并对每项活动的整体重要性进行了评级。研究结果用于制订 NCLEX-RN 测试计划和编制试题。

服务对象需求

NCLEX-RN 的试题按服务对象的需求进行分类：①安全有效的护理环境；②健康促进和维护；③心理社会完整性；④生理完整性。其中，安全有效的护理环境和生理完整性这两个类别还包含了子类别。服务对象的需求体现了考试内容。

安全有效的护理环境

在安全有效的护理环境类别中，NCLEX-RN 测试了两个子类别的内容：①护理管理；②安全和感染控制。有关护理管理，试题主要涉及提供和指导护理，以加强照护实施、保护服务对象和医疗保健提供者的护理指导。该类别测试的内容包括生前预嘱，宣传，分配、授权和监督，个案管理，与跨学科团队合作，管理的概念，保密 / 信息安全，护理的连续性，确定优先事项，伦理实践，知情同意，法律权利和责任，以及绩效改进（质量改进）等（NCSBN，2019b）。在 NCLEX-RN 中，17% ～ 23% 的题目考核护理管理。

在安全和感染控制子类别中，试题主要涉及事故预防、应急响应计划、人体工程学原理、处理危险和传染性材料、报告事故和非正常情况、安全使用设备、标准预防措施和使用约束装置等（NCSBN，2019b）。NCLEX-RN 中有 9% ～ 15% 的题目涉及安全性和感染控制。

健康促进和维护

第二类服务对象需求是健康促进和维护。NCLEX-RN 中有 6% ～ 12% 的题目考核健康促进和维护。该需求没有子类别。该类测试的内容包括衰老过程、产前 / 产中 / 产后和新生儿护理、发育阶段和过渡、健康促进和疾病预防、生活方式选择、身体评估技术等（NCSBN，2019b）。

心理社会完整性

第三类服务对象的需求即心理社会完整性，也没有子类别。这一类别主要涉及促进经历压力事件的服务对象的情感、精神和社会福祉方面的护理，以及急性和慢性精神疾病患者的护理。该类测试内容包括物质成瘾、行为干预、应对、危机干预、文化意识和对健康的影响、临终关怀、悲伤和丧失、心理健康、感知觉改变以及治疗性沟通和环境（NCSBN，2019b）。NCLEX-RN 中 6% ～ 12% 的题目考核心理社会完整性。

生理完整性

最后一个服务对象的需求类别是生理完整性。生理完整性是 NCLEX-RN 测试的一个重要领域。此类别中的题目主要涉及促进身体健康和舒适、降低潜在风险和管理健康变化的护理。NCLEX-RN 的题目主要检测生理完整性的四个子类别：

1. **基础护理和舒适**：在这一领域，题目侧重于促进舒适的措施和协助日常生活活动。相关内容包括辅助设备、排泄、活动和制动、非药物舒适干预、营养和口服补液、个人卫生以及休息和睡眠。6% ～ 12% 的题目考核基础护理和舒适。
2. **药理疗法和胃肠外治疗**：题目侧重于药物不良反应、禁忌证、副作用和药物相互作用，血液和血液制品，剂量计算，中心静脉通路装置，用药管理，胃肠外 / 静脉注射治疗，药物疼痛管理，以及全肠外营养。NCLEX-RN 中有 12% ～ 18% 的试题考核药物疗法和胃肠外治疗，比生理完整性类别中的测试题目要多。
3. **降低潜在风险**：该子类别中的内容涉及降低并发症或健康问题风险的措施。例如，诊断性试验，实验室指标，诊断性试验、治疗、手术以及外科手术可能引起的并发症，以及针对具体系统的评估等试题。9% ～ 15% 的题目与该内容相关。
4. **生理适应**：最后一个子类别包括对有急性、慢性或危及生命的身体健康问题的患者的护理。11% ～ 17% 的试题与生理适应有关。示例内容包括身体系统的改变、体液和电解质失衡、血流动力学、疾病和医疗紧急情况的处理、病理生理学以及对治疗的意外反应（NCSBN，2019b）。

整合过程

护理实践的 5 个基本过程——护理程序、护理、沟通与记录、教学以及文化与灵性——贯穿于考试计划的每个类别（NCSBN，2019b）。因此，护理管理子类别测试题中可以有指导患者及护士在患者教育中的道德和法律责任的内容，安全和感染控制子类别中则有教授助理护士使用约束措施的内容，健康促进和维护子类别中有对不同年龄组患者进行健康教育的内容，而在关于降低潜在风险子类别中则有教授诊断性试验的内容。其他过程在整个测试计划中也进行了类似的整合。NCLEX 考试中的许多试题都是基于临床场景编制的。这些场景可能涉及急诊医院、长期照护、社区卫生或其他类型机构中的任何年龄组的患者。

认知水平

认知领域分类法用于编制和编码 NCLEX-RN 的题目（NCSBN，2019b）。这一分类已经在第 1 章“护理评估和教育过程”中介绍过。大多数题目考查应用和更高阶的认知水平（NCSBN，2019b）。这对取得资格证前护理教育项目的测试有启示作用。教师应避免只出记忆和理解事实以及特定信息的题目。尽管一些低水平的问题对于评估学生的知识至关重要，但试题也需要要求学生运用他们的知识分析数据和临床情况，以决定采取的方法。考试方案不仅可以列出每个领域的测试内容和题目数量，还需要列出题目应该达到的认知复杂性水平。在第 3 章“考试规划”中的框 3.3 提供了此类方案的示例。

NCLEX-PN 测试计划

NCLEX-PN 的测试计划与注册护士考试的组织和制订类似。在该测试计划的最新实践分析中，新获证书的执业护士 / 职业护士被问及他们进行 151 项护理活动的频率以及这些活动的重要性（NCSBN，2019c）。这些活动随后被用作制订 PN 考试测试计划的框架。

考试计划是围绕服务对象的需求和实践以及职业护理实践的基本整合流程制订的。NCLEX-PN 使用了相同的 4 个服务对象需求类别，但在一些子类别、相关内容以及每个类别和子类别中的题目的占比有所不同。在 NCLEX-PN 的安全有效护理环境类别中，18% ～ 24% 的题目涉及综合护理，10% ～ 16% 的题目涉及安全和感染控制。6% ～ 12% 的题目评估第二类服务对象的需求，即健康促进和维护。9% ～ 15% 的题目涉及心理社会完整性。最后一类服务对象的需求即生理完整性，与注册护士测试计划类似，有 4 个子类别：基础护理和舒适（7% ～ 13%）、药物治疗（10% ～ 16%）、降低潜在风险（9% ～ 15%）和生理适应（7% ～ 13%；NCSBN，2016）。整个考试整合了 5 个过程：①临床问题解决过程（护理过程）；②护理；③沟通和记录；④教学和学习；⑤文化和灵性。题目的设计涉及所有认知水平，应用或更高阶的认知能力的题目占大多数，类似于 NCLEX-RN 测试计划（NCSBN，2016）。

NCLEX 考试的题目类型

NCLEX 考试包含多项选择题和备用题型。前面的章节描述了如何构建 NCLEX 中使用的各类题型：单选题（第 5 章，单选题和多选题）、多选题（第 5 章，单选题和多选题)、填空题(用于计算)和有序回答题[第 6 章,简答题(填空题)与论述题],以及热点题和图表或展示题(第 7 章,高阶学习的评价)。一些题目包含音频,受试者听音频片段并做出选择;其他题目还有图形。任何类型的题目都可能包含表格、图表、图像或声音。这些带有多媒体的题目有评估更高水平思维的能力,而且比基于文本的题目更真实。

NCLEX-RN 的详细考试计划(NCSBN,2016,2019b)提供了有关实践活动的宝贵信息,这些信息用于编制考试中每个类别和子类别的题目和内容范围。如前所述,NCSBN 分析了新获证书的 RN、PN 或 VN 在临床专科和相关机构中的实践现状,以及安全有效实践所需的知识。该分析界定了入门护士经常使用并对确保患者安全很重要的护理活动。使用这些实践活动为编制 NCLEX 作为入门护理实践衡量标准的有效性提供了证据。

NCLEX-RN 详细测试计划包括每个类别和子类别的活动声明和相关内容列表。这些信息对护理教育项目编制测试题目非常有价值。例如,在安全和感染控制子类别中,活动声明描述了 RN 用于保护服务对象和医护人员免受健康和环境危害的做法。其中一个活动声明的例子是:"应用感染控制原则(例如,手卫生、无菌技术、隔离、灭菌技术和通用 / 标准预防措施)"(NCSBN,2019b,p.15)。每个类别和子类别还提供了一个样题。

NCLEX 考试的实施

NCLEX 通过计算机自适应测验(computerized adaptive testing,CAT)对考生进行测试。CAT 模型是在每个考生回答问题的过程中与其互动并整合其测试结果。NCLEX 考试的每道题目都有预先确定的难度级别。考生在回答每道题目时,计算机都会根据答案正确与否动态评估考生能力(NCSBN,2019b)。然后计算机在题库中继续搜索至考生有 50% 概率回答正确的题目(继续考核考生)。这是一种有效的测试手段,可避免出现无助于确定考生护理能力水平的问题。

通过 NCLEX 的标准是参照标准,该标准由 NCSBN 根据既定协议制订,用于确定考生是否通过考试。NCLEX-RN 的题目有 75 ~ 265 道(其中 15 道为不计分的预测试题),在考生回答完能显示其能力高于或低于通过标准的最低题数后,考试就会停止,该方式有 95% 的确定性(NCSBN,2019b)。由于 NCLEX 是一种自适应测试,考生完成的题目数量不同,因此测试所需时间也不同。如果一个考生在完成了最大题量或在规定时间内仍未确定其能力,考试就会停止。

所有注册护士考生最少要回答 75 道题目,最多可以在 6 小时内回答 265 道题目(NCSBN,2019b)。在 NCLEX-PN 考试中,PN 和 VN 考生最少要回答 85 道题目,最多可以在 5 小时内回答 205 道题目(NCSBN,2016)。

准备不同认知水平的题目

当课程有更高水平的目标时,这些课程的考试需要衡量的不仅仅是学生的记忆和理解水平，还需要衡量其应用和分析水平。这一原则在前面的章节中已经进行了讨论，认知复杂度较高的题目往往更难编制，也更耗时，不过这类题目提供了一种评估学生将知识应用于新情境并运用分析性思维能力的方法。NCLEX 的大多数题目都是依据较高认知能力水平编制的，需要学生具备知识应用能力和分析性思维。

如果护理学生在上学期间只做过要求他们回忆事实的试题，则对他们是不利的。低水平试题评估的是学生对特定信息的记忆程度，而不是他们是否能够利用这些知识来分析临床情境并为这些情境做出最佳决策。学生在参加 NCLEX 之前，需要有在应用和分析层面回答问题的经验。更重要的是，如果课程目标具有更高的认知复杂性，那么考试和其他评价方法需要测试这些级别的认知水平。在护理研究生项目中，应研制更高认知水平的测试题目，以评估学生解决问题和思考复杂情况的能力，为他们毕业后可能参加的资格考试做准备。

编制新试卷时，出题方案对于规划所测试内容的不同认知水平的题量非常重要。通过使用合理的出题方案，教师可以避免编写过多的记忆类题目。对于现有的没有使用出题方案编制的试卷，教师可以先使用 Bloom 分类法或认知领域的最新分类法对题目进行编码，然后决定是否应该添加更多更高级别的题目。

记忆类

在编制不同认知水平的题目时，记住每个认知层次的学习目标都非常重要。记忆或知识层面的问题涉及事实、原则和其他特定信息，需要记住这些信息，然后通过回忆来回答问题。一道记忆水平的单选题的示例如下：

你的患者正在服用伪麻黄碱治疗鼻塞。以下哪种副作用在使用该药物的患者中很常见？

a. 腹泻

b. 呼吸困难

c. 幻觉

d. 烦躁不安[1]

理解类

这个层次考核对概念的理解和解释概念的能力。这些问题的考核水平高于对事实的记忆，但它们并没有考核在新情境下使用信息的能力。以下是一道理解水平题目的示例：

一名 30 岁的性活跃期女性出现了闭经和阴道点滴性出血。执业护士发现患者的左侧附件有压痛，宫颈活动时也有压痛。执业护士应首先安排哪项检查？

a. 具有白细胞分化的全血细胞计数（CBC）

b. 腹部平片

[1] 正确答案。

c. 盆腔超声检查
d. 尿妊娠试验[1]

应用类

在应用层面，学生应用概念和其他类型的知识作为答题的基础。在这个层次上，试题考量知识在新的或特定情境中的使用。编制的题干是学生在学习时没有接触过的信息，是这一层次题目的编制方法之一。题干可能会呈现与课堂或阅读中讨论的不同的患者数据、问题或干预措施。如果学生接触过的例子是与成人护理有关的，题目可能会测试将这些概念运用到青少年患者身上或多种共存疾病的条件下的能力。下面是应用层面的一道例题：

一位母亲告诉你，她担心她 4 岁女儿的发育，因为她的女儿似乎“落后”了。你完成了一项发育评估。以下哪种行为表明需要进行进一步发育测试？
a. 不能连续听从 5 个指令
b. 用拇指和示指夹蜡笔有困难[1]
c. 单脚站立无法保持平衡达 6 秒
d. 当被问及周几时总是出错

分析类

分析层面的问题是最难编制的，它要求对临床或其他情境进行分析，以确定关键因素及其之间的关系。题目应该为学生提供一个新的分析情境，而不是学生可能回忆起的曾经分析过的情境。许多这类题目要求学生解决某一问题，并确定优先事项或选择最优路径。题目还可能会要求学生确定最直接的行动方案，以满足患者需求或处理临床情况。

应用题和分析题之间的区别并不总是很明显。分析题要求学生识别相关数据、场景中的关键元素及其相互关系。在分析题中，学生应区分重要信息和非重要信息，并在备选方案引用的信息中选择最佳方法或优先事项。以下是分析题的示例：

下午 3 时晚班开始时，你收到以下患者的报告。你应该首先评估哪位患者？
a. 一位有时神志不清的 82 岁肺炎患者[1]
b. 一名还剩 300 ml 静脉输液的 76 岁的癌症患者
c. 一位在 8 小时前接受了急诊阑尾切除术的 40 岁患者
d. 一位在事故后使用胸部引流管治疗气胸的 18 岁患者

在临床实践框架内编制试题

纳入 NCLEX 考试计划的过程之一是护理程序，这也是许多护理项目教学的框架。如果不是以护理程序的形式呈现，大多数临床课程都会以某种形式涉及评估、数据分析、问题或诊断、干预和评价。这些领域为编制试题提供了另一个有用的框架。试题可考查对有不同需求和健康问题的患者进行评估、分析数据、识别问题、选择循证干预和治疗方法，以及评估照护结果。

目前的实践表明，许多试题侧重于（考核）科学原理、护理的基本原则和干预措施的选择。收集和分析数据、确定患者问题、设定护理措施的优先级和现实目标及评价干预措施和结果的有效性的题目较少。根据题干中的临床情境编制试题，为考查这些学习成果提供了机会。因为是根据题干中的具体情景编制的题目，要求学生将所学知识应用于临床情境中，所以这些试题还有助于实施更高的认知水平的测试。题目可以是独立的①，也可以是与一个临床情景相关的一系列题目②。在后一种形式中，教师可以选择在情境中添加数据并创建一个展开的案例，这在第7章“高阶学习的评价”中讨论过。

框8.1中的题干可以用来编制测试题，以评估学生在临床情境中评估患者和确定要收集的数据、分析数据、确定优先问题、选择正确或最佳干预措施以及评价护理有效性的能力。它们可以与测试课程内容相关的临床情景整合在一个题干中，也可以用作单选题、多选题或其他与特定临床情景无关的题目类型的题干。

框 8.1

临床实践题题干样例

评估

护士应该收集以下哪项数据？
评估过程中应优先收集以下哪些信息？
应先收集哪些数据？
护士在评估中应该问患者/家属/其他人哪些问题？
患者出现了新的症状，护士现在应该收集哪些数据？
还需要哪些数据来确定患者的问题？
应该使用哪些资源来收集数据？
在与医生、护士或其他医疗服务提供者进行现状-背景-评估-建议（SBAR）沟通中，应优先报告以下哪些信息？

分析

这些数据支持__________的诊断/问题。
哪种诊断/问题最适合该患者？
优先护理诊断是__________。
该患者/家庭/社区的首要问题是__________。
有某诊断/症状的患者有可能出现以下哪种并发症？

计划

对于有某问题的患者来说，哪些结果是最重要的？
对于接受某项治疗的患者，哪些结果是优先考虑的？

---

① 如单选题的A1型题。

② 如单选题的A3型题。

续框

对于有某问题 / 手术 / 治疗 / 诊断性试验的患者，护理计划中应包括哪些护理措施？
对于有某诊断 / 问题 / 症状的患者，以下哪种护理干预最有效？
护士正在指导一名 × 岁的患者。哪种教学策略最合适？
哪种干预措施最有可能有效控制某症状？

实施

应立即采取以下哪项措施？
该患者的护理干预措施包括___________。
在此操作 / 手术 / 治疗 / 试验之后，应采取哪些护理措施？
以下哪项是有某个问题患者的优先护理干预措施？
有什么证据支持某项护理干预措施？
有某个诊断的患者主诉某症状，护士应该先做什么？
在有某个诊断 / 操作前 / 手术 / 治疗 / 试验的指导时，护士应该对患者做哪些解释？
出院应向患者 / 家属 / 照顾者 / 护士指导哪些内容？
以下哪种情况（事件）应立即报告？

评价

以下哪种反应表明干预 / 药物 / 治疗是有效的？
患者正因为某诊断 / 问题服用某药物。其中哪项数据表明药物有副作用？
患者的哪种反应表明病情有所好转？
以下哪项观察结果表明患者 / 护理人员知道如何执行操作 / 给予治疗 / 遵循方案？
患者 / 护理人员的哪项陈述表明需要进一步指导？

教师可以从框 8.1 中选择一个题干并添加自己课程中的内容，这样就可以在临床实践或护理程序的框架内轻松编写试题，并对课程或教学大纲中教授的概念进行评价。样题如下：

评价

一个 8 岁的男孩，从自行车上摔下来，撞到了头，他母亲带他来到急诊室。以下哪项数据的采集在初始评估中最重要？

a. 血压
b. 意识水平
c. 瞳孔反应
d. 呼吸状态 [1]

分析

一名患者主诉疲劳和肌痛，鼻梁和脸颊有皮疹，执业护士还发现其口腔有几处溃疡。该患者之前的实验室检查显示 C 反应蛋白阳性。这些结果支持的诊断可能是

a. 纤维肌痛

b. 类风湿关节炎
c. 硬皮病
d. 系统性红斑狼疮[1]

计划

一个患镰状细胞贫血危象的患者即将出院。在出院宣教计划中，你将纳入以下哪些措施？请选择所有适用的选项。

❐ 1. 避免室内外温度过高
❐ 2. 不要使用非甾体类抗炎药止痛
☑ 3. 每天至少喝8杯水
☑ 4. 多吃谷物、水果和绿叶蔬菜
☑ 5. 接种肺炎疫苗
❐ 6. 随身携带冷敷袋以缓解关节疼痛

实施

您的患者正处在产程活跃期，每3分钟宫缩一次，持续时间约为1分钟。她似乎癫痫发作了。以下哪项护理措施是首要的？

a. 评估她的呼吸模式[1]
b. 连接外部胎儿监测仪
c. 呼叫医生
d. 准备剖宫产

评价

一名行膝盖以下截肢术的成年男性已出院。你正在对他进行出院后的第一次家庭健康访视。患者下列哪项陈述表明他需要进一步的指导？

a. “我知道如果我再像在医院那样发冷，就要测量体温”
b. “在看医生之前，我不会在家里折腾”
c. “护士说我开始多吃的时候要注射更多的胰岛素”[1]
d. “社工提到过一个支持小组，也许我该打电话问问”

学生参加 NCLEX 考试前的准备工作

多年来，已有许多研究确定了在NCLEX-RN考试中取得成功的预测因素，主要包括学术能力测试（SAT）、美国大学测试（ACT）和其他入学前的考试成绩（Grossbach & Kuncel，2011；Robert，2018；Wambuguh，Eckfield，& Van Hofwegen，2016）；NCLEX 预备测试成绩（Brodersen & Mills，2014；Brussow & Dunham，2018；Penprase

& Harris，2013；Schooley & Kuhn，2013；Sosa & Sethares，2015）；特定内容领域如基础知识、药理学和内外科护理的标准化评估分数（Chen & Bennett，2016；Emory，2013，2019；McCarthy，Harris，& Tracz，2014；Twidwell & Records，2017；Yeom，2013）；护理课程成绩和毕业平均学分绩点（Grossbach & Kuncel，2011；Kaddoura，Flint，Van Dyke，Yang，& Chiang，2017；Romeo，2013）；适转学生（Simon，McGinniss，& Krauss，2013）；科学课程成绩（Elder，Jacobs，& Fast，2015；Wambuguh et al.，2016）；学生特征，如英语为第二语言或额外语言的学生（Kaddoura et al.，2017）；以及情商测试（Rode & Brown，2019）。多项研究发现，护理课程成绩和总平均学分绩点等学业成绩可预测学生在 NCLEX-RN 考试中的表现。在对 31 个独立样本、7159 名参与者进行的荟萃分析中，入学考试成绩（SAT 和 ACT）和在校成绩，尤其是第二学年的成绩，是预测 NCLEX 考试成绩的最佳指标（Grossbach & Kuncel，2011）。

NCLEX-RN 相关文献的另一方面主要关注为学生通过考试做准备的方法。许多学校采用标准化考试，旨在预测学生的 NCLEX-RN 成绩，并确定学生参加考试的准备度。通过分析 NCLEX 准备度的标准化考试结果，教师和学生可以共同设计个人补救计划，提升学生参加首次执业资格考试的通过率。

这些方法包括审查课程确定需要提升的领域、把补救学习活动和准备考试相结合，以更好地帮助学生为 NCLEX 做好准备，学生自我评估需要提升的方面，指导要掌握的内容，考试技巧，管理考试焦虑，小组合作式学习，正式准备 NCLEX-RN 的指导课程以及为考试当天进行精心计划。全面的指导和辅导项目为准备参加 NCLEX 考试的学生和毕业生提供了所需的支持（Havrilla，Zbegner，& Victor，2018；McKelvey et al.，2018；Schlairet & Rubenstein，2019）。有做过与 NCLEX 类似试题的经验可以为学生的执业资格考试做好准备。除了这些题目形式外，学生还应该参加模拟考试。

■ 小结

本章为护理教育者总结了 NCLEX 测试计划及实施。其中强调的一个原则是，需要根据课程目标来准备不同认知水平的试题。记忆或知识层面的题目可评估学生对事实和具体信息的记忆程度，但并不能说明学生将在实践中使用这些信息或能否进行更高阶的思考的能力。要评估这些更高阶的目标，必须编写应用或分析层次的试题，或采用考试以外的方法进行评估。教师们有必要制订一个考试方案以明确规定课程中各内容领域中每个认知水平应编制的题量。通过使用方案，教师可以避免在考试中编写过多的低层次题目。

随着护理专业课程的学习，学生将逐步掌握以下知识和技能：评估患者、分析数据、识别患者的需要和问题、确定护理重点、选择恰当的循证干预措施以及评估护理结果。在临床实践或护理程序框架内进行的测试可以测评这些学习成果。试题可以编写以下相关内容：在特定临床情景中收集数据、可能出现的护理问题、使用的护理措施、护理措施的优先顺序、需要做出的决定、情景中可能出现的不同判断，以及其他考查学生与测试题题干中描述的情景相关的思维和临床判断能力。这种考试形式也为学生回答执照和资格考试中遇到的各类题目提供了经验。

■ 参考文献

Brodersen, L. D., & Mills, A. C. (2014). A comparison of two nursing program exit exams that predict first-time NCLEX-RN outcome. *Computers, Informatics, Nursing, 32*, 404–412. doi:10.1097/CIN.0000000000000081

Brussow, J. A., & Dunham, M. (2018). Students' midprogram content area performance as a predictor of end-of-program NCLEX readiness. *Nurse Educator, 43*, 238–241. doi:10.1097/nne.0000000000000499

Chen, H. C., & Bennett, S. (2016). Decision-tree analysis for predicting first-time pass/fail rates for the NCLEX-RN(R) in associate degree nursing students. *Journal of Nursing Education, 55*, 454–457. doi:10.3928/01484834-20160715-06

Elder, B. L., Jacobs, P., & Fast, Y. J. (2015). Identification and support of at-risk students using a case management model. *Journal of Professional Nursing, 31*, 247–253. doi:10.1016/j.profnurs.2014.10.003

Emory, J. (2013). Standardized mastery content assessments for predicting NCLEX-RN outcomes. *Nurse Educator, 38*, 66–70. doi:10.1097/NNE.0b013e3182829c94

Emory, J. (2019). Exploring NCLEX failures and standardized assessments. *Nurse Educator, 44*, 142–146. doi:10.1097/nne.0000000000000601

Grossbach, A., & Kuncel, N. R. (2011). The predictive validity of nursing admission measures for performance on the National Council Licensure Examination: A meta-analysis. *Journal of Professional Nursing, 27*, 124–128. doi:10.1016/j.profnurs.2010.09.010

Havrilla, E., Zbegner, D., & Victor, J. (2018). Exploring predictors of NCLEX-RN success: One school's search for excellence. *Journal of Nursing Education, 57*, 554–556. doi:10.3928/01484834-20180815-08

Kaddoura, M. A., Flint, E. P., Van Dyke, O., Yang, Q., & Chiang, L. C. (2017). Academic and demographic predictors of NCLEX-RN pass rates in first- and second-degree accelerated BSN programs. *Journal of Professional Nursing, 33*, 229–240. doi:10.1016/j.profnurs.2016.09.005

McCarthy, M. A., Harris, D., & Tracz, S. M. (2014). Academic and nursing aptitude and the NCLEX-RN in baccalaureate programs. *Journal of Nursing Education, 53*, 151–159.

McKelvey, M. M., Langevin, K. M., Konieczyny, L., Espelin, J. M., Peer, N., Christensen, S., & Thomas, C. (2018). Nursing faculty coaches: Uncovering a hidden resource for NCLEX-RN success. *Creative Nursing, 24*, 225–230. doi:10.1891/1078-4535.24.4.225

National Council of State Boards of Nursing. (2016). *NCLEX-PN® examination: Test plan for the National Council Licensure Examination for Licensed Practical/Vocational Nurses*. Chicago, IL: Author. Retrieved from https://www.ncsbn.org/2017_PN_TestPlan.pdf

National Council of State Boards of Nursing. (2018). *2017 RN practice analysis: Linking the NCLEX-RN® examination to practice: U.S. and Canada*. Chicago, IL: Author. Retrieved from https://www.ncsbn.org/17_RN_US_Canada_Practice_Analysis.pdf

National Council of State Boards of Nursing. (2019a). *Next generation NCLEX project*. Chicago, IL: Author. Retrieved from https://www.ncsbn.org/next-generation-nclex.htm

National Council of State Boards of Nursing. (2019b). *NCLEX-RN® examination: Test plan for the National Council Licensure Examination for Registered Nurses*. Chicago, IL: Author. Retrieved from https://www.ncsbn.org/2019_RN_TestPlan-English.pdf

National Council of State Boards of Nursing. (2019c). *2018 LPN/VN practice analysis: Linking the NCLEX-PN® examination to practice*. Chicago, IL: Author. Retrieved from https://www.ncsbn.org/LPN_Practice_Analysis_FINAL.pdf

Penprase, B. B., & Harris, M. A. (2013). Accelerated second-degree nursing students: Predictors of graduation and NCLEX-RN first-time pass rates. *Nurse Educator*, *38*, 26–29. doi:10.1097/NNE.0b013e318276df16

Robert, N. (2018). Predictors of program completion and NCLEX-RN success in an associate degree nursing program. *Nursing Education Perspectives*, *39*, 38–39. doi:10.1097/01.Nep.0000000000000237

Rode, J., & Brown, K. (2019). Emotional intelligence relates to NCLEX and standardized readiness test: A pilot study. *Nurse Educator*, *44*, 154–158. doi:10.1097/nne.0000000000000565

Romeo, E. M. (2013). The predictive ability of critical thinking, nursing GPA, and SAT scores on first-time NCLEX-RN performance. *Nursing Education Perspectives*, *34*, 248–253.

Schlairet, M. C., & Rubenstein, C. (2019). Senior NCLEX-RN coaching model: Development and implementation. *Nurse Educator*, *44*, 250–254. doi:10.1097/nne.0000000000000644

Schooley, A., & Kuhn, J. R. (2013). Early indicators of NCLEX-RN performance. *Journal of Nursing Education*, *52*, 539–542. doi:10.3928/01484834-20130819-08

Simon, E. B., McGinniss, S. P., & Krauss, B. J. (2013). Predictor variables for NCLEX-RN readiness exam performance. *Nursing Education Perspectives*, *34*, 18–24.

Sosa, M. E., & Sethares, K. A. (2015). An integrative review of the use and outcomes of HESI testing in baccalaureate nursing programs. *Nursing Education Perspectives*, *36*, 237–243.

Twidwell, J. E., & Records, K. (2017). An integrative review on standardized exams as a predictive admission criterion for RN programs. *International Journal of Nursing Education Scholarship*, *14*, pii. doi:10.1515/ijnes-2016-0040

Wambuguh, O., Eckfield, M., & Van Hofwegen, L. (2016). Examining the importance of admissions criteria in predicting nursing program success. *International Journal of Nursing Education Scholarship*, *13*(1), pii. doi:10.1515/ijnes-2015-0088

Woo, A., & Dragan, M. (2012). Ensuring validity of NCLEX® with differential item functioning analysis. *Journal of Nursing Regulation*, *2*(4), 29–31.

Yeom, Y. J. (2013). An investigation of predictors of NCLEX-RN outcomes among nursing content standardized tests. *Nurse Education Today*, *33*, 1523–1528. doi:10.1016/j.nedt.2013.04.004

第 9 章

书面作业的评估

翻译：罗尧岳

在大多数护理课程中，学生需要完成特定类型的书面作业。这些作业有助于培养学生的评判性思维能力，积累各类写作经验，并实现课程特有的其他目标。带有教师反馈的书面作业有助于培养学生的写作能力，这是从初级到研究生阶段护理培养方案的核心成果。本章主要介绍护理课程书面作业的编写和评估。

书面作业的目的

书面作业在护理课程中发挥着重要的教学和评估作用。精心设计和选择的书面作业能实现多样化的学习效果。通过书面作业，学生能够：①进行文献综述并汇报研究成果；②检索、评估和整合护理实践的证据；③分析概念和理论，并将其运用于临床实践；④提高学生解决问题的能力，并培养其具有深度思考的能力；⑤获取构建并清晰表达观点的经验；⑥提升写作技巧。在临床课程中，书面作业有助于学生反思护理计划，明确需要进一步指导的领域。部分作业（如反思札记）还可以鼓励学生审视个人的情感、信仰和价值观，并反思课程学习情况。

然而，并非所有的书面作业均能实现上述目标，教师应根据预期学习目标来布置作业。作业既是一项课程要求，也应符合课程的具体目标。教师应严谨地筛选书面作业，助力学生提高写作技能，实现课程目标。

写作是一个在实践中不断改进的过程，书面作业应围绕课程而设计，并贯穿护理培养方案始终。相较于完成单一课程的多篇论文，学生完成一系列跨课程的论文更能有效提升写作水平，避免课程作业过度重复。教师需确定学生达到课程或临床实践预期目标所需完成的书面作业量。在部分临床护理课程中，学生常需要重复完成相同的作业，可能导致对课程书面作业产生抵触。例如，教师应明确学生需提交多少次书面患者评估。学生完成作业及教师批阅作业均耗费大量时间，因此，课程作业应精心筛选，确保实现课程目标，让学生从中受益。

专业写作和“以写促学”活动

在护理课程中，书面作业的设计旨在助力学生获取写作反馈，进而学会为不同受众群体进行清晰明了的写作。在各级护理人才培养方案中，具备用文字交流思想的能力被视为一项基本目标。诸如传播新思想和新观点、展示临床项目成果、分享科学研究和质量改进项目的新发现等，都离不开写作技能的支持。这种技能可以通过护理课程中的正式论文（如学期论文）加以培养，学生在完成论文过程中可获得写作反馈，这一过程通常被称为专业写作［WAC（writing across the curriculum）Clearinghouse，2019a］。针对学生在课程中提交的正式论文，教师可以就论文内容和写作质量给予反馈（Oermann，2013；Oermann et al.，2015）。撰写论文的经历、教师的指导以及反馈意见，共同促进学生自主思考论文主题和如何在写作中更好地表达自己观点的能力。这些作业通常需要在一定时间内完成，内容和写作技巧均得到评价。正式论文还为学习引用文献格式提供了机会，如美国心理协会刊物准则（APA，2010）。然而，文献引用格式仅是书面作业评估的一个方面。例如，正式论文的核心目标在于学习如何有效写作和清晰地表达观点，而非单纯掌握 APA 格式或其他写作格式。

正式论文可分为多个小型的书面作业，并在课程学习中逐步实施。这种方式让学生更容易完成论文写作任务，教师可对论文的每个部分进行评估并提出反馈意见，同时激励学生在准备长篇论文时根据反馈意见进行修改。精心策划的短篇书面作业可融入不同课程，为学生提供写作练习。这就避免了学生在一门课程中需完成整篇正式论文，而在其他课程中无法获得写作反馈的现象。Luthy、Peterson、Lassetter 和 Callister（2009）认为，对学生来说，相互促进的短篇书面作业不会那么令人生畏。例如，要求学生根据国家患者安全目标（The Joint Commission，2019）准备一篇关于临床环境中潜在安全问题的论文。第一项作业要求描述临床环境和患者群体，并根据支持数据确定一个安全问题和相关的安全目标。第二项作业要求撰写与安全目标相关的文献综述，探讨将重要的检查结果及时传达给相关人员的必要性，并加强医务人员之间的沟通。第三项作业要求基于文献回顾和临床环境分析，评估在科室开展这项举措的合理性，以及该举措的实施和效果评价。针对每项书面作业，教师均可提供反馈意见，学生可根据反馈意见修改内容和写作。

护理课程中其他类型的书面作业，如反思札记和随堂写作，旨在引导学生反思个人经历或学习内容，但并不能提升学生的写作能力。这些作业属于“以写促学”活动：它们通常简短、非正式，可能是即兴的，有助于学生探索对所学内容的理解，思考课堂上提出的关键概念（Halim，Finkenstaedt-Quinn，Olsen，Gere，& Shultz，2018；Oermann，2013；WAC Clearinghouse，2019b）。例如，如果学生对课堂所呈现的主题不理解，可以要求他们写下自己的疑问，或用自己的话总结课堂所学要点。这类写作活动的目标是学习，而非提高写作技能。教师应采用形成性评价，对内容而非写作技巧进行反馈。

草稿和修改

学术论文的撰写为学生提供了一个展示其书面表达和逻辑思维能力的平台。在这一过程中，学生不仅能够深化对所撰写内容的理解，而且能够学会如何以书面形式阐述自己的想法。显然，完成论文草稿并获得教师的反馈是提升学生写作能力的关键环节。

为培养学生的写作技能，撰写论文草稿并对其进行修改是必不可少的环节（Oermann，2013；Oermann et al.，2015）。教师应对论文内容、条理、论点和论据的形成过程，以及表达的清晰度、语句结构、标点符号、语法、拼写、论文篇幅及参考文献的准确性和格式等写作风格进行评价（Oermann & Hays，2019）。在评价的同时，教师还应就如何改进写作提出具体建议。学生需要的是有针对性的修改建议，而非如“表达模糊”之类的笼统评价。教师应找出写作中存在的问题，并提出改进的建议，例如，“引言与段落内容无关，请用一句话来概括本段中讨论的三种护理措施”。提升学生的写作能力是教师反馈的主要目标，因此，不应进行评分。

对教师而言，提供写作反馈往往花费大量时间。另一种策略是让学生以小组或配对的形式互相审阅论文。同伴可以就写作内容、条理、思路展开以及表达清晰度等方面提供有价值的反馈。虽然他们可能无法识别语法和语句结构上的错误，但往往能发现写作内容和清晰度方面的问题。学生可以将论文的部分内容或有关写作的问题发布到在线论坛，或使用谷歌文档等协作工具进行准备；教师和同学可以提供反馈并解答疑问。这种合作不仅有利于写作论文的学生个人，也有利于整个小组的提升。若写作任务涉及临床实践，学生可在课堂、网络及临床实践后会议的小组活动中对写作进行点评。此类小组反馈为后续修改论文奠定了基础。

书面作业的类型

在护理教育评估中，存在多种书面作业类型。部分作业可以反映学生对所学内容的掌握情况，但未必有助于提高其写作能力。例如，结构化的作业如护理计划、评估报告和查体报告等，仅关注短句和短语的运用，既无法促进学生写作能力的提升，亦不足以全面评估其写作水平。

其他形式的作业，如正式论文，既可用于评估学生的理解能力，也能衡量学生的写作能力。因此，并非所有书面作业都适宜作为评价写作能力的依据，教师需明确作业评价的核心目标。在护理课程中，可运用多种书面作业，包括：

- 学期论文
- 研究论文及制订研究方案
- 文献综述和综合评述
- 循证实践论文：学生对证据进行评判和综合，并报告其在临床实践中的应用情况
- 分析理论及其在临床实践中应用的论文
- 比较不同干预措施及其基本证据的论文
- 将学生在课堂上学到的、在教材和文章中读到的内容与他们在临床环境中的经历进行比较，并将其应用于患者护理的论文

- 批判性论文：学生分析问题、比较不同观点，并为某一立场提出论据
- 合理的个案分析
- 反思札记等

在临床课程的设置中，与临床实习相辅相成的书面作业对于学生掌握循证资源的运用以及提升临床决策能力具有显著意义。此类书面作业不仅有助于学生剖析临床环境中的伦理困境，更能帮助他们反思与病患及同事间的互动经历。书面作业，如反思札记等，构成了课堂学习与临床实践之间的纽带，激发学生对实践过程与决策评估的深入思考，促进自我认知和专业素养的提升。此外，这也有助于教师识别在临床判断方面存在困难或学习需求的学生，并为他们提供富有价值的反馈（Bussard，2015；Dahl & Eriksen，2016；Lasater，2011）。在临床课程中，短文形式的作业有助于将学习重点聚焦于特定的目标，使教师能及时为学生提供反馈（Oermann，Shellenberger，& Gaberson，2018）。例如，学生可撰写一篇简短的论文，介绍另一种针对患者的干预方法及其所依据的证据，或撰写一篇关于临床实践中遇到的问题及可替代解决方案的短文。

临床学习的书面作业包括：

- 概念图：与患者护理相关的关键概念的图形排列，包括对相互关系含义的描述
- 临床经验分析：学生给予的护理措施，以及其他可用的护理方法
- 探究如何将文献资料应用于患者护理实践的论文
- 与临床实践相关的小论文
- 教学计划
- 护理计划
- 临床环境中学生与个人或群体的互动分析
- 临床观察报告
- 反思札记和其他反思性写作活动
- 电子学习档案袋：展示学生在临床实践中学习成果的项目和材料集

课堂写作和小组写作活动

并非所有的书面作业都必须由学生在课外独立完成，以供教师评阅。课内书面作业既能锻炼学生表达观点的能力，又能让他们及时获得教师和其他同学对写作的反馈。例如，学生可以撰写面授或在线课程关键内容领域的摘要；在以概念为基础的课程中，可以发掘课堂上未涵盖的概念范例；列出与教学内容相关的一两个问题，交由其他学生以书面或论坛形式回答。教师可以提问，引导学生将教学内容应用于不同情境并撰写答案。在面授课程中，学生可朗读答案，教师收集所有书面回答进行深入分析；在线课程中，学生可发布个人答案供同学评论。此类活动有助于学生在回应教师和其他同学提问前澄清思路。另一种方法是要求学生撰写几段文字，比较课堂学习与课外文献阅读：他们从课堂上学到了哪些阅读中未涉及的新知识？

另一种写作活动是，教师还可提供与课程内容相关的简短案例，学生以个人或小组形式分析案例，发现潜在的护理问题，制订护理计划，并撰写分析结果及计划理由。学生还需阐述案例与课堂或文献阅读内容的相似或不同之处。

这些简短写作活动在课堂结束时发挥作用，既总结了新学知识，又激发学生积极参与。通过这些活动，学生将作业提交给同伴评审，同伴评价论文内容和质量，提出见解并评分。教师也可审阅作业并给予反馈。

学生可结伴或小组合作完成写作任务。例如，小组撰写社论或编辑信；根据课堂讲授和阅读材料制订患者护理方案；回顾、评价、总结与患者护理相关的证据。研究生阶段，学生从准备手稿或撰写提纲开始，逐步完成初稿、修改初稿，直至完成作品。这些作业有助于学生理解写作内容，提高写作能力；同时，为学生提供团队写作经验，使其认识到团队写作的利弊。

临床实践后讨论会的写作活动

在临床实践后的讨论会议中，学生可以采取配对或小组合作的方式，对临床现状进行评判性分析，并提出可行的替代性干预措施。随后，他们需要撰写一篇关于讨论内容的短文。学生可以撰写自己在临床实践中所进行的护理活动，并记录所提供的护理服务。采用“传递写作”的作业方式在临床会议中取得了显著的效果，因为它既鼓励学生对所学知识进行评判性思考，并提出个人见解，又让他们关注提升写作技能的方法。这些作业还激发学生积极参与学习，这在临床实践的疲惫状态下具有重要意义。只要小组规模适中，练习目标明确，小组写作在临床实践后的讨论会议中就能取得良好的成效。

书面作业的评估

在对论文及其他类型书面作业进行评估时，应参照预先设定的通用标准，这些标准涵盖内容质量、观点组织、决策过程，以及遵循作业要求构建论点的过程。同时，还需关注写作风格。框 9.1 中列举了适用于大部分书面作业的通用评分准则。

评分标准在评估论文方面表现出较好的效果，也可作为行为表现评估的参考。评分标准主要概述了论文应达到的品质要求，或描述论文特点及其评分细则。通过采用评分标准，可使论文评分更具公平性、透明度和一致性（Fulbright，2018；Minnich et al.，2018）。在评分标准中，各条目或特征所分配的分数应与其在论文中的重要性相符。第 6 章“简答题（填空题）与论述题”提供了整体评分标准和分解评分标准的解释及示例。在论文写作前，教师应向学生公布评分标准，以便学生了解评估依据。因此，评分标准被视为一种教学指导和评价工具（Brookhart & Nitko，2019）。表 9.1 是根据框 9.1 中概述的通用准则制订的论文和其他书面作业评分标准示例。

书面作业如同其他评价方式，可以实施形成性评价（无评分）或终结性评价（有评分）。形成性评价的目标在于对文章内容和质量提供反馈，从而助力学生提升写作能力。

框 9.1

评价论文和其他书面作业的标准

内容

内容具有相关性
内容准确无误
介绍重要的概念和理论
适当运用概念和理论进行分析
内容全面
内容反映当前的研究和证据
假设、结论和决策都得到支持

条理

内容组织合理
按逻辑顺序阐述观点
段落结构恰当
适当使用标题指出新的内容领域

过程

得出方法、决策、判断等所使用的程序恰当
权衡决策的后果
在理论和研究的基础上酌情提供合理依据
对于分析问题的论文，立场有合理的支撑
考虑多种视角和新方法

写作风格

思路清晰
语句结构清晰
没有语法错误
没有拼写错误
使用恰当的标点符号
写作未涉及性别、性取向、种族、民族身份或与残疾有关的偏见
论文篇幅符合要求
全文合理引用参考文献
按照规定格式准确引用参考文献

来源：Oermann，M. H.，Shellenbarger，T.，& Gaberson，K. B.（2018）. Clinical teaching strategies in nursing（5th ed.）. New York，NY：Springer Publishing Company. 版权归 Springer Publishing Company 所有。使用获得授权

只有当反馈及时且详尽时，方能具备价值，帮助学生明确提升写作能力的路径。部分书面作业，如反思札记，可能仅适用于形成性评价。

部分护理教师担忧在反馈学生技术性写作错误（如语法、标点符号和拼写错误）上花费过多时间。若教师仅关注评估书面作业的内容质量，学生将难以认识到技术性写作

表 9.1 学期论文和其他书面作业的评分标准样本

内容		
内容与论文写作目的相关，且全面深入	内容与论文写作目的相关	部分内容与论文写作目的不相关，缺乏深度
10 9 8	7 6 5 4	3 2 1
内容准确	大部分内容准确	内容出现重大错误
10 9 8	7 6 5 4	3 2 1
研究背景从概念、理论和文献发展而来	研究背景与主题相关，但论述不充分	研究背景阐述不充分，不足以支撑观点
10 9 8	7 6 5 4	3 2 1
对目前的研究进行有效的综合和整合	对相关研究进行总结	对相关研究了解有限，不能用于支撑观点
10 9 8	7 6 5 4	3 2 1
条理		
论文目的明确、阐述清晰	论文目的明确，但论述不充分	论文目的不明确，论述不充分
5	4 3 2	1
观点条理清晰，表述合乎逻辑，论文结构有效支撑论据和论点的形成	论文要点和论点条理清晰	条理不清晰，论点阐述不充分
10 9 8	7 6 5 4	3 2 1
论点讨论深入，包括多种新视角和新方法	论点讨论充分，考虑不同的观点	论点讨论不透彻，缺乏衔接，没有考虑其他观点
10 9 8	7 6 5 4	3 2 1
结论有效，且整合不同观点	结论充分，总结主要观点	结论不妥，没有整合观点
5	4 3 2	1
写作风格和格式		
语句结构清晰，文笔流畅，语法和标点正确，无拼写错误	语句结构较清晰，文笔较为流畅；存在部分语法、标点和拼写错误	语句结构不当、不流畅，存在明显语法、标点和拼写错误
10 9 8	7 6 5 4	3 2 1
全文可读性强、内容全面，篇幅符合要求	全文具有一定可读性，部分内容缺失或过长 / 过短	全文可读性不强、缺失部分内容，全文过长 / 过短
5	4 3 2	1
参考文献引用恰当，文献较新，没有错误，正确使用 APA 格式	参考文献引用恰当，但数量有限，部分文献陈旧，有些引用或参考文献有误和（或）不符合 APA 格式	参考文献少、陈旧（非经典），参考文献有错误，明显不符合 APA 格式
5	4 3 2	1
总分____________（分数之和）		

APA，美国心理协会，American Psychological Association。

能力对关键信息传递的影响。这种技术性写作能力的反馈与直接纠错学生错误有所区别。在评估书面作业时，教师避免直接为学生纠错的一种方法是，采用符号表示技术性写作错误，或明确错误类型（如“拼写”或“SP”），随后要求学生进行适当更正，以提高作业成绩。另一种方法是为所有已评分的书面作业设定一个“关口”标准。例如，教师规定语法、拼写和标点符号错误不得超过 5 处；若论文中的错误超过规定数量，教师将停止评阅，将论文退回给学生，要求学生改正技术性错误并重新提交。当然，此类论文在重新提交后，成绩将会受到影响。综上所述，护理教师可以运用以上方法为书面作业制订评分标准。

书面作业的评估和评分建议

以下关于评估论文和其他书面作业的建议，是指导教师进行书面作业评估的一般性建议，但不适用于所有具体的书面作业。

1. **作业应与课程学习目标相联系。**根据具体的学习目标来布置论文和其他书面作业，以使学生完成的论文能更好地体现与课程目标之间的关系。
2. **考虑学生完成书面作业的数量，包括论文草稿。**例如，学生需完成多少个护理计划、概念图、SOAP（主观、客观、评估、计划）记录、单页论文等才能达到课程目标？教师应尽量避免布置重复性作业，除非这些作业对实现课程目标、提升临床能力或满足个人学习需求具有重要意义。
3. **避免布置仅要求学生总结文献、课堂内容及在线讨论的作业，除非教学目标就是让学生进行总结。**否则，学生仅会汇报所阅读到的内容，而无法深入思考与具体临床实际的关系。若文献综述为作业的预期目标，则应指导学生评判性地阅读文章并归纳，而不仅仅是报告各篇文章的内容。
4. **明确书面作业的目的与格式。**对于学生和批改作业的教师，应明确指出书面作业的目的，包括为何要求学生撰写论文、作业与课程目标的关系等。若有特定的格式要求，教师应与学生共同熟悉格式规范，并提供纸质或电子版模板供学生参考。学生在开始撰写作业前，需了解评分标准和评分细则，以便清楚地了解教师如何评估论文。
5. **明确提交写作稿的数量，设定每篇写作稿的提交截止日期，并为内容和写作质量提供及时反馈，包括具体的修改建议。**这些草稿是正式论文的重要组成部分，旨在通过撰写草稿提高学生的思维和写作能力。在多数情况下，草稿仅用于提供反馈，因此不予评分。
6. **制订具体的评价标准，并在作业开始前与学生共同熟悉这些标准。**评价标准包括内容质量、条理、观点与论证过程，以及写作风格，如表达清晰度、语句结构、标点符号、语法、拼写、论文篇幅以及参考文献的准确性和格式。表 9.2 呈现了一份评估清单，供教师用以评估写作结构和风格。其他评估准则应依据写作任务所期望达到的目标而制订。若采用评分标准，应在学生开始撰写之前与他们共同探讨并分享其中的细则。

表 9.2 写作结构和风格核查清单

✓ 内容条理清晰
✓ 段落主题聚焦，并介绍相关细节
✓ 段落内部和段落之间的条理清晰
✓ 段落之间过渡清晰
✓ 段落首句介绍主题，承上启下
✓ 段落篇幅适当
✓ 语句清晰，表意明确
✓ 语句长度适当
✓ 段落内语句间过渡清晰
✓ 用词恰当准确
✓ 每个句子主谓一致
✓ 代词的先行词明确
✓ 无错位修饰语
✓ 省略过多和非必要的词语
✓ 避免陈词滥调，掺杂个人观点、行话和缩略语
✓ 使用主动语态
✓ 语法：是否正确?
✓ 标点符号：是否正确?
✓ 大写：是否正确?
✓ 拼写：是否正确?
✓ 保持读者的阅读兴趣
✓ 论文中参考文献引用恰当
✓ 参考文献较新
✓ 参考文献无误
✓ 正确使用 APA 或其他参考文献样式

来源：改编自 Oermann，M. H.，& Hays，J.（2019）. Writing for publication in nursing（4th ed.）. New York，NY：Springer Publishing Company. 版权归 Springer Publishing Company 所有。经许可改编

7. **对于涉及问题分析的论文，评价和评价标准应侧重于作者所持立场的理由，而非实际立场。**此类论文特别适合小组写作活动，以便学生相互评价彼此的作业。
8. **所有论文和书面作业应进行匿名批阅。**此举与论文测试的原因相同，即消除评估过程中的潜在偏见。匿名批阅有助于避免教师对学生作业质量产生“带入效应”，即教师根据以往试卷、测试或临床实践对学生作业质量形成印象，并在批改其他作业时受到影响。此外，匿名评分还能规避光环效应。
9. **随机抽查论文，全面了解学生处理论文主题、构思及论文中需评分其他方面的表现。**如遇所有学生论文均未包含评分标准中规定的内容，可适时调整评价标准和评分细则。
10. **按随机顺序批阅论文。**通常，首先批阅的论文得分可能较高。为避免顺序影响，教师应采用随机顺序批阅，而非始终按字母顺序排序。教师在批阅过程中应适当休息，以确保评分标准得到关注，避免疲劳影响最后的批阅。
11. **每篇论文阅读两遍后再评分。**首读关注内容遗漏、错误、条理观点、撰写过程及

写作风格问题。教师可使用 Microsoft Word 的“跟踪更改”或“批注”工具，或在纸质版论文上用便签或铅笔记录评语。

12. **如对论文评价存疑，可请同事匿名审阅。**第二位批阅人需在未知首评分数及追加审阅原因情况下进行审阅。最终分数可为平均分，教师也可根据实际情况决定是否再次批阅。如论文成绩关乎学生课程通过与否，可增加批阅人。获取“第二意见”有助于作出决策。
13. **考虑在书面作业中纳入学生自我评价、同伴评价及小组写作练习。**这些经历有助于提高学生自我评估能力：他们能“后退一步”，反思论文，找出未表达清楚的观点并决定修改。鼓励学生相互审阅、点评作业，如同同事审阅手稿和报告。小组写作活动让学生适应协作完成作品，与实际临床环境中的护理协作实践和小组撰写手稿相似。
14. **课程中加入课内或课外学习活动，帮助学生完成写作任务。**这些活动为学生组织和表达观点提供练习机会。

小结

撰写正式论文的过程有助于学生深化对所涉及主题的理解，并提升其书面表达能力。此类书面作业使学生能够分析与整合文献，汇报研究成果，剖析理论在护理实践中的应用，增进思维能力，并学习如何更高效地写作。为提升写作技巧，学生需完成初稿，并在获得教师及时反馈后，对论文内容与写作方法进行优化。

在护理课程中，学生可单独或组队完成各类论文与书面作业。在评估论文及其他类型书面作业时，应参照预先制订的标准，包括内容质量、观点组织、决策过程以及遵循作业要求构建论点的过程。同时，还需关注写作风格。本章提供了评估论文的通用标准、评分标准示例，以及评价和评定书面作业的建议。

参考文献

American Psychological Association. (2010). *Publication manual of the American Psychological Association* (6th ed.). Washington, DC: Author.

Brookhart, S. M., & Nitko, A. J. (2019). *Educational assessment of students* (8th ed.). New York, NY: Pearson Education.

Bussard, M. E. (2015). Clinical judgment in reflective journals of prelicensure nursing students. *Journal of Nursing Education*, *54*, 36–40. doi:10.3928/01484834-20141224-05

Dahl, H., & Eriksen, K. Å. (2016). Students' and teachers' experiences of participating in the reflection process "THiNK." *Nurse Education Today*, *36*, 401–406. doi:10.1016/j.nedt.2015.10.011

Fulbright, S. (2018, October 18). Using rubrics as a defense against grade appeals. *Faculty Focus*. Retrieved from https://www.facultyfocus.com/articles/course-design-ideas/rubrics-as-a-defense-against-grade-appeals

Halim, A. S., Finkenstaedt-Quinn, S. A., Olsen, L. J., Gere, A. R., & Shultz, G. V. (2018). Identifying and remediating student misconceptions in introductory biology via writingto-learn assignments and peer review. *CBE Life Sciences Education*, *17*(2), ar28. doi:10.1187/cbe.17-10-0212

Lasater, K. (2011). Clinical judgment: The last frontier for evaluation. *Nurse Education in Practice*, *11*, 86–92. doi:10.1016/j.nepr.2010.11.013

Luthy, K. E., Peterson, N. E., Lassetter, J. H., & Callister, L. C. (2009). Successfully incorporating writing across the curriculum with advanced writing in nursing. *Journal of Nursing Education*, *48*, 54–59.

Minnich, M., Kirkpatrick, A. J., Goodman, J. T., Whittaker, A., Stanton Chapple, H., Schoening, A. M., & Khanna, M. M. (2018). Writing across the curriculum: Reliability testing of a standardized rubric. *Journal of Nursing Education*, *57*, 366–370. doi:10.3928/01484834-20180522-08

Oermann, M. H. (2013). Enhancing writing in online education. In K. H. Frith & D. Clark (Eds.), *Distance education in nursing* (3rd ed., pp. 145–162). New York, NY: Springer Publishing Company.

Oermann, M. H., & Hays, J. (2019). *Writing for publication in nursing* (4th ed.). New York, NY: Springer Publishing Company.

Oermann, M. H., Leonardelli, A. K., Turner, K. M., Hawks, S. J., Derouin, A. L., & Hueckel, R. M. (2015). Systematic review of educational programs and strategies for developing students' and nurses' writing skills. *Journal of Nursing Education*, *54*, 28–34. doi:10.3928/01484834-20141224-01

Oermann, M. H., Shellenbarger, T., & Gaberson, K. B. (2018). *Clinical teaching strategies in nursing* (5th ed.). New York, NY: Springer Publishing Company.

The Joint Commission. (2019). 2019 Hospital National Patient Safety Goals. https://www.jointcommission.org/assets/1/6/2019_HAP_NPSGs_final2.pdf

Writing Across the Curriculum Clearinghouse. (2019a). What is writing in the disciplines? Retrieved from https://wac.colostate.edu/resources/wac/intro/wid

Writing Across the Curriculum Clearinghouse. (2019b). What is writing to learn? Retrieved from https://wac.colostate.edu/resources/wac/intro/wtl

第 3 篇

测验的构建与分析

第 10 章

组卷、管理和计分

翻译：嵇　艳

除了准备测验的设计方案以及编制相应的试题外，试卷的最终呈现方式和管理测验的方式也会影响测验结果的有效性。随意排列试题、语义模糊的书写说明，以及错误的试卷排版等，都可能导致测量误差。通过遵循一定的设计规则，教师能够在组卷时避免这些错误。管理测验通常是测验过程中最简单的阶段。然而，其中存在的一些常见问题也可能影响测验成绩的可靠性，从而影响对成绩推断的有效性。周密的计划可以帮助教师避免或尽可能减少这些困难。在测验结束后，教师的职责包括对答卷进行评分或指派他人进行评分。本章讨论组卷、分发试卷以及计分的过程。

试卷的设计规则

预留足够的时间

正如第 3 章“考试规划”中所讨论的，准备高质量的试卷需要在设计阶段和试题编写阶段花费时间。组卷不仅仅是简单的文书或技术性的任务，即使有其他人负责打印或复印试卷，试卷要素的安排方式和试卷最终的呈现方式也应该由教师本人来决定。教师必须为这一阶段留出足够的时间，避免出现可能影响学生测验成绩的错误。

按逻辑顺序排列测验题目

建议采用多种方法排列试题，包括按难度顺序和按教学内容顺序。但是，如果试卷包含两种及以上类型的试题，教师首先应将相同类型的试题分组在一起。因为不同试题类型要求学生完成不同的任务，这种排列使学生更容易保持回答每种类型试题所需的心理状态，并防止因频繁改变任务而导致的错误。如果不使用可扫描的答题卡，将相同类型的试题排列在一起，还可以减少书写说明，并且便于评分（Miller，Linn，& Gronlund，2013）。Miller 等建议按照以下从最简单到最复杂的顺序排列试题类型：

1. 判断题
2. 匹配练习
3. 简答题或填空题
4. 单项选择题
5. 案例分析或名词解释题
6. 限制性论述题
7. 拓展性论述题（2013，p.334）

首先，即使是针对高水平学生进行包含大量试题的测验，也不建议在测验中囊括所有的试题类型。虽然测验时间越长，纳入的试题类型越多，但是复杂题型需要学生花费更多时间去阅读和理解。因此，测验中复杂题型应该仅结合一种或两种其他题型。

其次，在每种试题类型中根据教学内容的顺序排列试题，可以帮助学生回忆知识。最后，教师结合试题类型和教学内容顺序分组，并按照难度递增的顺序排列试题。即使是准备充分的学生，在测验初期也可能会出现焦虑情绪，遇到难题可能会加剧焦虑，从而影响其最佳表现。从低难度的试题开始，可以建立学生的自信心，让他们快速回答，同时为高难度的试题预留更多时间。通过正确回答前面试题建立信心后，学生可能会减少对剩余试题的焦虑（Gronlund，2006；Miller et al.，2013）。

部分护理教师喜欢使用试卷编写软件，以使试题编写和组卷的过程更高效。然而，这些软件不一定能允许教师以上述方式排列试题。许多开发测验程序的供应商宣称他们的软件能够随机排列试题，以此来制作同一试卷的不同版本，以防作弊。然而，没有证据表明打乱试题的顺序能保证等效的测量效度。为便于准确测量学生的知识和技能，所有学生作答的试题顺序应该一致。本章后面一节将介绍更有效地防止测验作弊的方法。

答题说明

教师不能假定学生都知道选择或提供答案的依据，也不能假定学生都知道如何以及在何处作答。期望测验不需要任何解释就一目了然是不合理的，应该依据学生的水平以及他们对试题类型和测验步骤的熟悉程度编写测验答题说明。对于那些非英语母语者，或在客观评分不太常见的国家接受基础教育的学生来说，情况尤其如此。

测验应该从一套明确的书写说明开始，书写说明应包括以下方面：

- 如何以及在何处答题
- 使用什么类型的书写工具
- 学生是否可以在试卷上写字
- 答题时间
- 试卷的页数和试题的数量
- 试题的类型和分值
- 学生是否可以在测验中提问
- 完成测验后该做什么（Brookhart & Nitko，2019；Gronlund，2006；Miller et al.，2013）

学生在作答前需要了解测验答题说明，例如，在要求回答药物名称的题目中，是否必须精确地拼写才能被评为正确答案。

试卷的每个部分都由特定题型构成，每部分开头应该从一组特定指导语展开。对于单项选择题，学生需要知道是选择正确答案还是最佳答案。对于填空题和论述题，应说明评分是否会考虑到拼写、语法、标点符号、条理性以及字数。对于计算题，应该具体说明所需的精确度、计量单位、是否展示计算过程，以及如果有一个以上的选项时应该使用何种计算方法（Miller et al.，2013）。匹配练习应该清楚地说明要求（Gronlund，2006）。例如："请将 B 列中的术语与 A 列中的定义匹配成对，B 列中的每个选项只能使用一次或完全不用"。

使用封面页

测验答题说明可以印在封面上（框 10.1）。封面页的作用还在于可以在试卷分发过程中隐藏试题，这样第一批收到试卷的学生就不会比后面的学生有更多的时间来完成测验。如果封面上的说明标明了页码和试题，学生可以迅速检查他们的试卷是否完整以及页码顺序是否正确。然后，教师可以在学生开始答题前更换有问题的试卷。

当使用单独的答题卡时，可以对封面进行编号，以维护测验的安全性；指导学生在答题卡的特定位置上记录这个编号，教师可以在测验结束后追踪任何丢失的试卷。此外，如

框 10.1

附有测验答题说明的封面页范例

测验编号________

行为健康护理学期末测验

指导语：

1. 本试卷共 12 页。请检查试卷，以确保试卷的页码和题序正确。
2. 第一部分和第二部分包含 86 道单选题和匹配练习。可以在试卷上写字，但必须在答题卡上记录题目答案。这部分测验将采用机器评分，请仔细阅读并遵守以下指导：
   a. 使用 2 号铅笔。
   b. 请注意，答题卡上的题目按页码在每一列依次排序。
   c. 每道试题只能有一个答案，有多个答案的试题将被计为不正确。答案需完全填写在圆圈内；如果需要修改答案，请彻底擦掉后再填写。
   d. 将名字（姓、名）填写在提供的版块内，然后在每一栏的相应圆圈内填写完整。如果希望公布分数，请填写最多 9 位数字的身份号码（不要使用社会保障号码），并在每一栏的相应圆圈内填写。
   e. 在名字上方填写试卷编号。
3. 第三部分由两道论述题组成，这一部分的说明见第 12 页，请用钢笔或铅笔在提供的横线纸上写出试题答案。在答题卡的每一页填写测试编号，但是不要填写名字。
4. 如果在测验期间有问题，不要离开座位——举起手，监考教师会来找你。
5. 必须在上午 11:00 之前完成这项测验。

果教师要求学生在试卷上直接记录简答题或论述题的答案，则可以对这些答案匿名评分；然后，可以将答题卡上的分数与填空类试题的分数相加，得出每个学生的测验总分。

避免试卷排版密集

当试题在页面上排列过于密集时，会难以阅读，非英语母语者和有学习障碍的学生可能会因此感到特别难受。为使学生能够有效阅读并防止他们在书写答案时出现错误，应该使用一些技巧，包括在试题内部和试题之间留出足够的空白，并缩进某几行。教师应该在试题与试题之间以及周围留出足够的空白，以便每道试题都能与其他试题区分开来。否则，学生可能会无意中读到前一题或后一题中的某行字，并错认为是正在作答的试题。将试题以两栏的形式排在页面上，也可能导致学生忘记试题所在的位置，跳过一道或多道试题。将单词紧凑地排列在一页纸上可能会最大限度地减少测验用纸量，但为了让学生在测验中取得最佳表现，多花几张纸的印刷费用是值得的（Miller et al.，2013）。

每种题型的最佳间距格式均不一样。单选题的答案选项不应排列在同一行，如下例所示：

1. 哪种麻醉方法是将药剂注射到手术部位的神经束中？ a. 全身麻醉；b. 局部麻醉；c. 区域麻醉；d. 脊椎麻醉；e. 表面麻醉

如果将上述选项排列成题干下方的单独一列，就更容易阅读（Miller et al.，2013），如本例：

1. 哪种麻醉方法是将药剂注射到手术部位的神经束中？

a. 全身麻醉

b. 局部麻醉

c. 区域麻醉

d. 脊椎麻醉

e. 表面麻醉

请注意，这个例子的题干只有一行，如果题干较长并跨越两行，第二行要缩进到与第一行开头相同的位置，而且答案也设置了段落缩进，这种间距使学生更容易阅读试题编号及试题内容。

把相关题型排列在一起

单项选择题的题干和所有相关选项应该出现在同一页上。匹配练习的两栏也应并排印刷在同一页上，包括相关说明；使用简短的题干和配对选项更容易排列。如果可能的话，基于情境的试题或解释性试题的介绍性材料和所有相关试题都应放在同一页上，便于学生阅读材料和相关问题（Gronlund，2006；Miller et al.，2013）。

便于评分

如果测验是人工评分，试卷或答题卡的布局应便于评分。可以制作单独的答题卡，便于比较学生的答案与标准答案，从而实现快速评分。如果学生直接在试卷上记录答案，试题的安排应考虑到评分。例如，一系列判断题最好在左边的空白处用 T 和 F 列出来（Gronlund，2006；Miller et al.，2013），这样学生只需要圈出他们的回答，如以下示例：

T　F　1. 进行听诊时需要使用听诊器。
T　F　2. 体格检查应按侵扰程度从轻到重的顺序进行。
T　F　3. 当叩诊时，更容易发现从沉闷到共振的变化。

在字母上画圈，而不是书写或抄写下来，可以防止教师对学生的笔迹产生误解。对于填空题，在下面示例中，连续在空白处填写答案，会使评分变得困难：

1. 列出全身麻醉诱导期间巡回护士的三项责任：

__________________　__________________　__________________

相反，空白处应沿着页面的一侧排成一列，最好是在左边，如本例中：

1. ____________________________　1 ~ 3. 列出全身麻醉诱导期间巡回护士的三项责任。
2. ____________________________
3. ____________________________

随机排列正确答案

许多教师倾向于将客观题的正确答案或关键答案放在特定的答题位置，例如，将正确答案设置为单项选择题的 a 或 d 选项。也有些教师在设计试题时，让正确答案形成一种规律，使学生更容易得分（例如，T-F-T-F 或 a-b-c-d）。发现正确答案排列规律的学生（例如，正确答案从未连续两次或多次出现在同一选项）可能会利用这一信息来获得比他们原有知识水平更高的分数（Gronlund，2006）。

许多试题分析软件都会计算学生键入的答案选项在每道试题出现的次数。在查看这些报告时，教师可以确定正确答案出现的次数是否大致相同，但要注意单项选择题、判断题和匹配练习可能有不同数量的答案选项。虽然这些报告要在测验和评分后才能得到，但它们可以提醒教师再次使用该试卷（完整或稍加修改的题目）时，可使用不同方式使正确答案的选项在不同试题中分配得更均衡。教师也可以在答题卡上人工统计 T 和 F，或 a、b、c 和 d 的数量。对于判断题，如果发现是或非一方的选项占主导地位，可以更改试题，使其分布更加均衡（尽管一些专家建议应包含更多选择“非”而不是“是”的试题）。

Gronlund（2006）建议，单项选择题中正确答案的位置应随机分配。按首字母顺序排列多项选择题和匹配练习中的答案可以获得随机顺序，如下一节所述。

按逻辑或数字顺序排列选项

单项选择题的备选答案以及配对练习的题干和答案应按照逻辑或有意义的顺序排列，如按字母或时间顺序，或按大小或程度排列，这种安排可以减少阅读时间，帮助知道正确答案的学生从多个选项中找到正确选项。采用这种策略时也往往如前一小节所述，随机分配正确答案的位置，尤其是在冗长的测验中。当选项是数字时，应该始终按数字顺序排列，最好是按升序排列（Gronlund，2006）。这一原则可以从框 10.2 的示例中看出。

在整张试卷中为试题连续编号

虽然试题应按类型分组，但在整张试卷中应连续编号。也就是说，教师不应该在出现新的题目类型时从 1 开始给试题编号，而应继续以连续的顺序对试题进行编号。这种编号方式可以帮助学生找到他们尚未完成的试题，避免在填写答案时出错，特别是在使用单独答题卡时。

框 10.2

选项安排：乱序与按数字排序

乱序的选项	按数字排序的选项
患者需要服用愈创甘油醚 300 mg，频率为一天 4 次。该药物的规格剂量为 200 mg/5 mL。每次应该给该患者多少毫升的剂量?	患者需要服用愈创甘油醚 300 mg，频率为一天 4 次。该药物的规格剂量为 200 mg/5 mL。每次应该给该患者多少毫升的剂量?
a. 5.0 mL b. 2.5 mL c. 10 mL d. 7.5 mL[1]	a. 2.5 mL b. 5.0 mL c. 7.5 mL[1] d. 10 mL

注：[1]＝正确答案

校对

测验的目的是获得有效证据证明学生达到学习目标。尽管有效性是测验计划的主要关注点（例如使用测验的设计方案），但精心组卷和管理测验将确保其发挥预期功能（Miller et al.，2013）。

试题和书写说明不应该有拼写、标点符号、语法和印刷错误。这种错误是考生成绩测量误差的来源，尤其会在焦虑的学生中造成混乱和分心（Brookhart & Nitko，2019）。印刷和类似错误对任何学生来说都存在问题，对非英语母语者或有学习障碍的学生来说更是如此。测验设计者通常不会发现自己的错误，可以要求另一位熟悉测验内容的教师在复印试卷前校对试卷副本。应用文字处理软件的拼写检查或语法检查功能可能无法识别出标点符号错误或拼写正确但语境使用错误的词语，也不可能总是发现结构性错误，例如 2 道题目标了相同的题号或 2 个选项标了相同的字母。

准备一份答题卡

无论测验是采用机器评分还是人工评分，教师都应事先准备并核实答题卡，以方便高效评分，并对试题的准确性进行最后检查。可扫描的答题卡也可用于人工评分，答题卡可通过打孔标明正确答案。教师还应该为论述题准备参考答案，确定填空题的标准答案，如果使用分析性评分法，还应该准备评分标准。

呈现测验内容

确保可读性

在打印和复印试卷时，可读性是一个重要的考虑因素，复印质量差的试卷可能会影响到学生的最佳表现。只包含大写字母的字体很难阅读，建议同时使用大写字母和小写字母。母本或原件应该达到信纸的质量，用高质量打印机才能够清晰地复印出来。为了获得最佳呈现效果，应该在墨粉充足的机器上进行复印或打印，以产生清晰、深色、无任何杂线或伪影的试卷。

单面打印

试卷只能在纸张的一面进行打印。双面打印可能导致学生无意中跳过一些试题，或者在单独的答题卡上记录分数时出现错误。这也会使学生在测验期间因过度翻页而分散注意力。如果试卷是人工评分，学生应在试卷上写下答案，而不是在单独的答题卡上记录，那么单面打印会更容易评分。

复印足够的复印件

教师应该复印比学生数量更多的试卷，以便为监考人员提供额外的试卷，或者替换可能无意中分发给学生的有问题试卷。使用投影仪在屏幕上展示试题，或将试题写在黑板或交互式白板上能节省成本或教师的准备时间，但这些方式可能会给有学习障碍或视力障碍的学生带来问题。不管出于何种原因，当学生手头没有试卷时就无法控制答题速度，也无法返回到上一题进行作答。除非测验目的是测评正确拼写的知识，否则不建议口述试题；这种方法除了给有听力障碍的学生制造问题外，还浪费了学生原本可以花在思考和回答试题上的时间。此外，口述方式可能导致学生在答题结束后质疑答案的评分方式，这可能会造成问题。

维护测验安全性与保密性

教师有一项重要职责，就是防止发生未经允许获取测验材料的行为以维护测验安全性。教师的粗心大意可能使不诚实的学生获取测验材料，并以此获得比实际水平更高的分数。这就导致了测量误差，而且对那些为测验做好充分准备的诚实守信的学生是不公平的。在试卷的准备、复印、存放、管理和评分过程中，教师有责任做出安排，确保测验安全。

测验材料应存放于带锁的区域，只有被授权的人员才能进入。包含试题的电子文档应该用密码、加密或类似的安全装置来保护。只有正式员工才能处理测验材料；不得要求学生员工编辑电子版测验材料、打印或复印纸质版测验材料。在打印试卷时，应防止他人看到试题内容。应撕碎销毁打印出来的试卷草稿，而不是将其丢弃在垃圾桶或回收箱中。

如前所述，在试卷管理期间防止大规模测验作弊的一个建议是准备其他形式的测验，可以通过在每次测验中以不同顺序呈现相同题目来实现。然而，以上述方法产生的替代测验可能使学生的心态有很大的不同，从而导致不同的得分，尤其是当不同难度试题的位置被交换时。对于计算题，教师可以在不同的测验形式上修改同一试题的值，这样答案就不会完全相同。同样，单项选择题和匹配题的回答顺序可能会被打乱，从而产生另一个版本的试卷。如果仅有很少或根本没有证据证明这些测验形式的真正等效性，最好不要使用这种方法。其他防止作弊的方法将在本章的下一节中讨论。

■ 测验管理

环境条件

如果测验的环境条件干扰了学生的表现，就会成为测量误差的来源。如果可能，教师应该选择一个在测验全程能限制潜在干扰的房间。例如，如果在温暖的天气必须开窗通风，学生可能会被除草或施工的噪声分散注意力，但要求在大楼的另一侧安排一个房间进行测验，可能会预防这个问题。在教室门口贴上“测验中——请保持安静”的标识可以减少走廊上的噪声（Miller et al.，2013）。

对于在线课程，在测验前确定学生能使用计算机并能访问互联网参加规定时间段的测验是至关重要的。使用拨号调制解调器的学生可能会遇到“超时”的情况，当他们在规定时间段内没有访问互联网，互联网服务供应商就会断开他们的互联网连接。当发生这种情况时，学生无法传输完成测验，而课程管理系统可能不允许他们访问另一份测验副本。关于在线测验有效方法的更广泛讨论可以在第 11 章“在线课程和项目中的测试与评价”中找到。

分发测验材料

精心的组织和安排能使教师有效地分发测验材料并为学生提供指导。如果学生较多，可能需要几名监考人员来协助这个过程。如果使用单独的答题卡，通常可以先分发答题卡，然后再分发试卷。在分发试卷的过程中，教师应该指导学生在被告知可以答题之前不要翻开试卷作答。此时，学生应检查试卷是否完整，监考人员应更换有问题的试卷。然后，教师大声朗读答题说明，学生再进行复诵。倾听这些说明可以帮助非英语母语者、有学习障碍的学生，以及因为焦虑而影响其理解测验说明的学生。一旦教师回答完有关测验步骤的一般性问题，学生就可以开始作答了。但是，在允许学生答题之前，不要占用过多时间。冗长的评述和指示可能会干扰学生测验的心理状态，增加焦虑，并可能使其对教师产生敌意（Miller et al.，2013）。

在测验过程中回答学生问题

有些学生会在测验过程中向教师提问，但教师回答问题可能会对其他学生造成一定的干扰。此外，监考人员在测验过程中回答学生问题，可能会在无意间向学生提示正确答案，这将会使该学生获得其他同学无法获得的信息优势（Miller et al.，2013）。然而，在测验过程中禁止学生提问也是不合适的。教师管理测验的职责之一是“在测验前和测验期间的适当时机，为个人提供合理机会就评估程序或说明提出问题”（National Council on Measurement in Education，1995，第 4.9 节）。如果有学生提出监考人员无法回答的问题，可指示该生将问题记录在另一张写有姓名的纸上，最后与其他测验材料一起上交。这样，如果学生发现了试题中的问题，教师也可以在测验结束后采取必要的措施，而不是通过中断测验来宣布更正。第 12 章“考试和题项分析：解读考试结果”讨论了如果发现某道试题出现重大纰漏，如何调整测验分数。

在测验中应该告诉学生如果有问题请举手，而不是离开座位去找教师，这可以最低限度地减少注意力分散。在学生举手示意后，监考人员走到学生座位旁，尽可能安静、简短地回答问题。在回答问题时，监考人员理应纠正试卷中的错误和说明中的模糊之处，但应避免提供正确答案的线索。在编写试题时，教师应该努力消除文化偏见和非英语母语者不熟悉的术语。这将在第 16 章“社会、伦理和法律问题”中进一步讨论。

预防作弊

人们普遍认为作弊在美国的大学里很常见。Brookhart 和 Nitko（2019）认为，当教师了解学生、与他们就学习进行互动并布置有意义的作业时，他们就营造了一种不易发生作弊的测验环境。

作弊被定义为在测验或其他学业任务中，借助不正当途径获取与自身能力不匹配的更高分数的活动。传统的测验作弊形式包括但不限于以下几种：

- 在测验前获取测验材料或与他人共享材料
- 安排替考者参加测验
- 在测验过程中准备和使用未经允许的笔记或其他资源
- 在测验过程中与他人交换信息或抄袭其他学生的答案
- 抄写试题或保留测验材料，以便日后与可能参加本测验的人分享除了在身体部位、衣服上（例如帽檐的内侧、袖子或腰带的内侧）或物品上（例如背包、珠宝、面巾纸）写字以及抄袭别人的答案等低技术含量的测验作弊形式外，还有许多新的、更复杂的方法，如学生通过智能手机和手表发送短信、电子邮件和照片，向其他学生传递信息或寻求帮助，手机和其他智能设备很容易被学生藏在桌面下或宽松的衣服里。蓝牙技术的广泛使用让这种做法变得更加容易，拥有 MP3 播放器或类似设备的学生可以通过收听与测验领域相关的预录内容获得听力小抄。如果测验期间允许学生使用手持设备来获取有助于解题的工具（例如，用于解决药物剂量计算问题的计算器），则必须特别警惕，教师应该充分了解这些设备的功能，以遏制诸如预编设备程序、使用多屏幕可被最小化的行为（Hulsart & McCarthy，2009）。

在测验过程中，足够的安全保障和良好的监考环境通常可以防止作弊。诚信测验的学生会憎恶作弊的学生和不能识别且有效处理作弊行为的教师，尤其是当作弊的学生取得高分时。

由于技术辅助作弊手段的广泛使用，教师应该制订适合所有测验遵循的标准程序，特别是在大型团体测验时。这些程序可能包括以下条款：

- 除书写工具外，不得携带任何个人物品进入考场。背包、书籍、纸张、手机、寻呼机和其他手持设备、钱包、公文包、纸巾、糖果或镇咳药、饮料瓶或杯子、“幸运符”等，一律留在教室外。
- 不得穿戴大衣、夹克等外衣和有帽檐的帽子。
- 不得佩戴太阳镜或遮阳镜。
- 不得佩戴耳塞或耳机。如果学生希望在测验中使用耳塞来阻隔环境噪声，应提前告知教师，教师可提供便宜的一次性耳塞。
- 教师可提供草稿纸供学生在测验中使用，并在学生离开考场前与其他测验材料一起提交。
- 教师可提供纸巾和额外的书写工具，以备学生测验期间需要时使用。
- 测验期间禁止或限制上厕所。如有需要，学生应当在监考人员陪同下进入洗手间，监考人员也应该在学生使用洗手间之前检查洗手间是否有隐藏设备和打印资料。
- 学生按照座位间隔就坐，且直接坐在他们前面一排学生的正后方。
- 学生必须把测验材料放在监考人员能看到的桌面上，且在监考人员的视线范围内，不得大面积散放。如果学生因任何原因必须离开考场，在其离开期间，所有测验材料都应翻转朝下。
- 如果测验期间允许使用计算器，教师可以购买必要数量功能有限且便宜的计算器，与测验材料一起分发和回收。
- 在完成测验、提交测验材料之前，未经允许，学生不得离开座位。

上述措施可能过度严苛，但多是由护理教育专业毕业生参加执照测验或认证测验的测验要求转化而来的。学生如果习惯了在这些条件下参加测验，也会从中受益。教师应根据自己的具体情况决定采用其中的哪些条款。

虽然已有许多防止测验作弊的措施，但唯一有效的措施是仔细监考。测验期间应该有充足的监考人员对学生进行监督；大多数情况下建议至少有 2 名监考人员，保证在紧急情况下有监考人员陪同学生离开教室且不会让其他学生处于无人监督的状态。监考人员应该认真对待监考任务并全身心地投入其中，而不是批改试卷、查看电子邮件和其他信息或者阅读。如果有多位监考人员在场，他们应该站在考场的不同位置观察学生。监考人员除了回应举手学生外，其他时间应避免在教室来回走动，以防分散学生的注意力，尤其是对于有测验焦虑的学生。

对于教师来说，处理学生测验作弊行为是一件棘手的事。在测验前，教师必须了解护理教育计划以及学院或大学关于测验或其他评价作弊的政策。如果确定学生作弊，教师应该安静地收好试卷和答题卡，并要求学生离开教室。但如果教师对作弊行为的判断不准确，当下最好不要与学生发生冲突，这不仅会妨碍其他学生测验，没收测验材料、命令作弊学生离开教室的行为还会分散其他学生的注意力，也可能会影响学生测验成绩的准确性。最好是继续观察学生，尽量与学生进行眼神交流，让其意识到教师在关注他。如果学生试图作弊，这种方法通常能有效阻止作弊行为。如果这种行为还在继续，教师应该与另一位监考人员核实情况，双方都确认后，学生才可能会被要求离开教室。

尽管许多测验专家认为，将该场测验判为零分对于作弊学生的惩罚是恰当的，但 Brookhart 和 Nitko（2019）将这种方法称为“致命的零分”（pp.342-343）。根据课程绩点组成部分的相对权重，由于作弊而导致测验分数被判为零分可能会导致该课程不及格（关于评分组成部分更全面的讨论，请参见第 17 章“等级评定”）。然而，从测验成绩中扣除相应分数，就意味着低分代表了违规学生的真实成绩，而事实并非如此。Brookhart 和 Nitko 讨论了缺少一个成绩组成部分（未提交作业）时计算课程成绩的几种策略；其中一种策略是教师根据评分标准给出尽可能高的不及格分数，而不是零分，这样对课程成绩的破坏性影响往往较小。虽然这个策略是针对未完成作业的情况提出的，但同样也适用于对测验作弊进行处罚。无论教师选择何种策略处罚作弊学生，他们都是在利用分数来规范学生的行为，方法是减去因“作弊”多得的分数（Brookhart & Nitko，2019，p.341）。应在学校的学术诚信政策中明确规定对测验作弊的处罚，并在政策实施前告知学生。

如果教师在测验日期之前得知试卷副本正在被传阅，教师应该设法获取可证实的证据，证明有一些学生已经看到了这一份试卷的副本。在这种情况下，教师需要准备另一份试卷或开发评价学生学习情况的替代方法。正如本书所述，有许多评价策略适用于衡量护理学的学习成果。

在线测验

随着线上课程与项目的增多，教师们无法直接观察学生并防止其在测验过程中作弊。教师们可采用多种方法，包括在计算机测验中心监考以及远程监考等高科技解决方案。关于这一主题更广泛的讨论请参考第 11 章“在线课程和项目的测试与评价”。

收集测验材料

在进行传统的线下测验时，学生完成测验并准备离开考场产生的混乱和噪声可能会打扰仍在测验的学生。教师应有计划地收集测验材料以尽量减少这种干扰，并维护测验安全。最重要的是要确保学生没有把测验材料带离教室。因此，教师应该仔细检查学生是否提交了试卷、答题纸、草稿纸和其他测验材料。学生人数较多时，可指定一名监考人员负责从每个学生那里收集测验材料；这名监考人员要检查试卷和答题纸以确保学生按指示标记答案、记录姓名（或学号）且没有遗漏任何试题。任何错误都可以在学生离开考场之前得以纠正，以保证测验安全性不会受到影响。

如果在测验快结束时学生仍在答题，则教师应公布剩余时间，并督促学生尽快完成。测验结束时，所有学生必须停止答题，教师或监考人员需收回剩余试卷。除了认定为学习障碍而获得优待的学生，其他学生未完成试卷则不能继续答题。在测验前教师就应做出这一决定，并进行必要的安排。然而，延长测验时间并不适用于所有学习障碍的学生。只有在对学生的能力和需求进行心理教育评估的基础上做出明确诊断，才能允许延长测验时间。第 16 章“社会、伦理和法律问题”包括优待残疾学生的补充讨论。

合作测验

合作测验是一种评估方法，在终结性评估中，学生结成对子或小组一起合作，这种方法受到了各级教师和学生的支持。合作测验的方法有很多，但大多数都是让学生参加两次相同的测验：一次是个人进行的，另一次是在提交答卷后分组讨论试题，然后重新参加测验。大多数情况下，学生在测验时被随机配对或组成小组。重新参加测验的方式各不相同，有的是组成对子或小组共同讨论试题，但是由个人提交单独的答题纸以获得个人得分。在这种过程中，学生不需要在小组共识的基础上回答问题，也不需要对每道试题的答案进行投票，而是在讨论后写下自己的答案。教师可以记录两次单独测验的总分或平均分。在其他方法中，成对或小组讨论试题直到对答案达成共识，并由两人或小组提交一张答题卡。最后，每个学生的两次测验总分由个人得分和小组得分以某种组合确定，例如：总分和两次分数的平均值，需要在个人测验中获得及格分数才能从合作测验分数中获得额外分数或加权分数，如个人得分的 2/3 和合作分数的 1/3（Burges & Medina-Smuck，2018；Rivaz，Momennasab，& Shokrollahi，2015）。

关于脊椎按摩疗法和护理教育项目的合作测验研究表明，合作测验组的表现更好，学生也更倾向于合作测验。在研究和轶事报告中，学生们都一致表明了对合作测验的积极看法，包括减少测验焦虑，提高思维能力和学习动力。Phillips、Munn 和 George（2019）的一项关于合作测验对研究生护理学计划影响的研究发现，合作测验可以有效提高团队合作能力和沟通技巧、增进团队关系、提升评判性思维。合作测验通过鼓励学生作为主动学习者参与学习，可以保持学生对课程内容的积极态度，提高学习深度，并提升思维能力（Meseke，Nafziger，& Meseke，2010；Sandal，2010）。然而，合作测验对知识长期保留的影响并没有得到一致的报道。Rivaz 等（2015）发现，与只参加个人测验的学生相比，同时参加个人测验和合作测验的本科生对内外科护理内容的记忆更深刻，但其他研究发现，合作测验和传统测验在知识的长期保留方面没有差异（Sandahl，2010）。根据测验所测量的认知水平不同，结果也可能有所不同，学生在相对简单的合作测验中表现得更好。合作测验对于不同水平的学生都有明显的好处，但表现差的学生在合作测验中取得的成绩明显高于其个人测验的成绩。参与合作测验的学生报告说，他们学习到的知识没有比平时多，但与参与传统个人测验的学生相比，他们课程的整体表现更好（Meseke et al.，2010）。

尽管有研究报告了合作测验的好处，但在一些研究中，有学生担心偷懒的同学可能获得了比他们应得的更高的测验分数。值得注意的是，个人在获得群体互动好处的同时对团队的贡献很少，这种现象被称为“社会性惰化”。尽管这种行为可能会破坏团队功能，但似乎对成绩差的学生更有利，他们可以从同伴那里不劳而获。然而，没有充分参与讨论的“不作为”学生可能学得不如那些参与讨论的学生深入，即使成绩优秀的学生也会对这种行为感到不满，但这对他们来说没有弊端，因为他们会从讨论和小组反馈中受益。在规模较小的小组（不超过 4 名学生）中，同伴压力促进了学生参与（Meseke et al.，2010），“社会性惰化”的问题就不那么严重了。

学生可能会抱怨在合作测验中包含认知范围外的试题，因为这很难就正确答案达成共识；学生重新测验时的个人答案并不总是与小组讨论后推荐的答案相关联。学生们还报告说，需要较低认知水平的试题并没有提高他们的评判性思维，因为小组能够在没有太多讨论的情况下迅速达成共识（Meseke et al.，2010；Sandahl，2010）。

合作测验通常只用于护理课程中的部分测验，最常见的是精选小测验和单元测验。虽然学生可以从这种测验形式中受益，但他们仍然必须掌握足够的技能来参加个人测验，使得他们通过护理教育计划后的执照和认证考试。

评分

许多教师说他们给测验“评级”，而实际上更准确的说法是他们给测验“评分”。评分是一个确定测验成绩直接的、未经转换的、无需解释的首选衡量标准的过程，通常称为原始分数、获得分数或观察分数。原始分数表示正确答案的数量或试卷各部分的评价分数（Brookhart & Nitko，2019）。而评级或标记是用一个符号来代表学生学习水平的过程。符号可以是字母（A、B、C、D、F，其中也可能包括＋或－）、类别（及格 / 不及格，满意 / 不满意）或百分比（100%、99%、98%……）等选项。

在大多数情况下，测验成绩不应该被转换成绩点再计算最终的平均绩点。相反，教师应该记录实际的测验分数，然后将所有分数合并成一个可以转换为最终绩点的综合分数。记录分数有助于提高测量的准确性，因为每次将分数转换为字母时都会丢失信息。例如，如果将 70 ～ 79 分的分数全部转换为 C 级，则该范围内的每个分数都获得相同的绩点，尽管 71 分和 78 分可能代表成绩上的重要差异。如果所有的 C 绩点都转换为相同的数字绩点，例如C＝2.0，当教师计算这门课程的最终绩点时，这些差异就会消失。各种评分体系及其用途将在第17章“等级评定”中讨论。

加权项

计分规则中每道客观得分的试题一般具有相同的权重。大多数电子计分系统给正确答案计1分，除指定试题赋予不同的权重，这对于人工计分的测验来说也是合理的。教师很难证明某道试题赋值2分，而另一道试题赋值1分。加权制度会促使学生为了答案争取部分学分。

不同的权重意味着教师认为知识点的重要性不同。当确有此情况时，更好的方法是出更多与该重要知识点相关的试题；在考试规划中该知识点的重要性将会得到体现，考试规划会规定每个知识点的试题数量。当在测验中同时使用了选择类和主观类的题型时，可以根据所需任务的复杂性和学生答题内容的价值，为简答题和论述题赋予不同的分值（Miller et al.，2013）。没有必要调整试题的数值权重，使总分达到100分。虽然100分的试卷可以让教师快速计算出百分比分数，但这并不能对学生分数做出有效解释。

针对猜测的校正

在标准化测验中，原始分数在公布之前可能会被调整或校正。其中一个步骤包括应用公式消除学生可能通过猜对而获得分数的任何优势。校正公式通过将学生一部分错误答案从原始分数值中减去来确定正确分数（Brookhart & Nitko，2019；Miller et al.，2013）。该公式仅用于简单的判断题、单项选择题和一些匹配练习，并且取决于每道试题的备选项数量。一般公式为：

$$\text{正确分数} = R - \frac{W}{n-1} \tag{10.1}$$

式中，R为正确答案的数量，W为错误答案的数量，n为每道试题的选项数量（Miller et al.，2013）。因此，对于判断题这样的双选项试题，教师仅需从正确答案的数量（或原始分数）中减去错误答案的数量即可；对于四选一的选择题，原始分数则减去错误答案数的三分之一。校正公式显然很难用在包含多种不同题型的测验中。

通常只有在学生没有足够时间完成所有试题，以及被告知不要回答任何不确定答案的问题时，才适合使用校正公式（Miller et al.，2013）。即使在这种情况下，学生对“准确性”的理解也可能有所不同。因此可能会以不同的方式理解建议。有些学生会不顾给出的指示和惩罚而猜测答案；冒险型或应试型的学生很可能会因为猜对了一些答案而获得比规避风险型或不善应试型学生更高的分数。这些个性差异是无法通过发布禁止猜测答案的指令和对猜测答案进行惩罚来平衡的。

使用校正公式也是基于这样的假设：不知道正确答案的学生会盲目猜测。然而，

Brookhart 和 Nitko（2019）认为，通过随机猜测获得高分的概率很小，尽管许多学生是在对教学内容有一定了解后进行有根据的猜测，然后选择正确答案。考虑到校正公式的局限性及护理教育测验计分制度的缓慢发展，最好的方法是建议学生回答每一道试题时，即使他们对自己的答案不确定，也不对猜测的答案做任何更正。

小结

试卷的最终呈现和管理方式都可能影响测验结果的有效性。试题排列不当、书写说明不明确、印刷错误以及管理疏忽都可能导致测量误差。周密的计划可以帮助教师避免或尽量减少这些问题。

良好的试卷设计规则包括：预留足够时间、按照逻辑顺序排列试题、列出答题说明、使用封面页、避免试卷排版拥挤、将相关材料排列在一起、随机分配正确答案、在整个测验过程中给试题连续编号、校对试卷、确定标准答案。在准备复印件时，教师应确保试卷的易读性，试题内容单面打印，为所有学生和监考人员准备足够的复印件，并维护测验材料的安全。

虽然管理测验通常是测验过程中最简单的阶段，但也有一些常见问题可能会影响分数的可靠性。教师应安排有利的测验环境，高效分发测验材料并给予指导。在测验过程中，教师制订适当的监考和答题计划，高效收齐测验材料。在测验前、中、后，教师都有责任防止作弊，讨论各种形式的作弊并给出防止测验作弊的建议，包括仔细监考。

这一章还对合作测验进行了简要讨论，介绍了该测验形式的几种方法。研究报告指出学生对合作测验的满意度，但也有部分学生对在合作测验中浑水摸鱼的同伴和那些在小组讨论中不劳而获的学生表示担忧。总体来说，合作测验似乎对成绩好的学生和成绩差的学生都有好处，但可能不适用于分数对课程绩点有影响的测验。

在管理测验之后，教师必须进行评分并解释测验结果。评分是第一个直接的、未经解释的衡量测验表现的过程，通常被称为原始分数。原始分数通常代表正确答案的数量。测验成绩不应被转换为绩点，日后计算最终平均绩点。相反，教师应该记录实际的测验分数，然后将它们合并成一个综合分数，再转换成最终绩点。

一般来说，每道客观评分的试题应该具有相同的权重。如果一个知识点比另一个知识点更重要，教师应该针对更重要的知识点编写额外的试题。大多数机器评分系统给每一个正确答案判 1 分，这对于人工评分的测验来说似乎也合理。

原始分数有时会在公布之前被调整或校正。在某个程序中应用一种公式能够消除学生可能通过猜测而获得分数的任何优势。教师只有在指导学生不回答任何不确定答案的试题后，才能运用这种公式对学生猜测答案后的得分进行纠正，但是学生对这一建议的理解可能会有歧义。因此，最好的方法是建议所有学生回答每一道试题且不对自己猜测的答案进行纠正。

参考文献

Brookhart, S. M., & Nitko, A. J. (2019). *Educational assessment of students* (8th ed.). New York, NY: Pearson Education.

Burgess, A., & Medina-Smuck, M. (2018). Collaborative testing using quizzes as a method to improve undergraduate nursing student engagement and interaction. *Nursing Education Perspectives, 39*, 178–179.

Gronlund, N. E. (2006). *Assessment of student achievement* (8th ed.). Boston, MA: Pearson Education.

Hulsart, R., & McCarthy, V. (2009). Educators' role in promoting academic integrity. *Academy of Educational Leadership Journal, 13*(4), 49–61.

Meseke, C. A., Nafziger, R., & Meseke, J. K. (2010). Student attitudes, satisfaction, and learning in a collaborative testing environment. *Journal of Chiropractic Education, 24*, 19–29.

Miller, M. D., Linn, R. L., & Gronlund, N. E. (2013). *Measurement and assessment in teaching* (11th ed.). Upper Saddle River, NJ: Prentice Hall.

National Council on Measurement in Education. (1995). *Code of professional responsibilities in educational measurement (CPR).* Retrieved from https://www.ncme.org/resources/library/professional-responsibilities

Phillips, T. A., Munn, A. C., & George, T. P. (2019). The impact of collaborative testing in graduate nursing education. *Journal of Nursing Education, 58*, 357–359. doi:10.3928/01484834-20190521-07

Rivaz, M., Momennasab, M., & Shokrollahi, P. (2015). Effect of collaborative testing on learning and retention of course content in nursing students. *Journal of Advances in Medical Education & Professionalism, 3*, 178–182.

Sandahl, S. S. (2010). Collaborative testing as a learning strategy in nursing education. *Nursing Education Perspectives, 11*, 142–147.

第 11 章

在线课程和项目的测试与评价

翻译：唐四元

当代护理专业学生希望教育机构能提供灵活的教学方法，帮助他们在学业、就业、家庭和个人承诺四者之间取得平衡（Jones & Wolf，2010）。在线教育作为满足这些需求的潜在解决方案，得到了迅速发展。在美国高等教育中，各学科线上课程登记人数的增长率远超传统课程入学人数的增长率（Seaman，Allen，& Seaman，2018）。2016 年秋季学期，超过 630 万名学生至少选修了一门大学级别的在线课程，选修至少一门在线课程的学生占学生总数的 32.0%（Seaman et al.，2018）。在护理学方面，美国护理院校协会报告（2019）显示，219 个“注册护士攻读护理硕士”学位项目和 600 多个“注册护士攻读护理学士”学位项目提供了部分在线课程。而在过去几年发展迅猛的护理博士专业学位项目，同样设置了部分或全部在线课程。护理预执照项目和其他级别的护理教育课程也包含在线课程。

在本章中，在线课程指至少有 80% 的课程内容通过线上形式讲授。面授课程则指 0% ～ 29% 的课程内容通过线上教授。这类课程包括传统课程和网络授课课程。混合式课程有 30% ～ 80% 的课程是在线开展。在线课程一般会使用 Blackboard、Desire2Learn（Brightspace）、Sakai 和 Moodle 等课程管理系统。

在线课程和项目的发展，使人们关注对其质量的评估。第 18 章“项目评价和认证”描述了远程教育课程的评估标准。不同的护理认证机构所设置的认证标准，评估在线课程的方式各异，这些标准将在第 18 章“项目评价和认证”中展开介绍。本章讨论了对在线课程的学习评价建议，包括课程作业测试与评估，以确定是否达到课程目标和结果。本章还给出了评估在线课程和项目及其教学效果的方法。

学习者个人层面的学习评估

与传统课堂环境中使用的方法相比，在线评估和评价原则并没有本质上的区别。在线课程与传统课程一样，学生个人成绩的评估应采用多种方法，如测试、书面作业和在线讨论。测试和评估技术的进步使学生能在计算机上参加测试，以及评价学生的思维成果，并且这些技术现今也应用在传统课程中（Miller，Linn，& Gronlund，2013）。但以在线或混合形式实施的课程和项目，在很大程度上依赖或完全依赖于技术手段来评估学生在多大程度上达到了预期的学习目标或成果。

在线测试

在线测试不可避免地引起了人们对学术不端的担忧。任课教师如何确定参加测试的学生就是选修该课程的学生？如何防止学生在考试时查阅未经授权的资料？或与尚未参加考试的学生分享考试信息？因此，教师应在在线测试中采用多重方法防止学生作弊，促进学术诚信。教育工作者可采取低技术和高技术方案来解决这一问题。

举一个低技术解决方案的例子：在教学大纲或学生手册中加入对学术诚信期望的论述，从而在课堂上营造学术诚信的氛围（Conway-Klaassen & Keil，2010；Hart & Morgan，2009）。当教师与学生建立正向关系，定期开展学习互动，传达对学生考试成绩的信心时，便可建立起不利于产生作弊的环境（Brookhart & Nitko，2019；Miller et al.，2013）。针对在线考试作弊、抄袭和其他学术不端行为，教师应制订明确的政策，向学生传达对他们表现的期望（Morgan & Hart，2013）。不过，遗憾的是，学生并非总是将作弊或分享考试信息视为学术不端，相反，他们往往觉得这只是在互相合作（Wideman，2011）。

另一种低技术的解决方案是进行严格计时的考试。这可以让学生担心没有时间完成考试，而放弃查找试题答案。其他能减少在线测试作弊现象的方法有随机出题并任意排列答案选项、一次只显示一道题且不允许学生看之前作答的试题和答案、为同组学生制订和使用不同版本的试卷、开发开卷考试等（Conway-Klaassen & Keil，2010）。然而，这些方法都有其不足之处，在实施前，在线课程教师必须加以考虑。

随机排列试题和选项顺序

正如第 10 章“组卷、管理和计分”所讨论的，试题的顺序可能会影响学生的成绩，从而影响评估的效度。许多测试专家建议，将每种形式的试题按从易到难的顺序排列，以尽量减少测试焦虑，从而让学生对容易的题目迅速做出反应，把大部分时间花在较难的题目上。另一种建议是按照教学内容的顺序排列试题。学生可以把试题内容顺序作为认知地图，从而更容易地检索出存储的信息。将试题按教学内容和难易程度递进排序，这种方法将会是理想的测试设计方式（Brookhart & Nitko，2019）。许多测试专家还建议改变多选题的正确答案位置，以随机方式匹配试题，以避免出现可能帮助未经准备的学生获得比他们实际知识水平更高分数的模式。按字母或数字顺序排列答案，充分变化正确答案的位置，则是一种较为简单的方法（Brookhart & Nitko，2019；Gronlund，2006）。因此，打乱在线测试的试题和答案选项顺序可能会降低对学生分数解读的效度，而且目前还没有科学证据建议将此作为防止在线测试作弊的一种方法。

一次只显示一道试题，不允许学生查看之前作答的试题

这种策略适用于计算机自适应型的测试模式，在这种模式中，每个学生的试题都是在测试过程中以交互方式组合而成的。因为一道题目的答案（正确或不正确）决定了下一道题目的生成，所以回看之前的题目不会有任何收获。然而，在教师为传统测试或在线测试所构建的评估体系中，如果学生回忆起能使他们改变答案的信息，应允许并鼓励他们回看之前的试题。教师在帮助学生发展应试技能，使其在考试中能充分体现自己的水平的同时，还应鼓励学生先跳过难题，之后再返回作答，从而更明智地利用时间（Brookhart & Nitko，2019）。所以，一次只显示一道试题，不允许学生查看之前作答试题的做法，会使得考试成绩无法准确反映学生的能力。

在同一组学生中制订和使用不同版本的试卷

如第 2 章“有效评价程序的质量：效度、信度和可用度”所述，如果测试的替代形式是根据相同的测试蓝图或评分细则开发的，并且它们产生的结果高度相关，那么它们就被认为是等效的。等效测试形式在标准化测试中广泛使用，以确保测试的安全性，但教师自编测试的替代形式通常不需要经过严格的程序来获取经验数据，以证明其等效性。因此，针对同一组学生的其他形式的测试可能会产生不具可比性的结果，从而导致对测试分数的不准确解释。

开发和实施开卷测试

传统课程的测试通常不允许应试者通过查阅参考资料或其他资源来得出正确答案。而且大多数学术诚信守则和政策都规定，未经教师允许，学生不得在测评过程中查阅此类资源。不过对于在线测试，尤其是研究生阶段的在线测试，教师可以开发一些允许或鼓励学生利用适当资源，从而选择或提供正确答案的测试。这些通常被称为开卷测试或在家测试的评估方式，要求学生在新颖的情境中运用知识和技能，以衡量学生的高阶思维能力。高阶技能中的一项重要能力便是，在个人解决问题、做出决策和临床推理时，能识别和使用适当的参考资料。教师可以通过如论述题和基于情境的试题集（解释性练习）等测试形式，为学生提供新颖的材料，让他们分析、整合及评价。由于回答这些形式的题目通常需要比回答判断题、多选题、配对题和填空题花费更多时间，教师应为在线开卷测试分配足够的时间。因此，如果为了阻止作弊现象而严格计算开卷测试的时间，不仅会导致学生的真实能力无法得以准确反映，还很可能会引起学生无益的焦虑和愤怒情绪（Brookhart & Nitko，2019）。

另一种阻止作弊的低技术策略是定时同步测试，只有所有学生完成考试后才公布测试成绩。虽然同步在线测试会带来不便，但提前充分了解测试的日期和时间，能缓解一些学生遇到的时间安排冲突。

使用浏览器安全程序，如Respondus™①，可以防止学生在考试时上网搜索。这是在无人监考的测试中防止学生作弊的一种高科技解决方案（Hart & Morgan，2009）。然而，这种安全功能并不能防止学生在考试期间使用另一台计算机搜索或寻求他人帮助。对于那些希望使用现有最佳技术来避免学术不端的教师而言，可以使用远程监考核实学生身份，并监控学生行为（Dunn，Meine，& McCarley，2010）。远程监考也称虚拟监考，是一种在在线考试交付系统中模拟现场监考的服务。它可以确认考生身份并确保考试的诚信度。监考的形式可以是同步的（实时监考），或者非同步的（录制考试过程，供监考人员日后审查）；可以由真人监考，也可以由自动监控技术监考。远程监考系统通常将网络摄像头、麦克风甚至生物识别扫描仪等设备集成到学习管理系统中。

教师还可以要求学生使用网络摄像头来确认身份。有些课程管理系统具备受密码保护的访问权限和代码，以防止试题打印、复制和粘贴。其他防作弊方法还包括每次考试要求使用不同的在线密码，以及在考试前更改登录密码。但是，这些方法并不能阻止学生接受其他学生的帮助。因此，解决这些难题的合理折中办法便是使用监考中心（Stonecypher & Wilson，2014）。

美国各地的院校一同合作，给学生创造就近参加有人监考测试的机会。监考人员应事先获得学生所在院校的批准，观察学生在线考试的情况（Hart & Morgan，2009），并签署协议确保所有试题材料的安全与信息保密。虽然有人监考测试不如无人监考的非同步测试方便，但它能更大程度地保证学生独立参加测试。

课程作业

为适应电子媒介，在线学习需要调整课程作业。教师可以精心设计在线课程作业，为学生提供发展和展示其认知、情感和精神运动能力的机会。表11.1提供了在认知、情感和精神运动领域的具体学习成果的例子，可用于形成性和终结性评价。案例分析和评判性思维短文、讨论板和课堂评估技术等作业可用于形成性评价，而论文、辩论、电子展示、学习档案袋和测试则更常为终结性评价提供参考（O'Neill，Fisher，& Newbold，2009）。在线课程的作业可用于学生学习成果的形成性评价或终结性评价。不过，教师应向学生明确说明这些作业会如何用于个人学习评价中。无论教师评估哪种类型的作业，学生都必须清晰地了解作业及其评估的标准。

---

① Respondus是一家专注开发在线测试应用程序的公司，其针对高等教育机构开发的五款程序目前被美国多所高校应用于在线测试中。这些程序包括："LockDown Browser"，这是一种自定义浏览器，可以锁定学习管理系统中的测试环境，主要用于防止学生在线考试监考期间作弊；"Respondus Monitor"，是一种远程监控解决方案，允许学生远程在线考试，同时通过全程记录确保考试过程的完整性；"Respondus 4.0"，是一个用于创建和管理考试的工具，可以帮助教师管理纸质试卷或将试题直接发布到Canvas、Blackboard、Brightspace、Moodle等其他在线学习系统，这样学生可以使用熟悉的Windows环境进行离线考试，或者在不同的学习系统之间实现离线考试；"StudyMate Campus"，可以帮助用户创建学习管理系统，从而分享其学习活动，开展自我评估，同时也提供趣味学习程序；"Test Bank Network"，是一个涵盖数千本高等教育教科书的试题库，教师可以使用它创建自己的考试。——译者

表 11.1　用于在线评估的学习成果示例

认知领域	情感领域	精神运动领域
讨论板	讨论板	录像，使用其他技术
在线聊天	在线聊天	虚拟仿真
案例分析	案例分析	网页开发
学期论文	辩论	网页展示
研究或循证实践论文	角色扮演	互动模块
简短的书面作业	伦理问题讨论	汇报
期刊文章	访谈	
电子档案袋	期刊文章	
	博客	

反馈

与传统课程一样，学习过程中的反馈和教师对作业的评价能促进学生学习。由于缺乏面对面的互动及其导致的非语言性沟通的缺失，学生在线学习时需要比在传统学习环境中获得更多的反馈。教师应及时反馈每次作业的情况，以证明他们正在评估或已经评估完了学生作业。或者，教师可以告知学生何时能得到更详细的反馈。O'Neill 等（2009）曾建议教师应在 24 ～ 48 小时内给予反馈。但在这么短的时间内，期望教师给一大批学生，或针对某个篇幅很长的作业给出详细而有意义的反馈并不合理。因此，在线课程或混合课程的教学大纲应写明预计收到作业反馈的合理时间。例如，教学大纲可注明："我将在 24 小时内通过电子邮件确认收到提交的作业，并将在［指定时限］内通过电子邮件［或在学习管理系统上以私人消息或其他方式］提供更详细、具体的反馈［以及分数或等级（适当时）］"。

教师可通过多种方法给予学生反馈。许多教师使用 Microsoft Word 的"跟踪修订"功能（或其他文字处理软件的类似功能），或在文档中插入批注，对书面作业提供电子反馈。亦或通过电子邮件、使用视频广播或预定电话会议，用 Skype、FaceTime 或 Zoom 等远程通信应用程序给予书面或口头的反馈。

正如第 9 章"书面作业的评估"中所述，教师也可以在完成作业的过程中加入同伴评议。例如，对于篇幅较长的正式书面论文，教师可以为每个学生指定一个评阅同伴，或者每个学生可以请其他学生评判初稿。然后，同伴评阅者的书面反馈以及生成的修改稿应提交给教师进行评估。

如果作业要求学生使用课程管理系统的论坛功能参与讨论，教师也可以指定小组或同伴，对教师或其他学生发布的问题回答进行点评。当无法明确学生对讨论的贡献度时，同伴反馈非常重要。同时，授课老师也应定期向学生发布总结反馈，帮助他们明确知识的差距、纠正错误信息并构建新知识。

无论在线课程中教师选择何种反馈方式，都应建立清晰的指导原则和目标（包括同伴反馈的截止日期），并清楚地传达给学生。学生应了解反馈的总体目的，从而有效地参与其中。结构化反馈表可用于个人或小组作业。O'Neill 等（2009）建议给予以下多维度的反馈：

- 批阅作业内容、表述质量、语法和其他技术写作素养。
- 提供支持性的陈述，强调优点和需要改进的地方。
- 传达清晰、透彻、一致、公正、具有建设性和专业性的信息。

制订评分细则能借助明确的标准来评估学生作业，并衡量学生成绩。评分细则可以提高多个评分者之间的评估可靠性，告知学生具体目标，同时描述实现特定等级的行为要素，并可作为一种反馈工具。表 11.2 提供了用于评估在线讨论板作业反馈的一个评分细则示例。

表 11.2 讨论板反馈评分细则示例

标准	极好（3分）	好（2分）	满意（1分）	不满意（0分）	分数
频率	一周内参加 4～5 次	一周内参加 2～3 次	接近周末时参加 1 次	不参与讨论	
发布初次作业	针对与主题相关的三个或更多概念，发布了内容充实的讨论	针对至少一个或两个与主题相关的关键概念，发布了内容充实的讨论	发布摘要信息，准备浅显，讨论缺乏依据	未发布作业	
发布同伴反馈	发表对同伴帖子的分析，并提供支持性参考资料，以扩展讨论范围	对同伴的评论发表了详细回复，并提供参考资料	发表"我同意"或"好主意"等肤浅的回复	不向同伴发表反馈意见	
内容	帖子提供了反思性的意见，并以证据为依据，扩展了讨论的范围	帖子提供了支持主题的、基于证据的事实	帖子没有为讨论添加实质性信息	帖子与主题无关	
参考资料	提供个人经历和反思，并提供两个或两个以上支持性参考资料	提供个人经历，仅提供一个支持性参考资料	提供个人经历，无参考资料	未提供个人经历或参考资料	
语法、清晰度、写作风格	回复有条理，无语法或拼写错误，文体正确	回复有条理，有 1～2 个语法和拼写错误，使用正确的文体	回复有条理，有 4～5 处语法和拼写错误，1～2 处轻微的文体错误	回复缺乏条理，5～6 处语法和拼写错误，多处文体错误	

评估学生的临床表现

对于教师和项目管理人员而言，评价在线课程和项目中学生的临床能力是富有挑战性的。教师在线上授课过程中，确保护理专业学生的临床胜任力至关重要。虽然护理课程中的教导性内容适合以在线形式传授，但线上教授临床技能、评价学生表现相当困难（Bouchoucha，Wikander，& Wilkin，2013）。

通常有以下一种或多种方法，来评价线上学生的临床表现：

- 由带教老师观察和评价学生表现
- 教师前往学生实习地点，直接观察学生的表现
- 通过模拟真实环境，或利用模拟人、标准化病人，进行校内或地区内的技能评价
- 使用远程会议、远程卫生技术、视频录像、现场直播或类似技术进行虚拟现场考查（Alton，Luke，& Wilder，2018；Harris et al.，2020）

带教老师参与

参加在线课程或项目的学生，通常在带教老师的指导下，开展护理课程中的临床学习。带教老师负责根据已明确的学习目标，指导学生在临床环境中的学习。他们还负责评估学生表现，定期反馈，并定期与学院教师沟通学生进展。如果学生表现未达到预期，带教老师必须告知教师，以便制订计划，纠正学生的不足（Oermann，Shellenbarger，& Gaberson，2018）。

同样，课程中应实施策略，让带教老师和其他参与学生表现评价的教育者，以小组形式一同讨论需评定的能力、每种能力的含义，以及不同能力水平在评分表上该如何表现。这一关键工作可确保带教老师和其他评价者的可靠性。同时，带教老师也可观察学生表现的录像，并使用临床评价工具对其表现水平评分。或者，带教老师和课程教师可以讨论学生的表现水平、特点，以及如何在表现评分上反映学生的表现。此类带教老师发展活动应在课程开始前组织，并至少在课程期间进行一次，以确保评价者按预期使用评价工具，并在学生群体和临床环境中保持一致。即使在有带教老师参与的临床课程中，教师也可能决定通过观看学生表现录像，或其他技术与接收端的教师一起观察学生来评价学生的临床技能。数字化记录不仅是一种终结性评价策略，可在临床课程结束时或其他指定时间点评估学生能力，它对学生自我评估和教师提供反馈意见也很有价值。

教师观察和评价

即使带教老师可作为学院教师的补充，教师仍应对学生的表现作终结性评价。许多执业护士项目会对学生进行现场评价，由教师在现场观察学生与患者、带教老师的互动情况（Distler，2015）。虽然有些学生可能会在同一所学校参加线上和线下上课，但大多数参加完全在线课程的学生与授课学校在地理位置上有一定距离。由于距离较远，教师在每门临床课程中多次在临床环境中观察每个学生所花费的时间和旅行成本可能过高[National Organization of Nurse Practitioner Faculties（NONPF），2003]。现场评估的另一个缺点是，面对面的师生评估可能会让患者和带教老师感到不舒服（Distler，2015）。

在一份关于高级执业护士和执业护士学生临床评估问题的声明中，全国执业护师

学院组织重申了“根据（执业护士）教师对学生表现的临床观察和临床带教老师的评估对学生进行累积评估”的必要性，并指出“对学生表现的直接临床观察至关重要”（NONPF，2003）。美国执业护士素质教育工作组（2012）指出，临床观察可采用直接或间接的评估方法，如师生会议、计算机模拟、课程录像、临床模拟或其他适当的技术。

校园或特定评价地点

许多在线护理课程要求学生每年或每学期参加一次校内集中学习和评价。这样护理教师可以观察学生，确定他们是否熟练掌握了相应的知识。直接观察通常可以运用能力评估方法，如客观结构化临床考试工具开展（Bouchoucha et al.，2013）。一些在线课程在指定地点设有评价点，学生可在此接受学习成果评价。

在校园或特定评估环境中，学生需通过学生或教师提供的真实患者，或模拟病人、标准化病人来展示能力。标准化病人是经过培训的非专业人员或演员，可以扮演有特殊需求的患者。他们的优势在于，能在培训后对学生的技能提供具体、即时的反馈。

利用各种技术进行虚拟现场访问

由于在线学生所处的地理位置遥远，所以在线课程和项目交付的模式阻碍了教师亲自去核实评估结果，并使得对带教老师的评估依赖性更强。护理教师目前正使用各种技术，如远程医疗技术、远程会议、视频录像、现场直播等远程评估学生的临床表现，开展虚拟现场访问（类似于亲自来到临床场景），与带教老师协商，并与学生讨论患者和管理方法。在征得患者和临床机构同意后，学生可以拍摄自己的临床技能表现（Strand，Fox-Young，Long，& Bogossian，2013）。这一做法的优势在于，学生能与带教老师和教师一起观看录像，反思自己的表现并获得反馈。

临床评价方法

第 14 章“临床评价方法”中介绍的临床评价方法同样可用于在线课程的评价。确定需要观察哪些临床能力和技能（如有）并对表现评分，是教师所做的一个重要决策。因为它关乎评价方法的使用，而不是将评估的重点放在临床课程的认知结果上。那些学生与带教老师或现场兼职教师一同协作的项目，可以使用第 14 章“临床评价方法”中介绍的任何一种临床评价方法，前提是这些方法与课程成果和学生能力培养目标相一致。不过，不同带教老师的评估方法应当保持一致。

评估在线课程临床表现的实用策略还包括模拟病人和标准化病人。学生可以数字化地记录面对标准化病人的表现，并提交患者评估和其他通常在该种实践情景中需完成的书面文件。学生还可以做与标准化病人相关的病例分析，以此评估学生的知识基础和决策依据。Ballman、Garritano 和 Beery（2016）介绍了他们在远程执业护士课程中使用虚拟互动案例的情况。这一互动病例是与标准化病人进行虚拟接触，相当于学生在检查室对标准化病人问诊、收集数据、做病情评估。学生可以在人体模型上展示临床技能并实施操作，他们的表现会被数字化记录并传送给教师评估。在在线课程中，电子档案袋是一种有用的评价手段，因为它允许学生提供材料，佐证他们达到了课程成果，掌握了临床能力。模拟、病例分析、病例展示和书面作业可用来评估学生的认知技能。

综合使用多种方法比单独使用一种方法更为有效。框 11.1 总结了在线护理临床课程中实用的临床评价方法。

框 11.1

在线护理课程的临床评价方法

精神运动技能、操作技巧和其他临床技能的评估

观察表现（由现场或远程的教师、带教老师、考官等执行）：

- 与患者一起时；在模拟场景下；在虚拟现场访问中（使用各种技术）；利用模型、人体模型或标准化病人
- 客观结构化临床考试和标准化病人（在现场实验室、区域中心、其他环境或虚拟环境）。

成绩等级评定：

- 使用评分量表、核对表、表现算法
- 由教师、带教老师、考官、现场其他人员评定

由带教老师、考官、现场其他人员记录临床表现

认知结果和技能评估

临床知识和高级认知技能测试题目

分析自身实践、病例和视频片段中的临床情况：

- 在论文、讨论板或其他在线活动中汇报

书面作业：

- 撰写病例，分析患者护理和其他临床经验
- 电子期刊
- 临床环境和模拟体验中的互动分析
- 书面作业、论文
- 护理和管理计划
- 样本文件

病例展示（可为远程教师录制）

在线会议、讨论

电子档案袋（记录实习中培养的临床能力的材料）

情感结果评估

以可能影响患者护理和决策的价值观、态度和偏见为主题的在线会议和讨论；关于护理文化维度的在线会议和讨论

分析和讨论在线案例、视频片段和其他多媒体中展示的临床情景

书面作业（如反思论文、日志等）

有关伦理决策的辩论

价值澄清策略

反思札记

在线课程评估

在线课程评估的标准有许多与传统课堂的课程评估标准相同。除此之外，在线课程还须评估在线环境所特有的其他要素，如技术、可及性、教学设计、内容和互动活动（O'Neill et al.，2009）。国际 K-12 在线学习协会（iNACOL）所制订的在线课程评估指南和建议包含了这些课程评估的要素（Pape，Wicks，& iNACOL Quality Standards for Online Programs Committee，2011）。虽然这些标准是针对中小学教育课程所设计的，但其中许多标准（即使不是全部）也适用于高等教育中的在线课程。表 11.3 概述了 iNACOL

表 11.3 iNACOL 国家优质在线课程标准

内容	课程目的或目标以可衡量的方式清楚地说明学员在课程结束时将会学习到的知识或掌握的技能 课程组成部分（目的或目标、评估、教学方法、内容、作业和技术）适当严格 将信息素养技能融入课程 课程开始前，向学生提供各种学习资源和材料（如教科书、浏览器、软件、教程、指导） 向学生提供如何与在线教师交流的信息 发布行为准则，包括礼仪标准和对学术诚信的期望
教学设计	课程提供多种教学方法 课程按单元或课为单位编排 每单元或每课的概述介绍了学习目标、活动、作业、评估方法和资源 课程活动让学生主动学习（例如，协作学习小组、学生主导的复习课、游戏、概念地图、案例分析） 课程材料明确列出了各种补充资源
学生评估	评估学生表现或成绩的方法与课程目标或目的相一致 课程对学生的学习进行多次或持续的形成性评估 课程中设计了反馈工具，以便学生查看自己的学习进度 评估材料能以各种方式灵活地评估学生 每份已评分的作业都提供了评分细则
技术	课程使用相同的导航方法，只需最低限度的培训 学生可以在课程中使用图标、图形和文本理解上下文 提供多种格式的媒体（如视频、播客），以方便访问，可满足学生的不同需求 在课程开始前的课程描述中，明确说明所有技术要求（硬件、软件、浏览器等）和必备技术技能 课程大纲明确说明版权或许可状况，包括在适用情况下的共享许可 课程材料和活动设计便于所有学生使用 学生信息受到《家庭教育权利和隐私法案》保护
课程评估和支持	学生、教师、内容专家、教学设计人员和外部评审人员通过多种数据收集方法（如课程评估、调查、同行评审）对课程的有效性进行审查 课程每年更新一次，更新日期公布在课程管理系统和所有课程文件上 课程提供者每周 7 天、每天 24 小时为学生和教师提供技术支持和课程管理协助

来源：改编自 International Association for K-12 Online Learning.（2011）. National standards for quality online courses（version 2）. 取自 http：//www.inacol.org/wp-content/uploads/2015/02/national-standards-for-quality-online-courses-v2.pdf

标准。通过学生和教师的课程终结性评价、与学生和教师访谈或焦点小组讨论（有必要时可采用电子方式），以及其他教师对在线课程的同行评价，可以收集到这些信息。

其他教师和管理人员在某些方面较少参与在线课程，这限制了同行在课程评价中所能发挥的作用。与在传统教室中授课的课程不同，教师同行和管理人员无法从敞开的教室门前走过，对课程活动进行快速的非正式观察，也无法轻易地获得和审阅学生作业的硬拷贝以及教师对学生的反馈意见，或者对课程考试的打印文本以及与之相关的测试和题目分析进行评判。由于课程活动可能是在课程管理系统中进行的，该系统可以控制对课程文件和功能（如讨论板、作业投放箱和成绩册）的访问，因此，教师同行评审员和管理人员必须安排进入课程网站，以评估课程设计和组成部分、学习活动与预期课程成果的一致性、学习资源和材料的可用性以及学生成绩的评价方式等要素。此外，如果课程学习活动是异步进行的，例如在讨论板上发表评论，那么外部评审员就很难评估学习活动的进度和教师向学生提供反馈的时间等要素。

教学设计

在线课程的教学设计是课程评价的一项重要考虑因素。美国地区认证委员会理事会（Council of Regional Accrediting Commissions，C-RAC）在线课程评估指南（2011）中的标准 4 建议，在线课程的设计和授课方法应促进学生之间以及学生与教师之间的交流和积极参与（C-RAC，2011）。第 18 章“项目评价和认证”将讨论 C-RAC 在线课程评估指南。质量事务高等教育评分标准（Quality Matters，2018）是一个被广泛使用、评估整体课程设计的工具。它侧重于在线课程元素（如学习活动和教学材料）之间的相互配合，以实现学习目标或技能。

界面（学习管理系统）设计的重点在于其使用性能，即最大限度地减小学生的认知负荷，使系统更加高效，并使用户满意。虽然教师并不设计学习管理系统，但他们经常被要求加入产品选择中。了解使用性能可以帮助教师评估和选择对学生和教师都友好的学习管理系统（Frith，2017）。

教师可以控制学习管理系统中的导航设计。大多数学习管理系统允许教师以不同的方式组织课程；但让教师灵活设计会导致不同课程的导航不同，从而影响学生学习。在线项目的教师应评估所有项目课程的导航设计，必要时开发课程导航模板，使其标准化（Frith，2017）。

教师是所教授课程的内容专家，但他们可能需要与教学设计师商议，改进向学生在线提供内容的方式。教学设计师了解新技术对教学法的影响，能与教师内容专家搭档实现最佳合作。评估内容交付方法是有必要的，以此确定内容交付的方式在增强学生间互动、交流、协作和联系方面的有效性（Frith，2017）。

每门在线课程都应纳入形成性评价。当学生浏览课程内容时，可通过测验、论坛、投票和其他方法生成他们在课程中表现的数据。形成性评价用于在学生学习过程中向他们提供反馈。学生可以利用这些反馈来澄清误解的概念，或加深对知识点的理解。此外，教师在了解学生的反馈后，在课程讲授过程中或下次开课前调整课程设计（Frith，2017）。

课程结束时的终结性评价，目的是评估学生的学习成果和学生对课程的满意度。为学生和教师提供的技术帮助、不同学习方式的支持措施以及对在线课程的授课教师评价，都是在线课程中适合做终结性评价的（Frith，2017）。

在线教学评估

关于学生对教学质量的评价，许多高校对在线课程和传统课程使用相同的方法。然而，由于在线课程的独特性，包括课程讲授依赖技术，部分或全部学习活动异步开展，以及教师与学生的物理分离，学生对教学质量的评价会补充相应内容，或使用完全不同的工具来体现在线课程的差异。例如，参加在线课程的学生会评估教师在使用课程管理系统和其他技术，促进学生间在线讨论和其他互动，以及在合理时间内回复学生问题和评论等方面的技能。

与在线课程评估一样，为评估 K-12 教育中在线教学质量而制订的 iNACOL 标准和指南（Pape et al.，2011）也适用于包括护理教育课程在内的高等教育。表 11.4 列出了可用于开发学生在线教学评估工具的 iNACOL 标准和准则。

表 11.4　iNACOL 优质在线教学国家标准

线上教师	线上教师通过以下方式提供学习环境，使学生能够达到确定的学习成果
开展学习活动，帮助学生取得成功	使用各种在线工具进行交流、提高效率、协作、评估、演示和内容交付 将多媒体和视觉资源纳入在线模块
使用各种技术辅助学生学习	掌握基本的故障排除技能，解决在线学生的基本技术问题
设计鼓励在网络环境中积极学习、互动、参与和协作的策略	使用基于当前研究和实践的在线教学策略（如讨论、学生自主学习、协作学习、讲授、基于项目的学习、讨论论坛、小组合作等） 通过明确的期望、及时的回应和定期的反馈促进学生成功
指导与技术使用相关的合法、伦理和安全行为	在教学大纲中提供“网络礼仪”指南，为教师和学生制订适当的网络行为标准
展示在在线学习环境中创建和实施评估的能力	更新不断发展的技术知识和技能，以支持在线学生的学习方式 满足学生多样化的学习需求 识别和处理对电子数据或信息的不当使用

来源：改编自 International Association for K-12 Online Learning.（2011）. National standards for quality online courses（version 2）. 取自 http：//www.inacol.org/wp-content/uploads/2015/02/national-standards-for-quality-online-courses-v2.pdf.

学生对教学的评价

然而，对学生教学评价开展在线调查面临着一个共同的挑战，即其发放调查问卷的响应率低于在传统课程的正常上课时间的响应率，后者是由教师以外的人或教师不在场时向学生发放调查问卷。其原因可能是学生担心他们的回复是非匿名的，或教师能识别给出具体评分和评论的人，尤其是调查问卷是在学习管理系统中发放时。解决这一问题的潜在方案是，在独立于学习管理系统和特定课程网站的学院或大学网站上，为学生提供电子教学评估问卷。

同行评教

同行评教可用于在线课程，同时也可在校内开展。通过审阅课程材料和以访客用户身份访问课程网站，在线课程的同行教学评价者可以寻找教师应用以下有效教学原则的证据，例如：

- 教师回答学生问题的速度和深入程度如何？
- 教师是否使用小组作业、讨论板或作业互评来促进学生之间的互动与合作？
- 教师布置的作业是否要求学生自主学习？
- 教师是否对发布到课程网站或通过电子邮件提交的作业提供了及时、有意义的反馈？
- 是否有证据表明学生积极参与并在课程任务上花费了适当的时间？
- 教师对课程目标的实现是否有切合实际的高标准，并将其传达给学生？
- 教师是否兼顾了各种学习模式、观点、能力和偏好？
- 在线课程是否组织得当？课程材料是否易于定位？方向是否明确？
- 课程的网页设计是否引人注意？图形使用是否恰当？颜色使用是否有吸引力？

在线课程质量评估

在线课程质量评估是衡量质量指标、根据数据制订及改进方案，以及重新评估指标以确定课程有效性的正式程序。护理专业可以将在线评估计划作为校内课程综合评估计划的一部分，也可以单独制订。无论哪种情况，护理教育者和项目管理人都应共同设计评估计划，以持续改进在线项目和实现数据驱动决策（Frith，2017）。

西部州际高等教育委员会的《良好实践原则》、在线学习联盟（Sloan-C）的《质量框架》和《质量事项》都是广泛使用的在线课程和项目质量评估框架（Billings，Dickerson，Greenberg，Yow-Wu，& Talley，2013）。第 18 章“项目评价和认证”中还包括其他在线教育项目的评估框架。这些框架有许多共同的主题，可以帮助教师和项目管理者评价和提高在线课程和项目的整体质量：

- 机构的承诺、支持和领导力
- 教学和学习
- 教师支持
- 学生支持
- 机构对课程开发的支持

- 技术
- 评价和评估
- 成本效益
- 管理和规划
- 师生满意度

教师可从框架的每个部分选择有代表性的指标，来调整在线课程的质量评估框架。一旦确定了框架和指标，就可以制订质量改进计划，包括基准、数据来源、评估负责人、评估频率、实际结果、行动计划和行动结果。然后，评估计划将指导教师和管理者审慎地开展质量改进（Frith，2017）。

小结

本章讨论了在线课程评估学生学习的方法，包括测试和课程作业，确定是否实现了课程目标。在线评估原则与传统课堂中使用的方法并无本质区别，但仅在线或以混合形式提供的课程和项目在很大程度上或完全依赖于技术方法来评估学生的学习。

使用在线测试通常会引起教师对学术不端的担忧。教师们希望选修课程的学生就是参加考试的学生，并防止学生在考试过程中获得未经授权的信息，或与尚未参加考试的学生共享考试信息。为防止在线考试作弊，人们提出了许多低技术含量和高技术含量的解决方案。本章一一讨论了这些方案的利弊。

课程作业通常需要针对在线学习做些许调整。教师应向学生明确说明如何利用作业开展评价，并清楚地界定每项作业的标准。与传统课程相比，由于缺乏面对面的交流，学生在在线学习过程中需要更多的反馈。教师应及时反馈每次作业的情况，在线课程或混合课程的教学大纲应纳入对教师反馈时间的合理预期。教师可通过多种方法向学生提供作业反馈。明确定义作业评估的评分细则可以提高评估的可靠性，向学生传达具体的目标，描述行为代表的具体分数，并作为反馈工具。

对在线课程和项目中的学生进行临床评价面临着各种挑战。本章讨论了多种方法，包括使用带教老师、教师直接观察、使用标准化病人、视频记录以及借助其他技术以虚拟方式访问现场。

本章还讨论了对在线护理课程和项目所做的项目评估方法的修改，并介绍了评估标准。

参考文献

Alton, S., Luke, S. A., & Wilder, M. (2018). Cost-effective virtual clinical site visits for nurse practitioner students. *Journal of Nursing Education*, *57*, 308–311. doi:10.3928/01484834-20180420-11

American Association of Colleges of Nursing. (2019). *Degree completion programs for registered nurses: RN to master's degree and RN to baccalaureate programs*. Washington, DC: Author. Retrieved from https://www.aacnnursing.org/News-Information/Fact-Sheets/Degree-Completion-Programs

Ballman, K., Garritano, N., & Beery, T. (2016). Broadening the reach of standardized patients in nurse practitioner education to include the distance learner. *Nurse Educator, 41*, 230–233. doi:10.1097/NNE.0000000000000260

Billings, D. M., Dickerson, S., Greenberg, M., Yow-Wu, B., & Talley, B. (2013). Quality monitoring and accreditation in nursing distance education programs. In K. Frith & D. Clark (Eds.), *Distance education in nursing* (3rd ed.). New York, NY: Springer Publishing Company.

Bouchoucha, S., Wikander, L., & Wilkin, C. (2013). Assessment of simulated clinical skills and distance students: Can we do it better? *Nurse Education Today, 33*, 944–948.

Brookhart, S. M., & Nitko, A. J. (2019). *Educational assessment of students* (8th ed.). New York, NY: Pearson Education.

Conway-Klaassen, J., & Keil, D. (2010). Discouraging academic dishonesty in online courses. *Clinical Laboratory Science, 23*, 194–200.

Council of Regional Accrediting Commissions. (2011). *Distance education programs: Interregional guidelines for the evaluation of distance education*. Philadelphia, PA: Middle States Commission on Higher Education. Retrieved from www.metro.inter.edu/distancia/documentos/Guidelines-for-the-Evaluation0of-Distance-Education-Programs.pdf

Distler, J. W. (2015). Online nurse practitioner education: Achieving student competencies. *The Nurse Practitioner, 40*(11), 44–49. doi:10.1097/01.NPR.0000472249.05833.49

Dunn, T. P., Meine, M. F., & McCarley, J. (2010). The remote proctor: An innovative technological solution for online course integrity. *International Journal of Technology, Knowledge, and Society, 6*(1), 1–7.

Frith, K. H. (2017). Assessment of online courses and programs. In M. H. Oermann (Ed.), *A systematic approach to assessment and evaluation of nursing programs* (pp. 103–117). Philadelphia, PA: Wolters Kluwer/National League for Nursing.

Gronlund, N. E. (2006). *Assessment of student achievement* (8th ed.). Boston, MA: Allyn & Bacon.

Harris, M., Rhoads, S. J., Rooker, J. S., Kelly, M. A., Lefler, L., Lubin, S., … Beverly, C. J. (in press). Using virtual site visits in the clinical evaluation of nurse practitioner students: Student and faculty perspectives. *Nurse Educator*. In press. doi:10.1097/nne.0000000000000693

Hart, L., & Morgan, L. (2009). Strategies for online test security. *Nurse Educator, 34*, 249–253.

International Association for K-12 Online Learning. (2011). *National standards for quality online courses (version 2)*. Retrieved from http://www.inacol.org/wp-content/uploads/2015/02/national-standards-for-quality-online-courses-v2.pdf

Jones, D., & Wolf, D. (2010). Shaping the future of nursing education today using distance education and technology. *ABNF Journal, 21*(2), 44–47.

Miller, M. D., Linn, R. L., & Gronlund, N. E. (2013). *Measurement and assessment in teaching* (11th ed.). Upper Saddle River, NJ: Prentice Hall.

Morgan, L., & Hart, L. (2013). Promoting academic integrity in an online RN–BSN program. *Nursing Education Perspectives, 34*, 240–243.

National Organization of Nurse Practitioner Faculties. (2003). *NONPF issue statement on clinical evaluation of APN/NP students*. Washington, DC: Author. Retrieved from http://c.ymcdn.com/sites/www.nonpf.org/resource/resmgr/imported/clinobserv2003.pdf

National Task Force on Quality Nurse Practitioner Education. (2012). *Criteria for evaluation of nurse practitioner programs* (4th ed.). Washington, DC: National Organization of Nurse Practitioner Faculties. Retrieved from http://c.ymcdn.com/sites/www.nonpf.org/resource/resmgr/docs/ntfevalcriteria2012final.pdf

Oermann, M. H., Shellenbarger, T., & Gaberson, K. B. (2018). *Clinical teaching strategies in nursing* (5th ed.). New York, NY: Springer Publishing Company.

O'Neill, C. A., Fisher, C. A., & Newbold, S. K. (2009). *Developing an online course: Best practices for nurse educators* (2nd ed.). New York, NY: Springer Publishing Company.

Pape, L., Wicks, M., & the iNACOL Quality Standards for Online Programs Committee. (2011). *National standards for quality online programs*. Vienna, VA: International Association for K-12 Online Learning. Retrieved from http://www.eric.ed.gov/PDFS/ED509638.pdf

Quality Matters. (2018). *Higher education rubric* (6th ed.). Annapolis, MD: Author. Retrieved from https://www.qualitymatters.org/qa-resources/rubric-standards/higher-ed-rubric

Seaman, J. E., Allen, I. E., & Seaman, J. (2018). *Grade increase: Tracking online education in the United States*. Babson Park, MA: Babson Survey Research Group. Retrieved from http://onlinelearningsurvey.com/reports/gradeincrease.pdf

Stonecypher, K., & Wilson, P. (2014). Academic policies and practices to deter cheating in nursing education. *Nursing Education Perspectives*, *35*, 167–179.

Strand, H., Fox-Young, S., Long, P., & Bogossian, F. (2013). A pilot project in distance education: Nurse practitioner students' experience of personal video capture technology as an assessment method of clinical skills. *Nurse Education Today*, *33*, 253–257.

Wideman, M. (2011). Caring or collusion? Academic dishonesty in a school of nursing. *Canadian Journal of Higher Education*, *41*(2), 28–43.

第 12 章

考试和题项分析：解读考试结果

翻译：赵　岳

出考试成绩后，教师需要对结果进行解读，并利用这些解读来做出评分、选拔、分班或其他决定。为了准确地解读学生的考试成绩，教师需要分析其在整个考试和个别考试题项的表现，并藉由所收集到的数据，来推演学生的表现。这些数据信息也可以在考试后作为教师和学生就考试结果展开讨论的辅助资料。本章讨论了进行考试和题项分析的过程，同时提出了教师可以利用考试后讨论促进学生学习和寻求学生反馈，从而改善考试题项。

考试成绩解读

作为一种测量工具，考试的结果是分数——一个数字。然而，数字本身并不具有内在的含义，需要与其他有意义的事物做比较才能说明其重要性。为了使考试分数对考试决策有用，教师必须对分数进行解读。无论考试成绩的解读是参考有关规范还是相关标准，了解统计概念的基本知识对于评估考试（无论该考试是教师编制还是已发布的）质量、了解标准化考试成绩、总结评估考试结果、向他人解读考试成绩都是必要的。

考试成绩分布

可以从计算机生成的考试及题项分析中得到一定的资料。除了提供难度和鉴别指数等题项分析数据外，此类报告还经常总结分数分布的特征。如果教师没有电子计分和计算机软件来进行考试和题项分析，尽管速度会慢一些，但许多分析都可以手工完成。

当一场考试进行评分时，教师会得到一组原始分数。这些分数通常是根据学生的名字、字母顺序或编号来记录的。举个例子，假设表 12.1 中显示的分数来自 16 名护理专业学生进行的总分 65 分的考试结果。观察这组数据，教师会发现很难回答这些问题：

1. 大多数学生在考试中获得高分还是低分？
2. 哪些学生的得分比大多数学生高得多还是低得多？
3. 分数是分散还是集中的？
4. 大多数学生获得的分数范围是多少？（Brookhart & Nitko，2019）

为了更清楚地查看分数的相似特征，教师应该按照从高到低的顺序排列分数（Miller, Linn, & Gronlund，2013），如表 12.2 所示。以这种方式排列分数可以明显看出，分数的范围在 42 ～ 60 分，其中一个学生的分数比其他学生的分数低得多。然而教师还是无法轻易地判断出一名普通学生的考试成绩，也无法判断其成绩的总体特点。去掉学生的名字，列出每个分数，并计算每个分数出现的次数，结果是一个频率分布，如表 12.3 所示。通过这种方式显示分数，教师更容易确定出这组学生在考试中的表现。

表 12.1　一个班级的学生名单和他们在总分为 65 分考试中的原始分数

学生	分数	学生	分数
A. Allen	53	I. Ignatius	48
B. Brown	54	J. Jimanez	55
C. Chen	52	K. Kelly	52
D. Dunlap	52	L. Lynch	42
E. Edwards	54	M. Meyer	47
F. Finley	57	N. Nardozzi	60
G. Gunther	54	O. O'Malley	55
H. Hernandez	56	P. Purdy	53

表 12.2　表 12.1 中原始分数从高到低排序的学生排名

学生	分数	学生	分数
N. Nardozzi	60	A. Allen	53
F. Finley	57	P. Purdy	53
H. Hernandez	56	C. Chen	52
J. Jimanez	55	K. Kelly	52
O. O'Malley	55	D. Dunlap	52
B. Brown	54	I. Ignatius	48
E. Edwards	54	M. Meyer	47
G. Gunther	54	L. Lynch	42

表 12.3　表 12.1 中原始分数的频率分布

原始分数	频率
61	0
60	1
59	0
58	0
57	1
56	1
55	2
54	3
53	2
52	3
51	0
50	0
49	0
48	1
47	1
46	0
45	0
44	0
43	0
42	1
41	0

频率分布也可以图形化地表示为直方图。在图 12.1 中，分数沿着一条水平线从左到右从低到高排序，每个分数上方的星号数量表示该分数的频率。频率也可以在直方图上用条形表示，每个条形的高度代表相应分数的频率，如图 12.2 所示。

频率多边形是另一种图形化显示分数分布的方式。在每个分数值的上方画一个点，表示该分数出现的频率；如果没有人获得特定分数，则在基线上做一个点，在 0 处。然

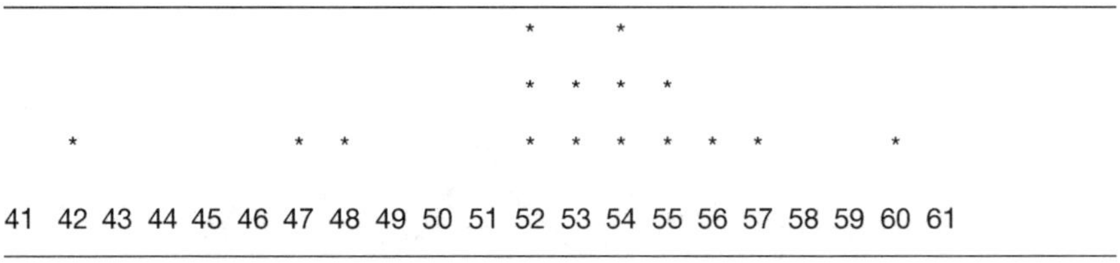

图 12.1　直方图描述了表 12.1 中原始分数的频率分布

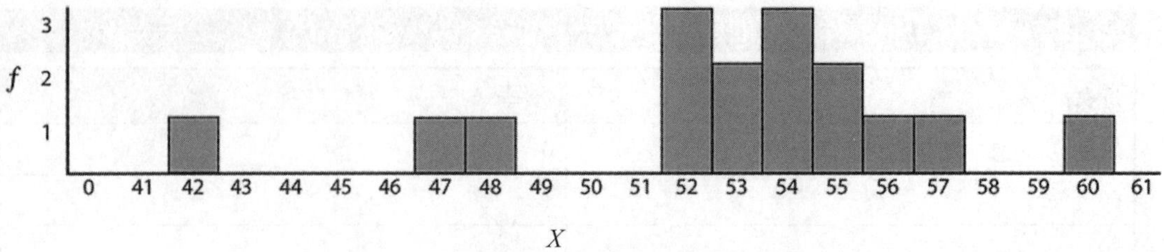

图 12.2　表 12.1 原始评分频率分布的条形图

f，频率；*X*，分数

后用直线连接这些点，形成一个多边形或曲线。图 12.3 显示了基于图 12.1 中直方图的频率多边形。直方图和频率多边形因此显示了学生考试的一般特征，如出现最频繁的分数、分数分布形状和分数的范围。

分数分布的特征可以根据其对称性、偏度、模态和峰度来描述。这些特征如图 12.4

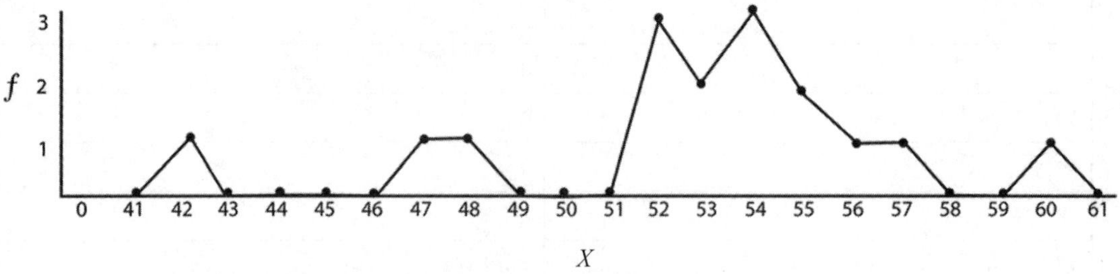

图 12.3　频率多边形表示表 12.1 中原始分数的频率分布

f，频率；*X*，分数

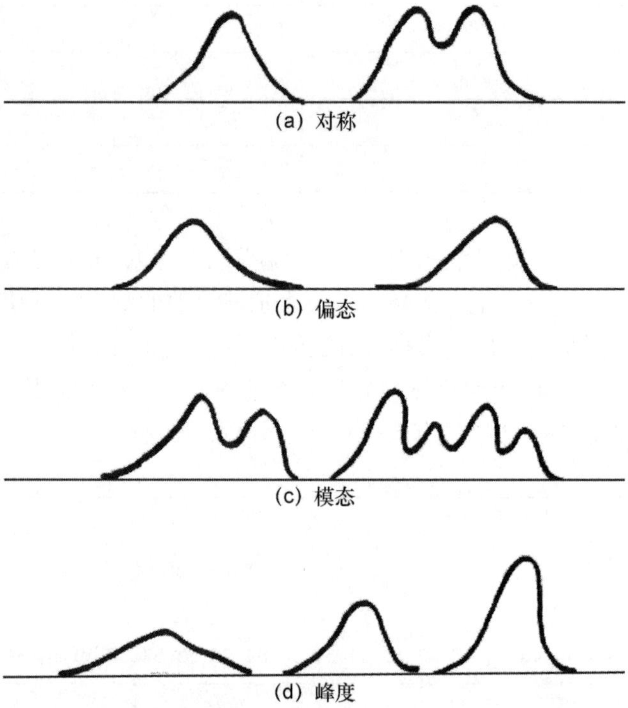

图 12.4　分数分布特征

所示。对称分布或曲线是指有两个相等的半部分，互为镜像。非对称分布或非对称曲线在一端有一组分数或一个峰值，而在另一端有一条延伸的尾部。这类曲线被称为偏态曲线，尾部延伸的方向表示分布是正偏还是负偏。正偏态曲线的尾部向右延伸，即刻度上的正数方向，而负偏态曲线的尾部向左延伸，即负数方向。因此，正偏态分布在分布的低端有最大的分数簇，这似乎是违反直觉的。表 12.1 的考试成绩分布是非对称的，呈负偏态。请记住，在这次考试中，最低可能得分是 0 分，最高可能得分是 65 分，得分集中在 42 ～ 60 分。

频率多边形和直方图可以在它们包含的峰值数量上有所不同，这种特征被称为模态，指的是分布中的模式或出现频率最高的分数。如果一条曲线有一个峰，则为单峰；如果包含两个峰，则为双峰。有很多峰的曲线是多峰曲线。曲线的相对平坦度称为峰度。平坦曲线被称为平峰曲线，中等曲线被称为中峰曲线，尖峰曲线被称为细峰曲线（Waltz，Strickland，& Lenz，2010）。图 12.1 中的直方图显示了一个双峰、平峰形的分布。

分数分布的形状取决于考试的特征以及被考试学生的能力（Brookhart & Nitko，2019）。一些教师在做出评分决定时，好像所有的考试分数分布都类似于一条正态曲线，也就是说，他们试图把分数"曲线化"。对正态曲线特征的理解将消除了这种观念。正态分布是对称的、单峰的、中丘的钟形曲线。图 12.5 说明了正态分布。

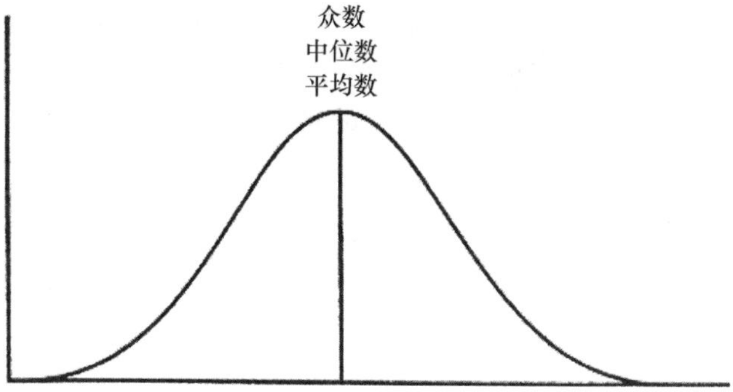

图 12.5　正态分布

人类的许多特征，如智力、体重和身高都是正态分布；在一个群体中测量这些属性中的任何一个都会得到中间范围内的分数高于任何一个极端的分数。然而，从教师自编考试中获得的大多数分数分布并不近似于正态分布。有几个理由可以支撑此观点。考试的特征会极大地影响结果的分数分布，一个非常困难的考试往往会产生正偏的曲线，同样，学生的能力也会影响考试成绩的分布。无论智力属性在人群中的分布如何，这一特征都不太可能在一群护理学生或一群新聘用的注册护士中呈正态分布。因为录用决定倾向于选择那些最有可能在护理项目或工作中取得成功的人，16 名护理专业学生或 16 名新聘用的注册护士的智商分数分布往往会出现负偏态。同样护理内容的知识也不太可能是正态分布，因为那些被护理教育项目录用或被聘为正式护士的人通常不能代表一般人群。因此，试图将正态曲线的特征应用于考试成绩分布的评分程序很可能导致不明智和不公平的决定。

集中趋势的度量

在解读考试成绩时，需要回答的一个问题是："在这种分布中，什么分数最具特征或最典型？"一个典型的分数很可能处于一个分布的中间，其他分数聚集在它周围；集中趋势的度量提供了一个考试成绩聚集的值。通常用于解读考试成绩的集中趋势的三种度量是众数、中位数和平均值。

众数有时缩写为 *Mo*，是分布中出现频率最高的分数，它必须是学生实际获得的分数。它可以很容易地从频率分布或图形显示中识别出来，而不需要数学计算。因此，它提供了集中趋势的粗略指示。然而，该模态是最不稳定的集中趋势度量，因为它往往在同一群体中从一个样本到另一个样本之间波动很大（Miller et al.，2013）。也就是说，如果将产生表 12.1 分数的相同的总分为 65 分的考试应用于同一专业的 16 名护理学生组成的不同组，这些学生参加了相同的课程，那么模态可能会有很大的不同。此外，正如图 12.1 所示的分布，该模态在某些分布中有两个或更多的值，这使得很难指定一个典型的分数。分数的均匀分布没有模态，这样的分布很可能是在学生人数少、分数范围大、每个分数只有一个学生获得的情况下得到的。

中位数（缩写为 *Mdn* 或 P^{50}）是将分数分布分成相等两部分的点（Miller et al.，2013）。中位数高于前 50% 的分数，低于后 50% 的分数，因此，它代表第 50 百分位数。中位数不一定是实际获得的分数。在偶数个分数中，中位数位于两个中间分数的中间；在奇数个分数中，中位数是中间的分数。因为中位数是位置的指标，所以它不受分布中每个分数的值的影响。因此，在包含极高或极低分数的偏态分布中，它通常是典型分数的良好指标（Miller et al.，2013）。

平均数通常被称为分布中的"亚均"分数，反映了决定这种集中趋势度量的数学计算。它通常缩写为 *M* 或 *x*。计算平均数的方法是把每个个体的分数加相加，除以分数的总数，如下面的公式所示：

$$M = \frac{\Sigma X}{N} \tag{12.1}$$

式中，*M* 为平均数，ΣX 为个体分数之和，*N* 为分数的总数。因此，平均数受到分布中每个分数的影响（Miller et al.，2013）。当需要对总分布进行度量时，这一特性使其成为集中趋势的首选指标。然而，平均数对分布中极高或极低的分数的影响很敏感，因此，它可能不能反映一组学生的典型表现。

分数分布的形状与这些集中趋势度量的相对位置之间存在关系。在正态分布中，平均数、中位数和众数具有相同的值，如图 12.5 所示。在偏态分布中，平均数将产生最高的集中趋势度量，而众数将给出最低的集中趋势度量；在负偏态分布中，众数将是最高值，平均数将是最低值。图 12.6 描绘了在偏态分布中集中趋势的三个度量的相对位置。表 12.1 中得分分布的平均数为 52.75，中位数为 53.5。中位数略高于平均数的这一事实证实了中位数是位置指标，对分布中的实际得分值不敏感。由于平均数会受到分布中每

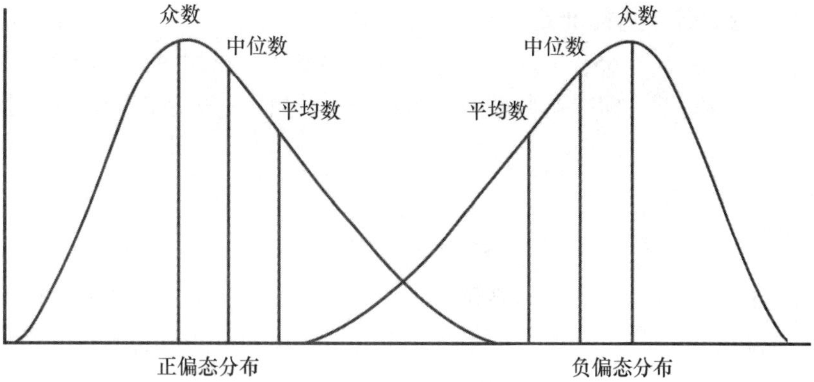

图 12.6　正偏态和负偏态分布中集中趋势的度量

个分数的影响，所以也会受到极低分数的影响。因为这个分数分布是负偏态的，预计中位数将高于平均数，因为平均数总是在尾部的方向。

变异性度量

两个分数分布可能具有相似的集中趋势度量，但又各不相同。一个分布中的分数可能紧密地聚集在平均值周围，而在另一个分布中，分数可能广泛地分散在一个范围值内。变异性度量用于确定学生考试分数的异同。

度量数据的变异性最简单的指标是范围，即分布中最高分和最低分之间的差异。对于表 12.3 中的考试成绩分布，其范围为 18（60－42 = 18）。这个范围有时表示为最高分和最低分，而不是相差分值。由于该范围仅基于两个值，因此可能非常不稳定。这个范围也会随着样本量的增加而增加；也就是说，大量学生的考试成绩可能会分散在一个很大的范围内，因为可能会存在一个极端分数（Miller et al.，2013）。标准差（缩写为 *SD*、*s* 或 σ）是最常见和最常用的变异性度量。和平均值一样，它考虑了分布中的每一个分数。标准差是基于每个分数和平均值之间的差异。因此，它描述了得分与平均值之间的平均差异量。标准差的计算分为四个步骤：

1. 从每个分数（$X-M$）中减去平均值，计算偏差分数（x），可以是正值，也可以是负值。
2. 对每个偏差分数（x）进行平方，消除负值。对所有偏差分数的平方求和（Σx^2）。
3. 用这个总和除以考试成绩的个数，得到方差。
4. 计算方差的平方根。

虽然可以用其他公式来计算标准差，但下面的定义公式代表了这四个步骤：

$$SD=\sqrt{\frac{\Sigma x^2}{N}} \tag{12.2}$$

式中，*SD* 为标准差，Σx^2 为方差分数平方和，N 为分数个数（Miller et al.，2013）。

表12.1中分数分布的标准差为4.1。这个值表示什么意义？4.1的标准差表示分数与平均值的平均偏差。在65分的考试中，4分并不是一个很大的平均分差。如果分数紧紧地聚集在平均值附近，标准差会是一个相对较小的数字；如果它们广泛地分散在很大的分数范围内，则标准差将是一个较大的数字。

其他考试特征

除解读考试成绩分布、集中趋势和变异性的测量外，教师还应该从总体上检查考试题项，以寻找偏差的证据。例如，虽然在单个考试题项中可能没有明显的性别偏见，但当对所有题项进行整体审查时，这种偏见可能会很明显。当将题项进行整体审查时，可能会发现类似民族、种族、宗教和文化偏见的情况。偏见对考试和评估的影响将在第16章“社会、伦理和法律问题”中详细讨论。

解读个人得分

解读教师自编考试的结果

解读分数分布特征的能力将有助于教师对该分布中任何单个分数的含义做出常模参照解读。例如，一方面，教师应该如何解读P. Purdy的评分为53分，其结果总结在表12.1中。中位数为53.5分，均值为52.75分，标准差为4.1分，53分大致相当于“平均”。49～57分之间的所有分数都在平均值的1个标准差范围内，因此彼此之间没有显著差异。另一方面，N. Nardozzi值得庆幸，因为60分几乎比平均值高出2个标准差，因此，这个分数代表的成绩比小组中其他人的成绩要好得多。教师可能应该计划与L. Lynch商议，因为42分比平均值低2个标准差以上，比同组其他人低得多。

然而，大多数护理教育工作者需要对个人考试分数做出标准参照解读。学生的考试成绩将与预先设定的标准进行比较，而不是与其他学生的成绩比较。正确率是一个衍生分数，通常用于报告标准参照解读的考试结果。正确率是学生的分数与最高可能分数的比较，它是通过将原始分数除以考试题项总数来计算的（Miller et al.，2013）。尽管许多教师认为正确率是学生对某一学科真正了解程度的客观指标，但事实上，正确率会随着考试题项的难度而发生显著变化。由于正确率经常被用作根据预先确定的评级系统分配分数的基础，因此重要的是认识到正确率更多地是由考试难度而不是由实际表现质量决定的。对于比预期难度更高的考试，教师可能需要在计算该考试的正确率之前调整原始分数。

正确率不应与百分位排名混淆，后者通常用于报告标准化考试的结果。百分位排名描述了学生在一个群体中的相对位置，因此是一种标准参照解读。给定原始分数的百分位排名是分数在该分数或低于该分数的分布中的百分比。因此，百分位排名为83，意味着该学生的分数等于或高于该组83%学生的分数；然而，我们不能假设该学生答对了83%的考试题项。因为有99个点把一个分布分成100个大小相等的组，所以能得到的最高百分位排名是第 99 位。中位数为第 50 百分位。百分位排名之间的差异在最高和最低极值处的意义大于在中位数附近的意义。

解读标准化考试成绩

标准化考试成绩通常被用来进行常模参照解读。在做出这样的解读之前，教师应当牢记，标准化考试更适用于解读一般性的教学目标，而非特定的。另外，标准化考试的成绩比较适合对群体而非个人进行评价。因此，标准化考试成绩不应该被用来决定某门课程的成绩，也不应该被用来决定雇佣、晋升或解雇员工。像大多数教育措施一样，标准化考试提供的是粗略的，而不是精确的成绩数据。表现和成绩的实际差异反映在巨大的分数差异上。

标准化考试成绩通常以百分位排名、标准分数、常模组分数等衍生分数来报告。因为所有这些衍生分数都应该以常模参照的方式来解读。所以指定一个合适的常模组进行比较是很重要的。任何标准化考试的用户手册通常都会提供常模表，其中每个原始分数都与等效的衍生生分数相匹配。标准化考试手册可能包含多个常模表，应该完整地描述每个表所基于的常模组。教师应该注意选择将分数与之比较组最接近的常模组（Miller et al.，2013）。例如，在解读护理标准化考试成绩时，应将一组护理本科生的表现与一组护理本科生常模组进行比较。常模表有时允许更精细的区分，如项目规模、地理区域、公立与私立关系。

题项分析

除了考试统计，教师还应该检查考试中每个题项的成绩质量指标。当一起使用时，多个数据点——难度系数、鉴别指数和点双列相关系数——提供了关于考试题项表现质量的丰富信息来源（Ermie，n.d.）。然而，教师不应该仅仅依靠这些统计数据来判断考试题项的质量。关于个别考试题项的决定应该在题项的内容和结构、教师对题项表现的期望以及对题项统计数据的准确解读的背景下做出（Brookhart & Nitko，2019）。

题项分析的计算机软件广泛用于电子答题卡扫描设备。商业上可用的计算机考试应用程序通常也提供生成题项分析统计用户报告的服务。对于没有这种设备和软件的教师，本节后面将详细描述手工分析学生对考试题项响应的程序。无论使用何种方法进行分析，教师都应该对每个题项分析统计量的含义足够熟悉，以正确解读题项结果。

框 12.1 提供了一个由计算机生成的题项分析报告的例子。这个例子只列出了每个考试题项的题项分析数据，但没有包括题项用词和教师可能已经用来对题项的内容进行分类的任何代码（例如，内容领域、认知水平、客户需求）。这种格式对于快速扫描数据以识别题项潜在问题非常有用。后面的示例将演示题项分析报告，该报告显示题项内容、所有分类代码以及与每个题项答案选项的性能相关的其他统计数据。

框 12.1

计算机生成的题项分析报告样品

题项分析（$N=68$）										
题项	**键**	**A**	**B**	**C**	**D**	**E**	**删除**	**多重响应**	**难度**	**鉴别指数**
1	A	44	0	24	0	0	0	0	0.65	0.34
2	B	0	62	4	2	0	0	0	0.91	0.06
3	A	59	1	4	4	0	0	0	0.87	0.35
4	C	12	4	51	1	0	0	0	0.75	0.19
5	E	23	8	0	8	29	0	0	0.43	0.21
6	D	2	3	17	46	0	0	0	0.68	0.17

难度系数

考试题项质量的一个有用指标是它的难度。最常用的难度系数是 P 水平，其值范围从 0 到 1.00，表示正确回答试题的学生的百分比。P 值为 0 表示没有人正确回答问题，值为 1.00 表示每个学生都正确回答了问题。计算 P 值的一个简单公式是

$$P=\frac{R}{T} \qquad (12.3)$$

式中，R 是正确回答的学生人数，T 是参加考试的学生总数（Brookhart & Nitko，2019）。难度系数通常被解读为 P 值为 0.20 及以下的题项是困难的，P 值为 0.80 及以上的题项是简单的。然而，这种解读可能意味着考试题项本质上是简单或困难的，可能没有考虑到那组的教学质量或学生的能力。一组由专家指导的学生可能会正确地回答一个考试题项，而一组具有相似能力的学生由于接受了无效的指导，可能会回答错误。不同能力的学生可能产生不同的 P 值。因此，在不考虑教学内容质量优劣的情况下，考试题项就不能被划定为简单或困难。

P 值也应该与学生猜对正确答案的概率有关。例如，如果所有学生都猜出了一道判断题的答案，那么这道题的 P 值应该约是 0.50。在一个四个选项的多项选择题中，单凭概率就应该产生 0.25 的 P 值。因此，具有中等难度的四个选项的多项选择题的 P 值介于概率 0.25 ～ 1.00 之间，即 0.625。这一计算解读如下：

$1.00-0.25=0.75$ ［0.25 ～ 1.00 之间的数值范围］

$\frac{0.75}{2}=0.375$ ［0.25 ～ 1.00 之间的数值范围的二分之一］

$0.25+0.375=0.625$ ［猜对的概率加上该值和 1.00 之间取值范围的二分之一］

对于大多数考试，其结果将以常模参照方式解读，考试题项的 P 值为 0.30 ～ 0.70 是理想的。然而，对于结果将以标准参照的方式解读的考试，就像护理教育中的大多数考试一样，考试题项的难度水平应该在组之间进行比较（总分符合标准的学生和不符合标准的学生）。如果题项难度水平表明一道相对简单（P 值为 0.70 或以上）或相对困难（P 值为 0.30 或以下）的题项，而该题项根据标准正确地对学生进行分类，则参照标准的决策仍然是恰当的（Waltz et al.，2010）。

非常简单和非常困难的题项几乎没有能力区分了解内容的学生和不了解内容的学生（见下一节的“鉴别指数”），而且它们还降低了考试分数的可靠性。教师可以使用题项难度信息来识别与特定内容或技能相关的补救工作的需要，或者识别模棱两可的考试题项（Miller et al.，2013）。

题项难度系数的另一个用途是比较高分组和低分组在每个题项上的表现。这个过程的第一步是通过考试总分来识别高分组、低分组学生。如果参加考试的学生总数在 20 ～ 40 人，则会识别出得分最高的 10 名学生和得分最低的 10 名学生。如果有超过 40 名学生，通常的做法是确定前 27% 和后 27%（Brookhart & Nitko，2019）。在一组 75 名考生中，各有 20 名学生将处于前 27% 和后 27%（Ermie，n.d.）。分别计算每组学生的每个题项的难度系数，所得的 P 值用于提供比较分析高分者和低分者的表现。这种比较分析被称为鉴别指数，下面将对此进行解读。

鉴别指数

鉴别指数 D 是考试题项质量的有力指标。相较低分学生，具有鉴别性强的题项是高分学生更常回答正确的题项。低分学生比高分学生更能正确回答负性鉴别题。当相同数量的高分和低分学生正确回答该题项时，该题项就是非鉴别性的（Brookhart & Nitko，2019；Miller et al.，2013）。

有许多题项鉴别指标可用；计算 D 的一种简单方法是

$$D = P_u - P_l \qquad (12.4)$$

式中，P_u 是高分组中正确回答题项的学生的比例，P_l 是低分组中正确回答题项的学生的比例。D 值取值范围为 -1.00 ～ $+1.00$。一般来说，阳性值越高，考试题项越好。指数为 $+1.00$，表示高分组学生全部答对，低分组学生全部答错；这个表示最大的正鉴别能力的指标很少能达到。D 值的 0.20 或以上为理想值，且正值越高越好。指数为 0 表示高分组、低分组学生答对的人数相等，且该题不具有鉴别力（Miller et al.，2013）。负 D 值提示需要仔细检查的题项，通常表示有缺陷、需要修改的题项。负 D 值的一种可能解读是，高分学生误解了该题项，或者它为低分学生提供了线索，使后者能够猜测正确答案（Waltz et al.，2010）。

在解读 D 值时，重要的是记住一个题项的鉴别能力与其难度系数高度相关。一个所有学生都答对的题项，其难度系数为 1.00，这道题的鉴别指数为 0，因为在这道题上，综合考试成绩高的学生和成绩低的学生在答题上的表现没有差别。同样，如果所有学生都答错了这个题项，难度系数为0，鉴别指数也为0，因为没有鉴别力。由此可见，非常简单和非常困难的题项，鉴别力都很低。难度系数为0.50的题项可能产生最大的鉴别能力，但这一点并不能完全保证（Miller et al.，2013）。

重要的是要记住，题项鉴别能力并不代表题项有效性。为了收集题项效度的证据，教师必须将每个考试题项与一个独立的成绩衡量标准进行比较，这对于教师编写的考试是缺乏可能性的。同一内容领域的标准化考试通常衡量的是一般目标的实现情况，因此它们不适合作为独立的标准。如果考试是根据特定的教学目标和内容设计的，那么衡量兴趣领域的最佳方法通常是考试的总分。因此，将每个题项的鉴别能力与整个考试的表现进行比较，决定了每个题项衡量整个考试衡量内容的有效性。然而，尽管鉴别能力较低，但保留非常简单或非常困难的题项或许是可取的，以便衡量学习目标和内容的代表性样本（Miller et al.，2013）。

点双列相关系数

这个统计数据表明了学生对一个题项的响应与其在考试中的整体表现之间的相关性。该统计数据经常作为商业考试开发、评分和分析应用程序的题项分析报告的一部分进行计算和提供。该统计数据的解读方式与前面描述的鉴别指数相同。值的范围为－1.00～＋1.00，正值越高，表明高分学生往往越会正确回答题项，正值越低，表明低分学生往往越会错误回答题项。负的点双列相关系数表示总分与该题项的表现呈负相关；低分学生倾向于正确回答该题，高分学生则倾向于错误回答。如前所述，负相关可能表明题项有缺陷，需要修改。

干扰项分析

教师不应该仅仅根据试题的统计数据来决定是否保留试题的现有形式，或者修改试题，或者将来不再使用该试题。试题难度和鉴别指数不是固定不变的特征。由于学生的能力水平、教学质量和被测群体的规模等因素，题项分析数据在每次实行中都会有所不同。在很小的学生群体中，如果有几个学生改变了他们对考试题项的回答，那么难度系数和鉴别指数就会发生很大的变化（Miller et al.，2013）。因此，当使用这些指标来识别有问题的题项时，教师应该仔细检查每个考试题项，从中寻找功能不佳的干扰因素、模棱两可的替代方案和存在误导的相关证据。

理想情况下，每一个干扰项都应该有至少一个低分组学生选择，并且选择它的低分组学生应该比高分组学生更多。一个没有被任何低分组学生选择的干扰题项可能包含技术缺陷，或者是对不知道正确答案的学生来说答案也是显而易见的。如果高分组学生选择干扰项的频率与选择正确答案的频率大致相同，那么干扰项可能就是模棱两可的。这个结果通常表明没有一个明确的正确答案或最佳答案。可以修改功能不佳和模棱两可的干扰因素，从而消除歧义，使其更合理。如果大量高分学生都选择了一个错误答案，教师应该检查答案是否正确。然而，如前所述，题项的内容以及统计数据应该指导教师的决策（Brookhart & Nitko，2019；Ermie，n.d.）。

在上下文中检查题项分析数据

考试题项的内容和结构以外的多种因素也可能影响学生对考试题项的回答。补充的阅读材料可能与课堂上讨论的内容相矛盾，学生可能会误解措辞不当的干扰选项，或者某个题项可能被错误标注。心理测量数据不能识别这些因素，因此需要在审查实际题项的同时，进行题项分析（Ermie，n.d.）。以下来自商业题项分析报告的例子说明了如何在实际题项内容的背景下使用题项统计和干扰因素分析来确定题项是否按照预期和期望进行。假设在内分泌紊乱患者护理的单元考试中出现了这些题项样例。考试共 85 题，每题 1 分，有 70 名学生参加考试。

第 6 题（框 12.2）是一道判断题，因此可以预期没有学生选择答案选项 C、D 和 E。该题的难度系数相当高（0.84），这意味着大多数学生（70 人中有 59 人）回答正确。该题项的内容表明，它是在测试低认知水平，可能是记忆或理解，所以教师可能需要高难度系数。而鉴别指数较低，略为负（－0.07）。这可能意味着高分组中有一两个同学回答错了这一题。仔细研究该题的措辞，就会发现一个可能的问题来源：甲状腺功能亢进也会导致疲劳。这一项应该在考试后的讨论中重新审视，目的是确定为什么选择“错误”的学生会这样回答。如果回答错误的高分学生给出了答案的比例，教师应该考虑同时接受“正确”和“错误”作为正确答案（参见本章后面的“进行考试后讨论”和“删减题项或增加分数”）。在下次考试中再次使用该题之前，也应该对其进行修改。

框 12.2

判断题项示例

ExamSoft　问题　评量指标　评论　类别　报告　学生　管理

问题 #	正确回答			鉴别指数	点双列相关系数	正确答案	响应频率（* 表示正确答案）			平均回答时间
	差异（*P*）	较高的	较低的				正确	错误	未回答	
6	0.84	83.97%	84.04%	－0.07	0.2	正确	59	11	0	0.08
						选择百分比	84.29	15.71	0	

问题：T / F 甲状腺功能减退症表现为疲劳和嗜睡。

*A. 正确

B. 错误

资料来源：授权自 ExamSoft Worldwide，Inc.，Dallas，TX.

第 14 ～ 17 题（框 12.3）包含一个匹配练习。每个题项有三个答案选项（前提），因此预计没有学生选择答案选项 D 和 E；每个题项的每个回答选项至少有 2 名学生选择。

第 16 题和第 17 题的难度系数相当高，正鉴别指数接近或高于 +0.20。教师可能认为这两个题项相对简单，因为他们在课堂上讨论过，而且学生有接触这两种胰岛素类型的住院患者的临床经验。正鉴别指数表明，得分较高的学生比得分较低的学生更容易正确回答问题。第 14 题和第 15 题更难，这可能是教师所预料到的，因为这些胰岛素在课堂上并没有被广泛讨论，学生也没有更多地在临床接触到使用它们的患者。虽然第 14 题的鉴别力非常低，但这两个题项的鉴别指数都是正值。第 15 题的鉴别指数为 0.48，接近理想，表明它对高分和低分学生的鉴别力是可靠的。在此审查的基础上，教师可能会决定不需要修改这个匹配练习以供将来使用。

第 31 题（框 12.4）是一个四选项的多项选择题，具有中等难度（$P=0.33$）和负鉴别指数（$D=-0.16$）。每个干扰因素都是由多个学生选择的，但 70 个学生中有 30 个选择了相同的错误选项 C。负鉴别指数表明，这 30 个学生中有一些是考试中的高分学生。

框 12.3

配对练习示例

ExamSoft 问题 评量指标 评论 类别 报告 学生 管理

问题 #	正确回答			鉴别指数	点双列相关系数	正确答案	响应频率（* 表示正确答案）						平均回答时间
	差异（*P*）	较高的	较低的				A	B	C	D	E	未回答	
14	0.24	28.11%	23.06%	0.05	0.03	A	−17	51	2	0.00	0.00	0	0:34
						百分比	24.29	72.86	2.86	0.00	0.00	0.0	
						点双列指数	0.03	0.28	−0.19	0.00	0.00		
						鉴别指数	0.05	0.50	−0.55	0.00	0.00		
						前 27%	0.28	0.72	0.00	0.00	0.00		
						后 27%	0.23	0.22	0.55	0.00	0.00		

问题：对于 A 列中的每种胰岛素，从 B 列中选择其峰值作用。

A 列	B 列
14. 地特胰岛素	a. 长效
15. 甘精胰岛素	b. 中效
16. 中效胰岛素	c. 短效
17. 短效胰岛素	

地特胰岛素峰值作用是什么？

*A. 长效

B. 中效

C. 短效

续框

ExamSoft　问题　评量指标　评论　类别　报告　学生　管理

问题 #	正确回答			鉴别指数	点双列相关系数	正确答案	响应频率（* 表示正确答案）						平均回答时间
	差异（*P*）	较高的	较低的				A	B	C	D	E	未回答	
15	0.33	61.19%	13.33%	0.48	0.36	A	*24	30	16	0	0	0	0.28
						百分比	34.29	42.86	22.86	0.00	0.00	0.0	
						点双列指数	0.36	0.02	−0.21	0.00	0.00		
						鉴别指数	0.48	−0.25	−0.23	0.00	0.00		
						前 27%	0.61	0.33	0.06	0.00	0.00		
						后 27%	0.13	0.58	0.29	0.00	0.00		

问题：对于 A 列中的每种胰岛素，从 B 列中选择其峰值作用。

A 列	B 列
14. 地特胰岛素	a. 长效
15. 甘精胰岛素	b. 中效
16. 中效胰岛素	c. 短效
17. 短效胰岛素	

甘精胰岛素峰值作用是什么？

* A. 长效

B. 中效

C. 短效

问题 #	正确回答			鉴别指数	点双列相关系数	正确答案	响应频率（* 表示正确答案）						平均回答时间
	差异（*P*）	较高的	较低的				A	B	C	D	E	未回答	
16	0.89	95.26%	76.36%	0.19	0.18	B	2	*62	6	0	0	0	0.22
						百分比	2.86	88.57	8.57	0.00	0.00	0.0	
						点双列指数	−0.01	0.18	−0.15	0.00	0.00		
						鉴别指数	−0.03	0.19	−0.16	0.00	0.00		
						前 27%	0.00	0.89	0.11	0.00	0.00		
						后 27%	0.03	0.70	0.27	0.00	0.00		

问题：对于 A 列中的每种胰岛素，从 B 列中选择其峰值作用。

A 列	B 列
14. 地特胰岛素	a. 长效
15. 甘精胰岛素	b. 中效
16. 中效胰岛素	c. 短效
17. 短效胰岛素	

中效胰岛素峰值作用是什么？

A. 长效

* B. 中效

C. 短效

续框

ExamSoft 问题 评量指标 评论 类别 报告 学生 管理

问题 #	正确回答			鉴别指数	点双列相关系数	正确答案	响应频率（* 表示正确答案）						平均回答时间
	差异（*P*）	较高的	较低的				A	B	C	D	E	未回答	
17	0.86	88.32%	57.24%	0.31	0.28	C	2	8	*60	0	0	0	0.19
						百分比	2.86	11.43	85.71	0.00	0.00	0.0	
						点双列指数	−0.01	−0.15	0.28	0.00	0.00		
						鉴别指数	−0.12	−0.19	0.31	0.00	0.00		
						前 27%	0.00	0.12	0.88	0.00	0.00		
						后 27%	0.12	0.31	0.57	0.00	0.00		

问题：对于 A 列中的每种胰岛素，从 B 列中选择其峰值作用。

A 列	B 列
14. 地特胰岛素	a. 长效
15. 甘精胰岛素	b. 中效
16. 中效胰岛素	c. 短效
17. 短效胰岛素	

短效胰岛素峰值作用是什么？

A. 长效

B. 中效

* C. 短效

资料来源：授权自 ExamSoft Worldwide，Inc.，Dallas，TX.

对干扰题项的进一步研究揭示了一种可能的解读：乳酸性酸中毒不是二甲双胍的常见副作用，但却是危及生命的副作用。高分学生可能更深入地研究了这个内容，因此被这个回答所吸引（尽管这也表明他们没有仔细阅读这个题项）。教师应该考虑修改这一题，将“乳酸性酸中毒”改为“代谢性酸中毒”，以备将来考试之需。

第 48 题（框 12.5）是一个多项回答（选择所有适用项）题项，有 5 个回答选项。70 名学生中只有 2 名选择了组合 E，仔细观察这个组合就会发现，包括互斥选项可能是一个无意的线索，表明它是不正确的，即使对低分组的学生来说也是如此。在将来使用这个题项之前，这个组合应该被修改。鉴别指数略负并无明显原因，但大量学生选择了错误的组合 A，其中部分学生很可能是高分学生。将组合 A 与正确答案进行比较可以发现，选项 A 排除了选项 2，即关于食物摄入量的陈述。学生可能已经排除了这个选项，因为题干的第一句话侧重于锻炼（措施）。在考试后的讨论中，也应该和学生一起回顾这个题项，以确定他们为什么选择这个答案，而不是正确的答案。然而，在这种情况下，教师不应该接受组合 A 作为第二个正确答案，因为它不完整。

框 12.4

多项选择题项的示例

ExamSoft　问题　评量指标　评论　类别　报告　考生　管理

问题 #	正确回答			鉴别指数	点双列相关系数	正确答案	响应频率（* 表示正确答案）						平均回答时间
	差异（*P*）	较高的	较低的				A	B	C	D	E	未回答	
31	0.33	73.21%	89.02%	−0.16	0.12	D	6	8	30	*23	0	0	0.41
						百分比	12.86	11.43	42.86	32.86	0.00	0.00	
						点双列指数	−0.03	0.01	0.14	0.12	0.00		
						鉴别指数	0.04	−0.18	0.30	−0.16	0.00		
						前 27%	0.15	0.00	0.55	0.30	0.00		
						后 27%	0.11	0.18	0.25	0.46	0.00		

问题：二甲双胍（噬菌体）治疗的常见副作用是

A. 便秘

B. 血糖过低

C. 乳酸性酸中毒

* D. 体重增加

资料来源：授权自 ExamSoft Worldwide，Inc.，Dallas，TX.

进行考试后讨论

让学生就测验的结果给予他们反馈，是一个可以让他们巩固知识、修正错误信息，并征求他们对改进考试题项意见的机会。但是，反馈会也可能是一场辩论的邀请，学生们为了获得额外的分数而争辩，教师则捍卫考试的荣誉，这似乎常常是考试的权力。与学生讨论考试应该是理性的，而不是教师维护权力和权威的机会。如果事先计划好，不带感情色彩，考后讨论对教师和学生都是有益的。教师应该通过完成考试分析和题项分析并回顾考试中对大多数学生来说最难的题项来为考试后讨论做准备。

教师可以使用这些关于题项有效性的信息来辅助考试后讨论。可以就难度系数最低的题项（回答错误的学生最多的题项）进行更长时间的讨论，教师可以询问学生为什么选择了这些题项的正确或错误的答案。对他们选择该答案理由的讨论可能会揭示出常见的错误和误解，这些错误和误解有机会在讨论时得到纠正，并作为补救学习的基础，且有助于教师对这些题项进行修订（Ierardi，2014）。

Ierardi（2014）描述了一种以学生为中心的考后回顾方法，其中一名学生代表自愿主持对考试题项的讨论，并有一名教师在场说明。正确回答考试题项的学生提供了他们如何处理题项并选择正确答案的见解。教师可以从听取学生的讨论中受益，因为它经常

框 12.5

多项回答题项示例（选择所有适用项）

ExamSoft 问题 评量指标 评论 类别 报告 考生 管理

问题：一位新诊断为2型糖尿病的中年患者想开始锻炼计划。护士在指导患者时应包括下列哪些陈述？

1. “运动能提高身体代谢葡萄糖的能力”
2. “如果您因疾病无法进食，您可以继续服用降糖药，并经常进行血糖监测”
3. “如果下午剧烈运动，一定要吃晚饭，否则可能会在傍晚或夜间出现低血糖”
4. “对于大多数2型糖尿病患者来说，剧烈运动是禁忌的，因为低血糖发作的风险更高”

A. 1，3
B. 2，4
*C. 1，2，3
D. 1，2，4
E. 1，2，3，4

问题 #	正确回答			鉴别指数	点双列相关系数	正确答案	响应频率（* 表示正确答案）						平均回答时间
	差异（*P*）	较高的	较低的				A	B	C	D	E	未回答	
48	0.41	56.23%	62.32%	−0.07	−0.08	C	23	11	*29	5	2	0	00.41
						百分比	32.86	15.71	41.43	7.14	2.86	0.00	
						点双列指数	0.05	0.01	−0.18	0.00	−0.04		
						鉴别指数	0.08	0.02	−0.07	0.00	−0.03		
						前 27%	0.38	0.04	0.56	0.02	0.00		
						后 27%	0.30	0.02	0.63	0.02	0.03		

资料来源：授权自 ExamSoft Worldwide，Inc.，Dallas，TX.

揭示关于题项的重要信息，这些信息可以用来修改题项，以备将来使用。

教师通常假设学生选择对选择型题项的正确回答，是因为他们知道在预期的认知水平上的内容，但他们的选择可能有许多其他原因。例如，一个学生：

- 有支持选择正确答案的部分知识
- 使用题项中给出的意外提示
- 使用其他考试题项的信息
- 做了一个幸运的盲猜
- 想要选择一个干扰题项，但在记录时犯了一个幸运的笔误

许多选择错误答案的学生对内容缺乏了解，但他们选择的其他原因可能包括：

- 有利于干扰题项的部分知识

- 支持干扰题项的错误信息
- 不幸运的盲猜
- 打算选择正确的答案，但在记录时犯了错误

讨论为什么学生选择正确或错误的答案可以揭示学生的思维过程，从而有助于教师更好地开展教学，提高考试组织技能和技巧。

为了有效地利用时间，教师应该快速大声朗读正确的答案。如果考试是手工评分的，教师也会在学生的答题纸或试卷上注明正确答案。如果使用机器评分，答案可以作为扫描文件从计算机或通过摄像机或投影仪投影。许多电子计分应用程序允许直接在每个学生的答题纸上标记正确或错误的答案。

教师应在考试后讨论期间继续保护考试的安全性，对所有试卷和答题卡进行核算，并消除其他作弊的机会。有些教师不允许学生在反馈环节使用钢笔或铅笔，以防止（学生）改答案和随后因评分错误而产生争辩。另一种方法是分发带有红色或绿色墨水的笔，并且只允许使用这些笔来标记答案。教师也应该提前决定是否允许学生在讨论会上做笔记。

在考试管理期间，一些教师允许学生将答案、姓名记录在试卷以及单独的答题卡上。考试结束后，学生将答题纸和试卷交给教师。当所有学生完成考试回到教室后，只使用试卷检查答案。如前所述，教师可能会把答案投放到屏幕上。在本次讨论会结束时，教师会再次收集试题。重要的是不要在这个时候回顾和讨论个别题项，因为考试还没有打分和分析。但是，教师可能会要求学生指出有问题的题项，并给出相应的理由。教师也可以将该题项与题项分析结果结合使用，以评估考试题项的有效性。这种提供考试后反馈的方法的一个缺点是，由于考试尚未进行评分和分析，教师没有机会完全准备这一环节；反馈只包括正确的答案，不进行讨论。有了题项有效性信息，教师可以鉴别和指出有缺陷的考试题项，并讨论在评分时如何评判这些题项，而不是在没有数据支持的情况下坚持题项的公平性。

无论考试后讨论的结果如何，教师都应该把控会议，使其为所有学生产生最大的利益。在讨论被大多数学生答错的问题时，教师应该保持冷静、实事求是、不设防的态度。教师应避免就个别问题与学生争论，以防进行情绪化的讨论；相反，教师应邀请学生提出书面意见，或安排个别面谈，讨论有问题的题项；也可以鼓励需要额外帮助的学生与教师预约单独的复习课程。

删减题项或增加分数

教师们经常争论通过取消题项或增加重点来调整考试成绩，以弥补考试结构或表现中实际或感知到的缺陷。例如，在考试后的讨论中，学生可能会争辩说，如果他们都回答错了一个题项，就应该省略这个题项，或者所有学生都应该获得额外的分数来补偿“有缺陷的题项”。有趣的是，学生们很少会提出，如果他们都回答对了一个问题，就从他们的分数中减去 1 分。那么教师应该如何回应这样的要求呢？在这个讨论中，对技术上有缺陷的考试题项和不按预期实行的考试题项进行了区分。

如果考试题项被正确地设计、评判和校对，那么在考试中不太可能出现严重的缺陷。然而，出现的错误可能会对学生的分数产生不同的影响。例如，如果在考试中无意遗漏了一个选择题的正确答案，那么没有一个学生能够正确地回答这个问题。在这种情况下，这个题项就不应该被计分。也就是说，如果在考试期间或之后、考试评分之前发现错误，则从答案中省略该题项；原本打算计分 73 分的考题，此时计分 72 分。如果在评分后发现错误，可以重新打分。学生们经常担心这种变化对他们成绩的影响，可能会争辩说，在这种情况下他们应该获得额外的分数。两种调整对假设分数可能产生的影响见表 12.4。

表 12.4 测试分数调整的效果

	可能的总分	原始分数	百分正确率（%）
原测试	73	62	84.9
缺陷题目不计分	72	62	86.1
原始分数上加 1 分	73	63	86.3

很明显，省略有缺陷的题项并在原始分数上加 1 分会产生几乎相同的结果。虽然学生们可能会认为给自己的分数加 1 分更令人满意，但给没有回答正确的题项加 1 分是没有意义的。事实上，“额外”的 1 分并不代表对任何内容领域的了解或目标的实现，因此它无助于对考试成绩的有效解读。教师应该实事求是地告诉学生，考试中取消了一个题项，并向他们保证，他们在考试中的相对表现并没有改变。

如果技术上的缺陷是在一道判断题中出现了一个拼写错误的单词，而这并没有改变试题的意思，那么就不应该做任何调整。教师应该避免就题项语义进行冗长的辩论，如果很明显，这些错误不太可能影响学生的分数。学生的反馈可用于修改题项以供以后使用，有时还可以改变教学中的概念或技能。

如前所述，教师应该抵制仅仅基于低难度和鉴别指数就从考试中删除题项的诱导。题项的遗漏可能会影响考试分数的有效性，特别是如果与一个内容领域或目标相关的几个题项被删除，导致该内容的采样不足（Miller et al.，2013）。对于包含少量题项的测验来说尤其如此。

因为在考试结构中发现的缺陷确实会导致测量误差，所以教师在使用考试分数来做出评分决定和设定分数线时应该考虑到这些缺陷。也就是说，在所有考试都给出分析之后，教师才应该确定分数分配等级。如果有必要，可以调整拟议的评分标准，以弥补考试结构中的缺陷。应该让学生明白，任何因试题设计缺陷而导致的评分标准变化，都不会对他们的成绩产生不利影响。

建立题库

由于在开发、管理和分析考题方面需要付出相当大的努力，教师应该开发一个系统来维护和扩大题库，以便从中选择考题用于未来的考试。教师可以在自己的计算机上维护试题数据库，并在存储设备上进行备份。当教师以电子方式存储考题数据库时，这些文件必须有密码保护，并维护考试安全。在开发考题库时，教师可以对每道考题记录以下数据：①对客观类考题的正确回答和对填空题或论述题的简短评分关键点；②为其设计的课程、单元、内容领域或目标；③特定时间段内的题项分析结果。框 12.6 提供了一个这样的例子。

商业软件应用程序可以类似的方式用于开发和存储考试题项的数据库。每个考试题项都是数据库中的一条记录。可以根据输入数据的字段对考试题项进行排序；例如，教师可以检索所有被分类为“目标 3”、具有中等难度系数的题项。

许多出版商还提供与其教科书内容相关的考试题库。然而，教师在自己的考试中使用这些题库时需要谨慎。考试的目的、被测学生的相关特征，以及教师的考试蓝图中所反映的内容的平衡性和侧重点，是选择考试题项最重要的标准。虽然有些教师会认为这些题库是试题开发的捷径，但在使用之前，应该仔细评估这些题库。发布的题库中试题的质量未必会优于熟练教师所构建的试题。其中许多题库的质量可能存在问题。通常，教师可以通过修改题干、替换更好的答案选项、消除技术缺陷或改变题型来提高符合其考试蓝图的商业题库的质量。

此外，发布的考试题库很少包含难度系数和鉴别指数等题项分析信息。然而，教师可以从发布的题库中计算出使用或修改的每个题项的这些信息，并可以开发和维护一个题项文件夹。

框 12.6

题库中的样本信息

内容领域：身体评估
第 5 单元
目标 3

1. 对青春期女性乳房不对称最可能的解读是什么？
   A. 大乳房内乳腺导管阻塞
   B. 内分泌失调
   C. 大乳腺炎
   D. 正常生长变化[1]

考试日期	难度系数	鉴别指数
10/22	0.72	0.25
2/20	0.56	0.33
8/23	0.60	0.40

注：[1] = 正确答案

小结

为了准确地解读考试成绩，教师需要分析考试的整体表现以及个别考试题项。有关考试表现的信息有助于教师向学生反馈考试结果，并改进考试题项，以备将来使用。

对考试结果的评分是一组被称为原始分数的数值。为了使原始分数易于理解，可以将它们排列在频率分布中，或者以直方图或频率多边形的图形形式显示。分数分布特征，如对称性、偏度、模态和峰度，可以帮助教师理解考试作为测量工具的效能，以及解读分布中的任何一个分数。

集中趋势和变异性测量也有助于解读个人分数。集中趋势的度量包括众数、中位数和平均值；每种测量方法在使用上都有优点和缺点。在正态分布中，这三种指标会重合。教师自编测验的大多数分数分布不符合正态曲线的假设。分布的形状可以决定使用最合适的集中趋势指数。分布中的变异性可以大致描述为分数的范围，或者更准确地说是标准差。

教师可以对个别学生的成绩做出标准参照或常模参照的解读。任何个体分数的常模参照解读都应该考虑到分数分布的特点、集中趋势的一些指标和变异性的一些指标。因此，教师可以使用平均值和标准差来判断单个学生的分数与其他学生的分数相比如何。

正确率是通过将原始分数除以可能的总分来计算的，因此，它将学生的分数与预设的标准进行比较。正确率并不能客观地表明学生对一门学科的真正了解程度，因为它受到考试题项难度的影响。正确率不应与百分位排名混淆，百分位排名描述的是学生在一个群体中的相对位置，因此是一种标准参照的解读。给定原始分数的百分位排名是分数在该分数或低于该分数的分布中的百分比。标准化考试的成绩通常以百分位排名或其他标准参照分数的形式报告。教师在解读标准化考试成绩时应谨慎，以便与适当的常模组进行比较。不应该用标准化考试成绩来决定成绩，在解读结果时应该理解，只有分数上的巨大差异才表明成绩水平上的真正差异。

题项分析通常是通过使用计算机程序来完成的，或者作为考试成绩应用程序的一部分，或者作为计算机考试软件的一部分。难度系数（P）范围从 0 到 1.00，表示正确回答该题的学生的百分比。P 值为 0.20 及以下的题项被认为是困难的，P 值为 0.80 及以上的题项被认为是简单的。然而，难度系数的解读应考虑到教学质量和小组学生的能力。鉴别指数（D）的范围从 -1.00 到 $+1.00$，表明高分组学生比低分组学生更常正确回答题项的程度。一般来说，正数越高，说明考试题项越好；理想的判别指标应至少为 $+0.20$。一个题项的鉴别能力与其难度系数高度相关。一个所有学生都答对的题项，其难度系数为 1.00；这道题的鉴别指数为 0，因为高分学生和低分学生在这道题上的表现没有差别。

试题结构上的缺陷可能对学生的成绩有不同的影响，因此应该区别对待。如果考试中无意遗漏了一个选择题的正确答案，那么没有一个学生能够正确地回答这个问题。在这种情况下，该题项不应该计分。如果一个缺陷是由一个拼写错误的单词组成的，而这个单词不会改变题项的含义，那么就不应该进行调整。

教师应该建立一个系统来维护题库，以便从中选择题项进行将来的考试。题库通常是计算机考试程序的一个特点，也可以由教师开发并以电子方式存储。使用已公布的题库应基于教师对题库质量的评价、考试目的、被测学生的相关特征，以及教师考试蓝图中所反映的期望的重点和内容的平衡。从公布的题库中选择的考题通常应进行修改，使其在技术上合理，并与内容领域的教学方式和待测学生的特征相关。

参考文献

Brookhart, S. M., & Nitko, A. J. (2019). *Educational assessment of students* (8th ed.). New York, NY: Pearson Education.

Ermie, E. (n.d.). *Exam quality through the use of psychometric analysis [White Paper]*. Dallas, TX: ExamSoft Worldwide. Retrieved from https://examsoft.com/resources/white-papers/exam-quality-use-psychometric-analysis

Ierardi, J. A. (2014). Taking the "sting" out of examination reviews: A student-centered approach. *Journal of Nursing Education*, *53*, 428.

Miller, M. D., Linn, R. L., & Gronlund, N. E. (2013). *Measurement and assessment in teaching* (11th ed.). Upper Saddle River, NJ: Prentice Hall.

Waltz, C. F., Strickland, O. L., & Lenz, E. R. (2010). *Measurement in nursing and health research* (4th ed.). New York, NY: Springer Publishing Company.

第 4 篇

临床评价

第13章

临床评价过程

翻译：颜　萍

作为一门实践性学科，护理学专业需要培养具有更高层次的认知能力、价值观、精神运动能力以及不同环境下照护患者的技术技能的人才。专业教育不仅仅是获取知识，还包括实践维度，要培养学生具备照护患者的能力及专业思维能力。通过临床评价，教师根据学生在临床实践中的表现判断其能力。

临床实践成果

通过临床实践，学生可以获得许多成果。在临床课程中，学生获得知识、学习概念及证据，以指导他们照护患者。他们有机会通过阅读、课堂讨论、在线课程、模拟和其他经验将知识转化到护理患者的实践中。

临床实践为学生提供了运用研究结果和其他证据制订干预措施及做出患者护理方面决策的机会。在实践环境中，学生学习循证护理的过程，以及如何将证据转化为患者护理。他们还需要获得提高健康照护质量的知识、技能和态度［Altmiller & Armstrong，2017；Dolansky & Moore，2013；Drenkard，2015；Interprofessional Education Collaborative Expert Panel，2016；Johnson，Drenkard，Emard，& McGuinn，2015；Phillips，Stalter，Dolansky，& Lopez，2016；Quality and Safety Education for Nurses（QSEN），2019］。在实践中，学生们会遇到处理病情模棱两可的患者和与教科书描述不一致的特殊案例，这要求学生对应该采取的行动进行评判性思考。因此，无论是在患者护理环境中还是在模拟实验室中，临床实践对于培养学生形成更高水平认知能力以及基于可用信息做出临床判断的学习都很重要（Manetti，2018，2019；Victor，Ruppert，& Ballasy，2017）。临床实践中遇到的问题和呈现的情景可能不是学生应用课堂上学到的研究结果和理论以及阅读获得的知识就能够解决的。当面临临床实践中不明确或不容易解决的问题时，学生就有机会发展他们的思维和临床判断能力。

通过照护患者及在学习和模拟实验室内的实践，学生们发展了他们的精神运动技能，学习了如何使用技术，并获得了实施护理和其他干预措施的必要技能。这种实践对于初步学习、优化能力并在一段时间内保持这些能力至关重要。通过实践，学生还学习了在各种医疗环境中照护患者的真实状况。随着医疗保健系统和患者越来越依赖信息技术，学生必须具备信息学能力，并能够在远程医疗和数字健康工具等新技术引入实践时使用它们。

然而，拥有技术技能只是专业实践的一个方面。在照护患者以及与护士和其他医疗保健提供者合作的过程中，学生们了解了专业人员如何处理患者的问题，他们如何相互交流，以及在实践环境中哪些行为对履行职责和团队合作很重要。学会与其他医疗保健专业人员合作，并在护理和跨专业团队中有效发挥作用，对于提供高质量和安全的护理至关重要（Horsley et al.，2016；Interprofessional Education Collaborative Expert Panel，2016；Sullivan，Kiovsky，Mason，Hill，& Dukes，2015）。临床学习活动为学生提供了发展个人和团队沟通技能以及学习如何与他人合作的机会。

作为一名专业人士，实践不仅取决于拥有指导决策的知识，还需拥有一个价值体系，认可患者和医疗系统中其他人的价值、尊严和权利。作为这一价值体系的一部分，学生需要培养文化胜任力，获得提供多元文化医疗保健所必需的知识和态度。随着社会变得更加多样化，护理专业学生具备文化胜任力至关重要（Blanchet Garneau，2016；de Castro，Dyba，Cortez，& Pe Benito，2019；Dyches，Haynes-Ferere，& Haynes，2019；Flood & Commendador，2016）。很多这方面的学习可以在学生照护不同文化患者和群体的临床实践中进行，也可以在模拟教学中探索文化的差异性。临床实践帮助学生培养以患者为中心的护理能力，包括尊重患者的偏好、价值观和需求；认可患者照护中的合作关系；提供富有同情心的照顾；持续协调护理；以及倡导患者权利（Bentley，Engelhardt，& Watzak，2014；Horsley et al.，2016）。这些是所有医疗保健专业人员需要具备的核心能力，是在临床实践中发展起来的。

临床实践的另一个结果是培养知识、技能和价值观，以不断提高医疗保健的质量和安全（Altmiller & Armstrong，2017；Drenkard，2015；Johnson et al.，2015；Phillips et al.，2016；QSEN，2019）。护理专业的学生需要学习质量改进的方法，并在临床实践中积累经验。他们还需要了解自己在为患者创建安全医疗保健系统和在每个临床环境中建立安全文化中的作用，了解医疗差错以及如何预防它们，并重视报告医疗差错的重要性。这些都是可以在模拟和临床实践中培养的能力。

一些临床课程侧重于管理和领导力成果。对于这些课程，临床实践为学生提供了管理患者群体、在医疗保健环境中发挥领导作用以及学习如何授权等能力的机会。

在临床实践中，学生学会为自己的行为和关于患者的决策承担责任。他们还应该愿意接受判断错误，并从中汲取教训。在任何护理和健康专业课程中，这些都是临床实践的重要成果。

临床实践的另一个成果是学会学习。任何领域的专业人士在其职业生涯中都是学习者。不断扩展的知识、医疗保健的发展和新技术的出现，都为护理领域的终身学习者创造了需求。在临床实践中，学生会面临一些他们不确定的情况，他们需要提出有关患者护理的问题并寻求进一步的学习。在护理课程中，当学生面临学习差距时，应指导他们进行自我评价、获得学习资源，并得到教师的支持。学生们往往不愿向老师表达他们的学习需求，因为担心这会对他们的成绩或老师对学生临床实践能力的印象产生影响。

框 13.1 列出了这些临床实践的成果。这份清单中包含了所有医疗保健专业人员所需的核心能力：以患者为中心的护理、团队合作、循证实践、质量改进、安全和信息学（Dolansky & Moore，2013；QSEN，2019）。这些结果为教师提供了一个框架，供他们在规划临床课程和决定如何评价学生表现时使用。并非所有结果都适用于每一门护理课程，例如，有些课程可能不要求获得技术或授权技能，但总体而言，大多数课程都会使学生在护理专业学习过程中逐步实现这些结果。

框 13.1

护理课程的临床实践成果

- ❑ 获得临床实践的概念、理论和其他知识。
- ❑ 在临床实践中使用研究和其他证据。
- ❑ 培养高阶思维和临床判断能力。
- ❑ 培养精神运动和技术能力，具备执行其他类型干预措施的能力和信息学能力。
- ❑ 与患者、家庭、社区和医疗保健系统的其他成员有效沟通。
- ❑ 在医疗保健系统，与跨专业团队合作并担任领导角色。
- ❑ 培养为不同文化和多种族患者群体提供以患者为中心的护理所必需的价值观和知识。
- ❑ 培养持续改进医疗保健的质量和安全的知识和技能。
- ❑ 展示专业人士的领导技能和行为。
- ❑ 为自己的行为和决定承担责任。
- ❑ 接受持续学习和自我发展的需要。

临床评价的概念

临床评价是对学习者在实践中的能力做出判断的过程。这种实践可能涉及对患者、家庭和社区的护理，临床环境中的其他类型的实践，模拟实践，以及各种技能的表现。大多数情况下，临床评价包括观察表现并对学生的能力做出判断。这些判断会影响所收集的数据，即评价学生表现的具体观察类型，以及从数据中得出的关于表现质量的推论和结论。教师可能会收集不同的数据来评价相同的结果，当他们对学生在临床实践中的表现进行一系列观察时，他们对学生表现的判断很难一致。

临床评价不是一个客观的过程，它是主观的，是教师和其他参与评价过程的人做出的判断。如第 1 章“护理评估和教育过程”所述，教师的价值观影响评价。这在临床评价中最为明显，教师的价值观会影响其对学生的观察及对学生表现质量的判断。因此，教师必须意识到自己的价值观可能会使他们对学生的判断产生偏倚。

这并不是说临床评价可以不受价值观的影响，教师对学生表现的观察和结论总是会受到其价值观的影响。关键是培养教师对这些价值观的自我意识，以避免在临床评价中产生不公平对待学生的影响。例如，如果教师更喜欢发起讨论并积极参加会议的学生，那么这种价值观不应该影响对学生在其他领域能力的判断。教师需要意识到这种偏好，以避免对学生临床表现其他方面的不公平评价。或者，如果教师习惯了大多数急救护理环境中的快节奏，那么在与初学学生或“行动缓慢”的人一起工作时需要谨慎，不要让这种先前的经历影响对学生表现的期望。临床教师应该审视自己的价值观、态度和信念，以便在教学和评价学生在实践环境中的表现时意识到它们。

临床评价与等级评定

临床评价与等级评定不同。在评价中，教师对学生的表现进行观察，并收集其他类型的数据，然后将这些信息与标准进行比较，以得出判断。根据评价，可能会应用一个定量的符号或等级来反映评估数据和对表现所做的评判。临床等级，如通过-不通过或从 A 到 F，是用于表示评价的符号。临床表现可以进行评价而不是等级评定，例如通过形成性评价或对学习者的反馈，也可以进行分级。然而，如果没有关于临床表现的充分数据，不能做出等级评定的结论。

常模参照和标准参照的临床评价

如第 1 章“护理评估和教育过程”所述，临床评价可以采用常模参照或标准参照。在常模参照评价中，将学生的临床表现与其他学生进行比较，表明其表现优于、差于或等同于比较组中的其他学生，或者该学生的知识、技能或能力优于、差于或等同于其他学生。将学生的临床能力与临床组中的其他学生相对评价，例如表示该学生的“平均水平”，是一种常模参照的解释。

相反，标准参照的临床评价是将学生的临床表现与预先确定的标准进行比较，而不是与小组中其他学生的表现进行比较。在这种类型的临床评价中，标准是预先已知的，并用作评价的基础。表明学生已经达到临床结果或具备临床能力，而不考虑其他学生的表现如何，代表了基于标准的解释。

形成性和终结性临床评价

临床评价可以是形成性的，也可以是终结性的。临床实践中的形成性评价为学习者提供关于他们在达到临床课程目标或发展临床能力方面进展的反馈。形成性评价的目的是使学生能够进一步发展他们的临床知识、技能和价值观；指出需要学习和实践的领域；并为建议额外的指导以改善表现提供了基础。通过形成性评价，在确定学习需求后，提供指导以推动学生的学习。因此，形成性评价是诊断性的，它不应该被评定等级（Brookhart & Nitko，2019）。例如，临床教师或指导者可能会观察学生进行伤口护理，并就该应用该技术带来的变化给予反馈。该评价的目的是提高其后续表现，而不是对学生执行操作的情况进行评分。

然而，终结性临床评价是为了确定临床等级而设计的，因为它总结了学生在临床实践中培养的能力。终结性评价是在一段时间结束时进行的，例如，在期中或临床实习结束时，评价学习者取得临床成果或能力的程度。终结性评价不是诊断性的，它总结了学生在特定时间点的表现。对于护理教育课程中的大部分临床实践来而言，终结性评价时机过晚，学生们没有机会改善表现。任何临床评价方案都应包括广泛的形成性评价和阶段性的终结性评价。在临床实践进行中，形成性评价对于提供反馈以提高表现水平至关重要。

临床评价的公平性

考虑到临床评价的主观性，目标是建立一个公平的评价体系。公平的要求包括：

1. 临床教师要明确自己的价值观、态度、信念和可能影响评价过程的偏见。
2. 临床评价基于预先确定的结果或能力。
3. 教师建立一个支持性的临床学习环境。

明确自身的价值观

教师需要意识到他们的个人价值观、态度、信仰和偏见可能会影响评价过程。这些都会影响收集到的关于学生的数据和对学生表现的判断。此外，学生也有自己的一套价值观和态度，影响他们对表现的自我评价，以及他们对教师的评价与反馈的反应。学生在临床实践中对教师的指导和教师为改善他们的表现所提供信息的接受程度，都会受到他们过去与其他教师学习临床课程的经验的影响。学生可能在之前的临床课程中遇到了问题，只得到了来自教师、工作人员和其他人员的负面反馈和有限的支持。在学生的反应阻碍学习的情况下，教师可能需要进行干预，引导学生更加自觉地认识到自己的价值观及其对学习的影响。

基于预定结果或能力的临床评价

临床评价应基于预先设定的目标或临床能力，然后用于指导评价过程。如果没有这些，教师和学生就没有任何评价临床表现的基础。临床课程要达到的目标是什么？或者学生在这次临床实践中应该获得什么能力？这些目标或能力为教师提供了一个框架，用于观察表现和对临床实践中的成绩做出判断。例如，如果能力与培养沟通技能有关，那么无论是在患者护理环境中还是作为模拟的一部分，学习活动都应该帮助学生学习如何沟通。教师的观察和随后的评价应侧重于沟通行为，而不是与学习活动无关的其他能力。

建立支持性的学习环境

教师有责任建立一个支持性的学习环境，让学生将教师视为有助于他们学习和发展临床能力的人。在临床环境中，学生需要能够乐于向教师和工作人员提问并寻求他们的指导，而不是在临床环境中回避他们。一个支持性的环境对有效的评价至关重要，因为学生需要认识到教师的反馈是为了帮助他们改善表现。营造学习的“氛围”也很重要，因为临床实践对学生来说压力很大（Bagcivan，Cinar，Tosun，& Korkmaz，2015；Bhurtun，Azimirad，Saaranen，& Turunen，2019；Blomberg et al.，2014；Suresh，Matthews，& Coyne，2013；Zieber & Williams，2015）。许多因素会影响这种学习氛围的营造。临床环境需要提供促进学生学习和发展的经历。工作人员需要支持学生；与同伴、同学和临床教师合作；并以个人和团队的形式进行有效的沟通。最重要的是，教师和学生之间必须相互信任和尊重。

临床实践中的学生压力

在护理教育领域，已经有许多关于临床环境中学生压力的研究。已经确定的一些学生压力包括：

- 害怕发生伤害患者的差错
- 护理患者的知识和技能不足
- 患者状况的变化和关于如何应对的不确定性
- 不熟悉临床环境的工作人员、政策和其他方面
- 照护疑难患者
- 被教师观察和评价临床表现
- 与患者、家属、护理人员和其他医疗保健工作者进行互动

在临床环境中学习是一种公共体验。学生们不能像在课堂上或在线讨论中那样掩饰自己在理解力或技能方面的不足。在临床实践中，许多人都有可能观察学生的表现——教师、患者、家庭成员、同学、护理人员和其他医疗保健工作者。在任何医疗保健领域被他人观察和评价对学生来说都是一种压力。

学生在临床实践中可能经历的潜在压力强化了教师的需求，让教师意识到在临床课程中与学生合作时他们所设置的学习环境的必要性。学生是一名学习者，而不是护士，尽管一些教育工作者、指导者和其他医务人员期望学生在没有足够时间练习和改进表现的情况下表现出专家水平（Oermann，Shellenberger，& Gaberson，2018）。模拟体验可以让学生在照顾患者之前练习认知和精神运动技能，从而有效减轻学生的焦虑。

临床评价的反馈

为了使临床评价有效，教师应不断向学生反馈，让他们了解自己的表现以及如何改进。反馈是根据教师的评估向学生传达信息，使学生能够反思自己的表现，确定持续学习的需求，并决定如何满足这些需求（Bonnel，2008）。反馈可以是口头的，如描述对表现的观察，解释如何采取不同的做法；也可以是视觉的，如演示正确的表现。反馈应

该是具体的，并附有教师的进一步指导或与学生一起来确定适当的学习活动。最终目标是让学生进步到可以判断自己的表现、确定学习资源并使用这些资源进一步提高能力。Bonnel（2008）强调，为了使反馈起作用，学生需要对传递给他们的信息进行反思，并积极地将反馈融入自己的学习中（p. 290）。

学生必须具备基本的知识基础和初步技能来判断自己的表现。Brookhart 和 Nitko（2019）认为，对表现的反馈也确定了学生没有掌握学习目标的可能原因。有时，原因是学生不具备发展新能力的先修知识和技能。因此，临床教师和指导者在与学生互动时，首先要评估学生是否已经学习了必要的概念和技能，如果没有，那就从必要的概念和技能学习开始。

临床评价的反馈原则

作为临床评价过程的一部分，向学生提供反馈须遵循五个原则。第一，反馈应该是精确和具体的。关于表现的一般信息，如“你需要在护理评估方面下功夫”或“你需要在模拟中心多加练习”，并不能说明哪些行为需要改进或如何培养。教师不应该使用笼统的说法，而应该指出学生缺乏哪些特定的知识领域，在思维和临床判断方面存在哪些问题，以及需要进一步发展哪些特定的能力。与对学生说“你需要在护理评估方面下功夫”相比，如果教师能指出学生在数据收集方面有哪些具体疏漏、在体格检查技术方面有哪些需要改进，那么反馈会更有效。对学习者来说，具体的反馈比笼统地描述他们的行为更有价值。

第二，对于操作、技术的使用和精神运动技能，教师应该向学生提供口头和视觉反馈。这意味着教师应该首先解释表现中出现的错误，然后演示正确的操作或技能。研究表明，身体力行地指导学习者如何执行操作或技能可以提高他们的准确性（Soderstrom & Bjork，2015）。接下来，学生应在教师的指导下练习技能。在教师可以随时纠正问题的情况下进行即时练习，学生可以更容易地利用反馈来进一步发展他们的技能。

第三，应该在学生学习时或学习结束后立即给予表现的反馈。及时反馈是本科课程有效教学的七项核心原则之一（Chicking & Gamson，1987）。在教授研究生、护士和其他学习者时，无论他们的教育水平如何，提供及时而丰富的反馈都同样重要。从临床实践的现场表现到教师反馈的时间越长，反馈的效果就越差（Oermann et al.，2018）。随着时间的推移，学生和教师都可能记不清临床实践需要改进的具体领域。无论是学生表现出的临床判断或其他认知技能、操作或技术技能，还是学生表达的态度或价值观等领域，这一原则都适用。无论是在临床环境中与一群学生合作，与指导教师讨论学生表现，还是教授在线课程，教师都需要制订一种向学生提供重点和及时的反馈，并根据需要进行进一步讨论的策略。记录简短的笔记，以便日后与个别学生进行讨论，可能有助于教师记住学生表现的要点。

第四，学生需要不同数量的反馈和正强化。在刚开始的实践和学习者新面临的临床情境下，大多数学生需要频繁而广泛的反馈。随着学生在课程学习中的进步和能力的提高，他们应该能够评价自己的表现并确定个人学习需求。与其他学生相比，有些学生需要教师提供更多的反馈和指导。与教育的许多方面一样，一种方法不可能适合所有学生。反馈应始终在相对私密的场所进行。

最后一条原则是，反馈应该是诊断性的。这意味着，在确定了需要进一步学习的领域后，教师的责任是指导学生，使他们能够改善表现。Altmiller（2016）强调了关注反馈方式的重要性：教师应将反馈视为学生学习的机会，并包括改进的选项。这个过程是循环往复的——教师观察和评价学生表现，向学生反馈表现，然后指导他们的学习和实践，使他们变得更具能力。

Gigante、Dell 和 Sharkey（2011）提出了向学生提供反馈的五步流程：

1. 明确对学生的期望值。学生需要知道在临床实践中对他们的期望是什么。
2. 为从教师和学习场景中的其他人那里获得反馈创造条件。建议从“我给你反馈”这句话开始，因为这样学生就会意识到这些信息是为了帮助他们改善表现。
3. 通过让学生评估自己的表现开始进行互动，鼓励学生进行反思和学习。
4. 根据对行为的具体观察，描述学生的表现并与大家分享。提供具体的表现示例并详细描述学习者如何提高是很重要的。
5. 征求学习者的意见。在某些情况下，例如当有人担心临床实践中没有达到令人满意的水平时，应该制订一份书面的改进计划，并列出其后果。

临床结果和能力

在临床实践中，有不同的方法来制订要达到的目标，从而为临床评价提供了基础。这些可通过要达到的结果或在临床实践中表现的能力的形式来说明。不管这些如何表述，它们都代表了临床实践中的评价结果。

框 13.1 中提供的临床实践目标可用于开发临床课程的特定目标或能力。并非所有临床课程都会在这些领域取得成果，在某些课程中，可能还有该临床专业实践所特有的其他类型的能力。一些教师确定了该项目中每门临床课程所使用的共同目标或能力，然后对这些目标或能力进行分级，以证明他们在护理课程中的进步和发展（Billings & Halstead，2016）。例如，在这种模式下，每门课程都会有一个关于沟通的目标。在临床课程的开始阶段，目标可能是“识别与患者沟通的语言和非语言技巧”。在后期课程中，沟通目标可能侧重于家庭和与照顾者的合作，例如“发展与家庭和照顾者的人际关系”。而在社区卫生课程中，目标可能是“与其他健康照护提供者、跨学科团体和社区组织合作”。

另一种方法是，一些教师广泛地陈述了目标，然后指出学生在特定课程中应该表现出的具体行为，以达到这些目标。例如，关于沟通的目标可以表述为“与患者以及专业内部和跨专业团队进行有效沟通”。在儿童护理课程中，表明达到这一目标的行为示例包括“根据儿童的年龄、发育状况和健康状况，使用适当的语言和非语言交流”及“与父母、照顾者和跨专业团队进行有效互动”。一般情况下，临床评价工具或评价表的制订会参考这些目标或能力，具体内容将在第 14 章“临床评价方法”中讨论。

无论临床课程的目标如何陈述，它们都需要足够具体，以指导对学生临床实践的评价。诸如“在照护儿童时使用护理程序”这样的目标过于宽泛，无法指导评价。更具体的结果，如“对发育阶段的儿童进行系统评估”“评估健康问题对家庭的影响”和“确定居家儿童护理与管理的资源”，可以让学生明确在临床实践中对他们的期望。

能力是指学习者在临床实践中表现出的才能。能力是学生需要发展的知识、技能和态度，它们为评估提供了基础（Sullivan，2016）。对于实践中的护士而言，能力反映了其在医疗环境中照护患者的预期表现水平。护士的能力是在聘用时和持续工作中进行评价的，通常每年进行一次，以验证护士是否具备执业能力（Levine & Johnson，2014）。考虑到教师负责的学习者人数、临床学习机会的类型，在培养临床能力时应谨慎，避免评价人数过多。在准备临床课程的目标或能力时，教师应收集足够的关于学生对该课程指定的每项目标或能力表现的数据。目标太多，可能导致无法收集到足够的关于所有学生在临床环境中表现的数据，无论他们是与现场的教师组成一个小组，还是一对一地与临床医生一起工作。无论评价系统是如何开发的，临床目标或能力都必须切合实际，并有助于指导评价。

小结

通过临床评价，教师对学生在临床实践中的表现做出判断。教师对表现的观察应集中在临床课程中需要达到的结果或需要培养的能力上。这些为临床实践中的学习提供了框架，并为评价学生临床实践表现提供了基础。

尽管这样的框架在临床评价中是必不可少的，但教师也需要审视他们自己对评价过程的信念及其在护理教育中的作用。明确自己的价值观、信念、态度和可能影响评价的偏见是重要的第一步。认识到许多学生在临床实践中的固有压力，营造一个支持性的学习环境也很重要。第 1 章“护理评估和教育过程”中介绍的其他评价概念也适用于临床评价。临床评价的具体方法见第 14 章“临床评价方法”。

参考文献

Altmiller, G. (2016). Strategies for providing constructive feedback to students. *Nurse Educator*, *41*, 118–119. doi:10.1097/nne.0000000000000227

Altmiller, G., & Armstrong, G. (2017). National Quality and Safety Education for Nurses faculty survey results. *Nurse Educator*, *42*, S3–S7. doi:10.1097/nne.0000000000000408

Bagcivan, G., Cinar, F. I., Tosun, N., & Korkmaz, R. (2015). Determination of nursing students' expectations for faculty members and the perceived stressors during their education. *Contemporary Nurse*, *50*(1), 58–71. doi:10.1080/10376178.2015.1010259

Bentley, R., Engelhardt, J. A., & Watzak, B. (2014). Collaborating to implement interprofessional educational competencies through an international immersion experience. *Nurse Educator*, *39*, 77–84. doi:10.1097/NNE.0000000000000022

Bhurtun, H. D., Azimirad, M., Saaranen, T., & Turunen, H. (2019). Stress and coping among nursing students during clinical training: An integrative review. *Journal of Nursing Education, 58*, 266–272. doi:10.3928/01484834-20190422-04

Billings, D. M., & Halstead, J. A. (2016). *Teaching in nursing: A guide for faculty* (5th ed.). St. Louis, MO: Elsevier.

Blanchet Garneau, A. (2016). Critical reflection in cultural competence development: A framework for undergraduate nursing education. *Journal of Nursing Education, 55*, 125–132. doi:10.3928/01484834-20160216-02

Blomberg, K., Bisholt, B., Kullen Engstrom, A., Ohlsson, U., Sundler Johansson, A., & Gustafsson, M. (2014). Swedish nursing students' experience of stress during clinical practice in relation to clinical setting characteristics and the organisation of the clinical education. *Journal of Clinical Nursing, 23*, 2264–2271. doi:10.1111/jocn.12506

Bonnel, W. (2008). Improving feedback to students in online courses. *Nursing Education Perspectives, 29*, 290–294.

Brookhart, S. M., & Nitko, A. J. (2019). *Educational assessment of students* (8th ed.). New York, NY: Pearson Education.

Chickering, A. W., & Gamson, Z. F. (1987). Seven principles for good practice in undergraduate education. *AAHE Bulletin, 39*(7), 3–7.

de Castro, A. B., Dyba, N., Cortez, E. D., & Pe Benito, G. G. (2019). Collaborative online international learning to prepare students for multicultural work environments. *Nurse Educator, 44*, E1–E5. doi:10.1097/nne.0000000000000609

Dolansky, M. A., & Moore, S. M. (2013). Quality and Safety Education for Nurses (QSEN): The key is systems thinking. *Online Journal of Issues in Nursing, 18*(3), Manuscript 1. doi:10.3912/OJIN.Vol18No03Man01

Drenkard, K. N. (2015). The power of alignment: Educating nurses in quality and safety. *Nursing Administration Quarterly, 39*, 272–277. doi:10.1097/NAQ.0000000000000112

Dyches, C., Haynes-Ferere, A., & Haynes, T. (2019). Fostering cultural competence in nursing students through international service immersion experiences. *Journal of Christian Nursing, 36*, E29–E35. doi:10.1097/cnj.0000000000000602

Flood, J. L., & Commendador, K. A. (2016). Undergraduate nursing students and cross-cultural care: A program evaluation. *Nurse Education Today, 36*, 190–194. doi:10.1016/j.nedt.2015.10.003

Gigante, J., Dell, M., & Sharkey, A. (2011). Getting beyond "good job": How to give effective feedback. *Pediatrics, 127*, 205–207.

Horsley, T. L., Reed, T., Muccino, K., Quinones, D., Siddall, V. J., & McCarthy, J. (2016). Developing a foundation for interprofessional education within nursing and medical curricula. *Nurse Educator, 41*, 234–238. doi:10.1097/NNE.0000000000000255

Interprofessional Education Collaborative Expert Panel. (2016). *Core competencies for interprofessional collaborative practice: 2016 update*. Washington, DC: Interprofessional Education Collaborative.

Johnson, J., Drenkard, K., Emard, E., & McGuinn, K. (2015). Leveraging Quality and Safety Education for Nurses to enhance graduate-level nursing education and practice. *Nurse Educator, 40*, 313–317. doi:10.1097/NNE.0000000000000177

Levine, J., & Johnson, J. (2014). An organizational competency validation strategy for registered nurses. *Journal for Nurses in Professional Development, 30*, 58–65. doi:10.1097/NND.0000000000000041

Manetti, W. (2018). Evaluating the clinical judgment of prelicensure nursing students in the clinical setting. *Nurse Educator, 43*, 272–276. doi:10.1097/nne.0000000000000489

Manetti, W. (2019). Sound clinical judgment in nursing: A concept analysis. *Nursing Forum, 54*, 102–110. doi:10.1111/nuf.12303

Oermann, M. H., Shellenbarger, T., & Gaberson, K. B. (2018). *Clinical teaching strategies in nursing* (5th ed.). New York, NY: Springer Publishing Company.

Phillips, J. M., Stalter, A. M., Dolansky, M. A., & Lopez, G. M. (2016). Fostering future leadership in quality and safety in health care through systems thinking. *Journal of Professional Nursing, 32*, 15–24. doi:10.1016/j.profnurs.2015.06.003

Quality and Safety Education for Nurses. (2019). Website. Retrieved from http://qsen.org

Soderstrom, N. C., & Bjork, R. A. (2015). Learning versus performance: An integrative review. *Perspectives on Psychological Science, 10*, 176–199. doi:10.1177/1745691615569000

Sullivan, D. T. (2016). An introduction to curriculum development. In D. M. Billings & J. A. Halstead (Eds.), *Teaching in nursing: A guide for faculty* (5th ed., pp. 89–117). St. Louis, MO: Elsevier.

Sullivan, M., Kiovsky, R. D., J. Mason, D., Hill, C. D., & Dukes, C. (2015). Interprofessional collaboration and education. *American Journal of Nursing, 115*, 47–54. doi:10.1097/01.Naj.0000461822.40440.58

Suresh, P., Matthews, A., & Coyne, I. (2013). Stress and stressors in the clinical environment: A comparative study of fourth-year student nurses and newly qualified general nurses in Ireland. *Journal of Clinical Nursing, 22*, 770–779. doi:10.1111/j.1365-2702.2012.04145.x

Victor, J., Ruppert, W., & Ballasy, S. Examining the relationships between clinical judgment, simulation performance, and clinical performance. *Nurse Educator, 42*, 236-239. doi: 10.1097/NNE.0000000000000359

Zieber, M. P., & Williams, B. (2015). The experience of nursing students who make mistakes in clinical. *International Journal of Nursing Education Scholarship, 12*. doi:10.1515/ijnes-2014-0070

第 14 章

临床评价方法

翻译：曹英娟

在讨论了临床实践评价框架以及个人价值观、态度与偏见对评价的潜在影响后，接下来需要探讨并确定评价学生临床实践表现的方法与策略。临床评价方法是评价学生临床实践表现的重要策略，评价时，他们的护理对象可以是医院等医疗机构就诊的患者，也可以是来自社区、仿真学习实验室或虚拟环境中的患者。目前应用的评价方法中，有的适用于临床教育者或带教老师在现场直接观察学生的表现；有的则用来较为综合地评估学生的理论知识、认知技能和其他方面的能力，但并不涉及对学生表现的直接观察。

护理教师们在教育教学过程中通常采用多种评价方法，如反思性作业常用于形成性评价，还有既可用于形成性评价也适用于终结性评价的方法。本章将重点介绍评价学生临床实践表现的常用方法与策略。

临床评价方法的选择

课程设计中具体选择使用哪种评估方法，需要考虑以下几个因素。第一，评估结果能够反映学生是否达到课程要求的临床实践能力。通过评估，带教老师充分了解学生的临床实践表现，从而评判他们的临床实操水平正处于能力提升阶段亦或是能够预测在课程结束时具备所要求的临床实践能力。对于不同的课程目标，可以采用不同的策略，灵活地选择评估方法。大多数评估方法可以同时为研判多个课程目标是否达成提供依据。例如，布置比较两组不同数据的书面作业，可以综合考查其评估、分析和写作方面的能力与水平。在设计临床课程评估时，带教老师会根据课程目标与拟培养的临床能力来选择具体评价方法，所获得的评价结果大多能同时体现多个教学目标和学生的临床表现与能力。

在护理专业的临床课程中，带教老师通常根据临床实践的结果对学生进行评价，如框 13.1 所示。临床实践的结果与学生的知识，实践中的证据应用，高阶思维和临床判断，精神运动、技术和信息学能力，沟通、协作和团队合作能力，价值观和职业行为，质量与安全胜任力，领导力，责任感以及自我评价与发展相关。其中，部分能力的评估相对比较容易实现，需要注意的是整个过程要体现对学生综合能力的评估。而且，既然旨在培养学生多维度的临床能力，那么临床课程的评估亦应多措并举。

第二，目前有多种不同的临床评价方法用于评估学生的临床表现。使用不同的评价方法的优势在于可以充分考虑到学生的个人需求、能力和特点。有些学生可能擅长书面作业，而其他学生则更倾向于通过参加会议或讨论来展现掌握了相关学习内容。在临床实践中，往往是同时采用多种评价方法，只要评估方法与待评估的目标契合，就能够反映出学生在水平上的差异。这也避免了依赖一种评价方法（如评定量表）来决定临床实践的整体表现成绩。

第三，带教老师应该考虑被评估学生的数量和实践机会（无论是在临床情境还是模拟情境中），选择切合实际的评估方法。考虑到学生会接触到不同情况的患者，针对特定健康问题或特定临床情境制订评价方法是不切实际的。为此，模拟或使用标准化病人更为合适。在课程期间需要使用这些方法的学生数量很多，有些方法不适用。其他方法可能因成本过高或护理教育或医疗保健环境中相应资源缺乏，也同样不适用。

第四，评估方法既可用于形成性评价，也可用于终结性评价。在决定如何评价学生临床表现的过程中，带教老师应确定这些方法是用于向学生提供反馈（形成性评价）还是用于最终评分（终结性评价）。其中，形成性评价的关注重点是学生在达成学习目标方面的进展情况。在实习结束、课程结束或学期末，终结性评价确定学生是否达到了学习目标，并具备相应能力（Oermann，2016）。在临床实践中，学生应该提前了解带教老师的评价目的是形成性评价，还是终结性评价。部分临床评价方法旨在向学生反馈需要改进的领域，而不应该用作评分。其他方法，如评定量表和书面作业，可以用于终结性评价，因此可将其计入课程或临床实践成绩。

第五，在最终确定课程中评估学生临床表现的方案之前，带教老师应审查学生在临床实践中每项作业应达到的目标，并据此决定本课程所需的作业量。这些作业旨在评估学生具备何种能力，需要多少作业量来证明这些能力。在某些临床课程中，要求学生完成的书面作业过于繁重。无论是用于形成性评价还是终结性评价，需要完成多少作业才能达到课程的预期结果？学生可以从带教老师的持续反馈中获益，而不是从对他们临床知识和技能发展帮助有限的重复性作业中获益。一旦学生掌握了这些能力，他们就可以进行其他更相关的学习活动，而不是重复每日或每周的护理计划或其他作业，尤其是这些作业可能与当前的实践活动并不一致。

第六，在决定如何评估学生的临床实践表现时，带教老师应考虑完成评估、提供反馈和审阅作业所需的时间。在临床课程中，与其要求学生完成一系列书面作业，不如通过与学生的讨论、学生在临床实践后复盘会议中的病例分析、小组写作活动以及其他既能节省带教老师时间又能实现同样评估目的的方法，达到相同的学习效果。护理教育者在规划如何评价学生临床实践表现时，需要考虑到自身的时间安排。

本章的其余部分介绍了用于护理教育项目的临床评价方法。其中一些方法，如书面作业，已在前面的章节中进行了探讨。

观察法

带教老师评估学生临床表现的主要方法是观察学生在临床实践、仿真学习实验室以及其他情境中的表现。尽管观察法被广泛应用，但其有效性和可靠性仍面临挑战。第一，带教老师对学生的观察可能会受到带教老师个人的价值观、态度和偏见的影响，如第 13 章“临床评价过程”中所讨论的。Altmiller（2016）强调，对学生表现的反馈是观察情况和发生事件的客观呈现。带教老师对学生的观察还可能过度依赖对学生的第一印象，随着临床带教老师或指导老师在不同情景下对学生进行一段时间的观察后，这种印象也可能发生变化。在评估学生临床表现时，得出评估结果之前都需要对学生进行一系列的观察。

第二，在观察学生的临床表现时，带教老师可能会关注学生表现的诸多方面。例如，在观察学生进行静脉给药时，带教老师可能主要关注学生给药技术的细节，而较少询问学生药物的用途，同时也可能忽略观察学生与患者的互动情况。观察同一名学生的其他带教老师，可能会关注学生的其他方面。因此，相同的实践情景可能会产生不同的观察结果。

第三，带教老师可能会对观察结果误判，例如推断学生在会议期间注意力不集中，而实际上该学生正在思考小组中其他成员的意见。带教老师与学生讨论观察结果，了解他们对自身行为的看法，掌握真实信息后修正自己的推断，这一点很重要。在与学生讨论观察结果以及对他们的印象时，带教老师可以了解到学生对自己表现的看法；反过来，这种交流可能会提供更多信息，进而影响带教老师对学生能力的判断。

第四，在临床情境中的每一次观察仅仅能反映学生在临床实践中的部分表现。不同时间观察同一个学生，可能会发现学生不同的表现水平。对带教老师的观察亦是如此，在临床工作或课堂上，带教老师的行为并不能反映其工作表现的真实水平。而在不同的临床实践和课堂上，观察同一个带教老师可能会发现不同的教学水平。

第五，与其他的临床评价方法类似，所评估的表现或能力可以指导带教老师观察的内容，帮助带教老师专注于观察学生的表现。所有观察结果都应与学生分享。

表现笔记

带教老师要记住每个学生在每次临床实践中的观察结果很具有挑战性。因此，带教老师需要一种帮助他们记住观察的结果以及表现发生的场景的方法。在临床情境、仿真学习实验室以及其他情境中，有几种记录学生观察结果的方法，比如表现笔记、核查表和评定量表。表 14.1 中总结了这些方法。

表 14.1 记录观察结果的方法

表现笔记	在临床情境、模拟和其他学习活动中，临床护理教育者、带教老师及其他人观察学生表现时记录对学生观察结果的描述，也可包括对学生表现的解释或结论，通常称为轶事笔记（anecdotal notes）
核查表	主要用于记录对学生特定能力、操作和技能表现的观察结果；包括展示能力所需的行为清单以及执行各项操作或技能的步骤。也可能包括需要核查学生表现中常出现的问题
评定量表	在临床实践中，用于记录对学生表现的评定结果。包括一套明确定义的临床实践表现或能力指标，以及相应的能力等级评定量表（包括多个等级或及格-不及格两个等级）

带教老师可以做记录，来描述在临床情境中对学生的观察结果，这些记录有时被称为轶事笔记。有些带教老师只记录观察到的学生表现，在多次观察后，回顾学生的表现形式再做出评价；而另一些带教老师则对每次观察都做出评价或形成印象。应在观察学生表现后尽快做好记录，否则，很难记住观察到的内容和观察的情境，例如患者和临床情境。在一项针对美国和加拿大护理课程的研究中，92.4% 的带教老师在指导实习学生时，使用轶事笔记来记录他们对学生的观察（Hall，2013）。笔记可以手写，也可以记录在智能手机、平板电脑或其他便携式设备上，并与学生分享。

应尽量多与学生分享笔记，否则无法有效提供带教反馈。Quance（2016）的一项研究显示，学生更希望在下一次临床实践之前获得反馈。考虑到有些问题与临床表现观察相关，带教老师应与学生讨论观察结果，将学生对自己的评估融入其对学生表现的判断中。在与学生的会议中，表现笔记也适用，例如，在期中和期末时，可以作为回顾一段时间内学生表现形式的方式。当对学生的表现有足够的观察时，表现笔记可以作为临床评价工具中的评分材料。

核查表

核查表是一个具体行为或行动的列表，用于记录在表现过程中这些行为或行动是否出现（Brookhart & Nitko，2019）。核查表通常会列出学生在完成操作流程或展示技能时应遵循的步骤。有些核查表还包括表现中常出现的问题。核查表不仅有利于带教老师对学生表现的观察，而且也为学生提供了一种评估自己表现的方法。在带教老师评估之前，学生可以利用核查表对自己的表现进行回顾和评估。

医疗保健机构通常使用核查表评估护士的技能，并持续记录其实际操作能力。核查表也用于评估模拟情境中的表现。已经开发出多种核查表和评估工具，用于评估学生、护士和其他卫生专业人员在模拟情境中的表现。在客观结构化临床考试（objective structured clinical examination，OSCE）中或使用标准化病人进行技能评估时通常使用核查表，以指导对技能表现的观察。

对于常见的操作流程和技能，带教老师可以使用已编制且得到验证、可用于评估的核查表，一些护理专业教科书中也附有相应的技能核查表。当没有这些资源时，带教老师可以自行编制核查表。然而，在对技能表现的期望以及使用评估核查表时，教师之间应保持一致。Kardong-Edgren 和 Mulcock（2016）发现，在临床实习的课程中，由于技能核查表、教学实践以及对于特定护理技能（如置入导尿管）的表现期望存在诸多差异，增加了学生掌握这项技能的难度。初始阶段，重要的是审查操作流程或应具备的能力，以了解操作流程的步骤和操作中的关键要素。核查表应按顺序列出各个步骤，并应包含一个量表，以指示学生是否按照正确流程完成了每个步骤。通常使用是-否型量表。

在编制核查表时，关键不在于包含每个步骤，这会使核查表过于繁琐且不实用，而应聚焦关键步骤以及这些步骤在操作中的正确顺序。目标是让学生学会如何安全地进行操作和使用技术。当一项操作流程有不同的执行方法时，应该灵活地评估学生的表现。框 14.1 提供了一个核查表示例。

框 14.1

核查表示例

学生姓名：

教师须知：观察学生执行以下操作流程，并检查学生正确完成的步骤。仅检查学生正确执行的步骤。完成核查表后，与学生讨论其表现，回顾需要改进的操作方面。

静脉给药

核查表：

- ❐ 核对医嘱
- ❐ 检查给药记录
- ❐ 遵守给药原则
- ❐ 物品准备齐全
- ❐ 检查与当前静脉用药的配伍禁忌
- ❐ 向患者解释操作流程
- ❐ 协助患者取舒适体位
- ❐ 检查给药管路的通畅情况
- ❐ 以正确的速度和浓度给药
- ❐ 观察患者的反应
- ❐ 必要时静脉冲管
- ❐ 正确记录静脉给药

评定量表

评定量表亦称为临床评价工具或评估文书，是一种评判学生在临床实践中所观察到的表现的记录方法。评定量表包括两部分：①学生在临床实践中应展示的表现或能力清单；②评定学生表现或能力的量表。

评定量表最适用于对学生的表现进行终结性评价；观察学生一段时间后，带教老师根据评估工具提供的量表对学生的表现进行评分，并得出结论。评定量表也可用于评估学生在临床实践中的具体实践活动，例如，对学生在临床实践会议中的病例汇报进行评分。评定量表的其他用途：①培养学生的重要能力；②反馈学生的具体表现；③如果使用的是相同的评定量表，还可以反映在指定的时间段内临床实践能力的提升。评定量表还可用于评估模拟成绩。在模拟实践过程中，评估目标通常是形成性评价，就学生在模拟中的判断和行动提供反馈。然而，高利害评价也可以通过模拟实践进行，以确定学生是否达到了课程结束时的能力要求（Bensfield，Olech，& Horsley，2012；Oermann，Kardong-Edgren，& Rizzolo，2016；Rizzolo，Kardong-Edgren，Oermann，& Jeffries，2015）。第 15 章“用于评价的模拟和客观结构化临床考试”中描述了使用模拟实践的方式进行高利害评价（学生必须通过模拟才能顺利通过课程）。

中期评估（记录学生的能力培养进展）和最终评估（记录学生安全地执行这些技能）可以使用相同的评定量表。框 14.2 展示了可用于中期评估和最终评估的能力评定量表示例。

框 14.2

能力评定量表示例

学生姓名：__________　带教老师姓名：__________　日期：__________

能力	中期评估			最终评估	
	满意（S）	需要改进（NI）	不满意（U）	满意（S）	不满意（U）
1. 为慢性病患者提供以患者为中心的全生命周期护理					
A. 使用多种来源的信息完成综合评估					
B. 制定能反映患者价值观、偏好和需求的个性化护理计划					
C. 实施基于循证的护理干预措施					
D. 评估护理结局					
E. 展现人文关怀					
2. 与护士、跨专业团队以及医疗保健系统和社区中的其他人员合作					
A. 展现有效的沟通技巧（与患者、家属/照顾者、护士和其他医疗保健提供者）					
B. 使用 SBAR 沟通模式交流患者状况和临床情境					
C. 与专业内和跨专业的团队成员合作					
D. 为患者和照顾者确定出院和过渡期护理的资源					
3. ……					

注：NI（needs improvement）：需要改进；S（satisfactory）：满意；SBAR：situation（现状）-background（背景）-assessment（评估）-recommendation（建议）；U（unsatisfactory）：不满意。

评定量表的类型

有多种评定量表用于评估学生的临床表现。这些量表可以对临床表现进行多个等级评定，如1～5级或从优秀到低于平均水平，也可以只进行两个等级的评定，如及格-不及格或满意-不满意。

多个等级的评定量表类型如下：

- 字母法评定量表：A、B、C、D、E或A、B、C、D、F
- 数字法评定量表：1、2、3、4、5
- 定性标签法评定量表：优秀、很好、好、一般和差；优秀、高于平均水平、平均水平和低于平均水平
- 频率标签法评定量表：总是、经常、有时和从不

部分评估学生临床表现的工具融合了不同类型的评定量表，例如，这些量表基于学生在临床实践中展现的自主性、知识、技能和态度表现，用1～4级等级评定量表进行能力评估。有护理院校根据评定等级来判定学生的最终成绩（Altmiller，2017）。

使用字母法、数字法和标签法等级评定量表对学生临床表现的结果或能力进行评估，并对字母、数字和标签等级作简要说明，这有助于提高评估结果的客观性和一致性（Brookhart & Nitko，2019）。例如，如果使用数字等级评定量表，则应简要说明每个等级的意义。对于“收集患者相关信息”的能力，可以描述为：

4：能够区分相关和不相关的数据，分析多种数据的来源，建立综合数据库，并能够识别全面反映患者问题的数据。

3：能够收集患者重要数据，使用多种来源的数据评估患者，基于数据识别患者可能存在的问题。

2：能够收集患者重要数据，基于数据识别患者的主要问题。

1：不能收集患者重要数据，遗漏数据中的重要线索；不能解释数据与患者问题的相关性。

许多用于临床评价的评定量表只有两个等级：及格-不及格或满意-不满意。一项针对各类护理专业教师的调查显示，大多数教师（n = 1116，83%）在临床课程中使用及格-不及格或满意-不满意的评定方法（Oermann，Saewert，Charasika，& Yarbrough，2009）。通常，相较于采用4级或5级等级评定来区分学生的表现，带教老师将学生的表现评定为满意或不满意（或及格-不及格）更简便且可靠。

在护理教育计划或医疗保健系统中所采用的各种评定量表，都应清晰易懂，以便让所有相关者理解。学生、教育工作者、临床指导老师及其他相关人员需要理解各项能力和量表等级的含义。此外，他们还需要确定与量表中不同等级相对应的临床实践表现示例。例如，在与团队成员建立互动关系时，区分令人满意和不满意的表现具体包括哪些行为特征？若采用5级评定量表，不同级别所揭示的团队关系建立能力有何差异？在使用评估工具时，带教老师通常并未完全理解评估工具中的能力要素和等级划分

的准确含义。

通过教师培训，带教老师为使用评定量表做好准备。所有将采用此评定量表的教育工作者都应共同探讨各项能力的内涵以及能够代表每个评级标准的具体表现示例。带教老师需要就每项能力的含义以及代表该能力可接受水平的行为表现达成共识。如果没有进行这些讨论，对于代表及格或不及格，或者表现为 4 级、3 级、2 级、1 级的能力和行为的解释，可能出现显著的解读差异。带教老师们除了进行这些讨论之外，还可以通过实践练习使用评定量表来评价学生在数字化模拟情境中的表现。

在带教老师准备使用临床评价工具的同时，部分学校还开发了与评估工具配套的指导说明，以提高临床教育工作者在使用该评估工具时的一致性。Walsh、Jairath、Paterson 和 Grandjean（2010）报告了基于护士质量与安全教育（quality and safety education for nurses，QSEN）能力开发的临床表现评估工具（clinical performance evaluation tool，CPET）的情况。CPET 包括三个部分：①供带教老师使用的一页核查表，用于评估学生在 QSEN 能力方面的表现；②一份关键指引，解释这些能力如何应用于具体的临床课程；③对表现进行评分的指导说明。

评定量表的问题

使用多等级评定量表的问题是，带教老师和其他老师在根据该评定量表确定学生表现等级时存在不一致。即使为评定量表的每个等级都提供了说明，这个问题也可能会发生。对于学生是否收集了相关的数据、是否使用了多种来源的数据、数据库是否全面、是否考虑了患者的所有问题等，带教老师可能会有不同的判断。基于频率标签法的评定量表往往难以实施，原因在于学生练习和展示那些被评为“总是”“经常”“有时”“从不”技能等级的机会是有限的。在学生只练习一两次操作的情况下，带教老师应该如何评价他们的表现呢？即使采用诸如及格-不及格之类的二分法量表，教育工作者之间也存在评价的差异。

Brookhart 和 Nitko（2019）指出了评估者在使用评定量表时可能会出现的问题。在使用具有多个等级（例如 1 ～ 4 级）的评估表现的工具时，可能会出现以下三种情况：

1. 宽大误差：是指带教老师对所有学生做出偏高评价所产生的偏差。
2. 严格误差：与宽大误差相反，是带教老师对所有学生做出偏低评价所产生的偏差。
3. 趋中误差：是指带教老师在评定量表的两端之间犹豫不决，仅使用量表的中间值进行打分。这种做法只在评定量表的两个极端或只在中点对学生进行评分，会限制对所有学生评分的有效性，并将可能反映出带教老师的个人偏见（Brookhart & Nitko，2019）。

任何类型的临床表现评定量表都可能出现的其他三种情况是光环效应、个人偏见和逻辑错误。

4. 光环效应：是指基于对学生的总体印象做出的判断。这种情况会导致带教老师在评分时受到对学生的总体看法的影响。好似在学生周围形成了一种“光环”，影响了带教老师的客观评估以及对评定量表中具体能力项的评分。这种“光环”可能是正向的，导致学生获得比实际表现更高的评分；也可能是负向的，由于对学生的总体不良印象而导致在表现的具体方面评分较低。

5. 个人偏见：是指带教老师对学生的偏见影响评分，例如带教老师会偏向在校期间没有工作的护理专业学生，而忽视那些在校期间同时兼职工作的学生。
6. 逻辑错误：是指对评定量表中存在逻辑相关联的条目给出相似的评分。这是护理评定量表过长且过于详细所导致的问题。例如，可能需要评估多种与沟通技巧相关的能力。带教老师可能只观察到其中的部分能力，但并非全部。在完成临床评定量表时，带教老师可能会对评定量表中所有与沟通相关的能力条目都给予相同的评分。在这种情况下，评定量表上的某些条目往往可以合并。

表现评定中还可能出现的两种情况是评分者漂移和可靠性衰减（Brookhart & Nitko，2019）。

7. 评分者漂移：是在带教老师重新界定观察和评估学生的表现行为过程中所发生的现象。在临床评价表编制初期，带教老师要对评估的能力和使用量表的标准达成一致。然而，随着时间的推移，教育工作者可能对它们有不同的解释，从而偏离其初衷。因此，在课程开始和中期阶段时，带教老师、临床教育工作者和其他参与临床评价的人员，应作为一个团队共同讨论评估工具中列出的每项能力。这个讨论应该包括各项能力的含义，以及在该工具中每个等级上的学生表现。通过观察学生表现、使用评估工具进行评分以及就评分理由进行讨论的模拟练习，对于课程进展过程中预防评分者漂移是非常有价值的。
8. 可靠性衰减：是可能发生的类似问题。Brookhart 和 Nitko（2019）指出，在接受使用表现评定工具的培训后，教育工作者往往会立即在学生之间和彼此之间统一使用该工具。然而，随着课程的继续，教师的评分可能会变得不太一致。正如前面提到的，教师之间讨论临床评价工具可能会提高该工具使用的一致性。

尽管评定量表存在一些问题，但它仍然是一种重要的临床评价方法，因为带教老师、实习指导老师和其他人员可以对学生一段时间内的表现进行评价，并注意到表现形式。框 14.3 提供了在护理专业中使用评定量表进行临床评价时的指导说明。

书面作业

与临床经验相关的书面作业是评估学生问题解决能力、评判性思维和临床推理能力、对临床实践相关内容的理解能力以及他们用书面形式表达想法的能力的有效方式。第 9 章“书面作业的评估”中描述了对书面作业的评估。用于临床评价的书面作业有多种。带教老师应首先明确书面作业的评估目标，然后确定哪些作业最能达到评估目标，最后确定在一门临床课程中需要的作业量。

书面作业对于评估护理专业中面授、临床实践和远程教育课程的教学效果很有价

框 14.3

临床评定量表使用指导说明

1. 在观察表现并得出结论时，要警惕个人价值观、态度、信仰和偏见可能产生的影响。
2. 通过临床结局或能力确定观察重点。对学生表现所做的其他观察结果，给予学生反馈。
3. 在对学生的表现得出结论之前，收集足够的数据。
4. 在评价学生的表现之前，多次观察学生。用于临床评价的评定量表应代表学生在一段时间内的表现形式。
5. 如果条件允许，应在患者护理现场或模拟环境中观察学生面对不同临床情境时的表现。如果无法实现，则应制订其他的评估策略，以便在不同的时间、采用不同的方法评估学生的表现。
6. 不要依赖第一印象，可能存在偏差。
7. 经常与学生讨论观察结果，了解他们对自身表现的看法，掌握真实信息后修正自己的判断和评价。
8. 回顾在仿真学习实验室中的临床学习活动和实践机会。判断它们是否为完成评定量表提供了足够的数据。如果没有达到要求，则可能需要开发新的学习活动，或者根据临床教学实际情况，修改工具上的能力标准，以确保其实用性。
9. 避免使用评定量表作为学生表现的唯一数据来源——在临床实践中使用多种评价方法。
10. 基于观察到的表现和得出的结论，对每项能力进行单独评分。如果你对某项特定能力的完成情况了解不够，请不要对其进行评分——将其空项。
11. 不要给所有学生打高分、低分或中间分；同样，不要让个人对学生的总体印象或偏见影响评分。
12. 如果评定量表对判断学生的表现无效，则需要对其进行修改并重新评估。思考以下问题：使用评定量表是否能获取对学生能力做出有效决策的数据？提供的数据是否可靠、稳定？使用起来是否方便？是否适用于学生在临床实践和模拟环境中完成的各类学习活动？
13. 小组讨论（包括参与评估的其他教育工作者和实习指导老师）评定量表上的每项能力。就能力的含义以及学生在评定量表中每个等级的表现达成一致。举例说明学生的表现，你会如何给他们评分以及理由。作为小组练习，观看学生表现的视频片段或其他模拟活动，用评定量表对其进行评分，并就评分结果达成一致。在课程开始前以及整个课程期间定期进行此类练习和讨论，以确保不同带教老师和情境之间的评估可靠性。

值。然而，当学生在整个课程中重复完成相同的作业时，一旦实现了既定的教学目标，该做法就可能导致对这些作业的滥用。此时，学生应该进行其他更具挑战性的学习活动。部分书面作业可能会在临床实践后复盘会议、课堂或线上作为小组活动完成。采用这种方式，带教老师仍然可以评估学生在实现学习目标方面的进展，同时可以减少他们审阅作业和即时反馈的时间压力。

日记写作

日记为学生提供了描述临床实践中的事件和经历并进行反思的机会。借助日记，学生可以进行“有声思考”（think aloud），并与带教老师分享他们的感受。日记不是为了培养学生的写作能力，而是让学生表达对临床实践和其他类型学习经历的感受和反思的方式，并就这些感受和反思与带教老师进行交流。当日记用于反思时，学生可以更好地了解自身以及学习需求，发挥自己的优势，并确定改进领域（Fernandez-Pena et al.，2016）。日记也可以用于帮助学生培养临床判断能力（Bussard，2015；Lasater，2011）。日记使用的其他益处包括将理论与实践相结合、对优势和劣势的自我评价以及新想法的融合。然而，问题在于学生进行反思和带教老师进行审阅均需要投入时间，并且学生与带教老师需要彼此信任（Langley & Brown，2010）。日记可以是电子格式，但应采取密码保护措施。电子日记使带教老师能够更便捷地给予即时反馈，并与学生进行交流，同时也简化了日记的保存。

在临床课程中使用日记时，学生需要清楚日记的目的。例如，作为和带教老师沟通手段、记录临床环境中的事件和活动的日记，与用于实践中反思的日记所需的记录是不同的。学生还需要日记写作的指导手册，包括日记写作的数量和类型。根据评估结果，日记写作可以在整个临床课程中进行，也可以定期进行。不管频率如何，学生都需要对他们的反思和日记写作的即时和有意义的反馈。

使用日记的一个争议点是，是否应该对其进行评分，还是仅用于反思和个人成长。主张对日记进行评分的教育者采取了若干策略，例如：

- 基于提交的日记数量来评分，而不是基于其中的评论和反思。
- 对基于日记撰写的论文进行评分。
- 将日记作为学习档案袋的一部分进行评分。
- 让学生根据自己预设的标准来评估自己的日记。
- 要求将日记作为通过临床课程的一个组成部分。

部分带教老师对日记写作的评分方式与其他书面作业类似。然而，当日记写作的目的是反思临床实践中的经历以及学生自身的行为、信仰和价值观时，就不应对日记进行评分，因为这可能会阻碍学生对临床体验的感受和认识的反思以及与带教老师的交流。

护理计划

护理计划能够让学生了解护理流程的各个组成部分，以及如何利用文献和其他资源来制订计划。然而，线性护理计划并不能帮助学生理解问题之间的相互关联或培养高阶思维技能。McDonald、Neumeier 和 Olver（2018）提示，线性护理计划不能帮助学生培养他们的评判性思维或临床推理能力以及其他高阶思维技能。如果在临床评价中使用护理计划，带教老师应谨慎考虑课程中所需的计划数量以及这些作业的目的。与学生通常从教科书中抄写的护理计划相比，要求学生分析数据、鉴别诊断和明确患者问题、评估不同干预措施及其实践证据、提出替代方案以及评价护理结局的简短作业更为有效。

概念图

概念图是用于直观地显示概念之间关系的工具。图 14.1 为概念图示例。概念图可以深化学生对概念之间关系的理解，并将关系和联系形象化（Spencer，Anderson，& Ellis，2013）。概念图可以促进学生的学习、评判性思维和临床决策能力、创造力以及理论联系临床实践的能力（Aein & Aliakbari，2017；Chan，2017；Daley，Morgan，& Black，2016；Kaddoura，Van-Dyke，& Yang，2016）。概念图还能帮助学生为临床实习

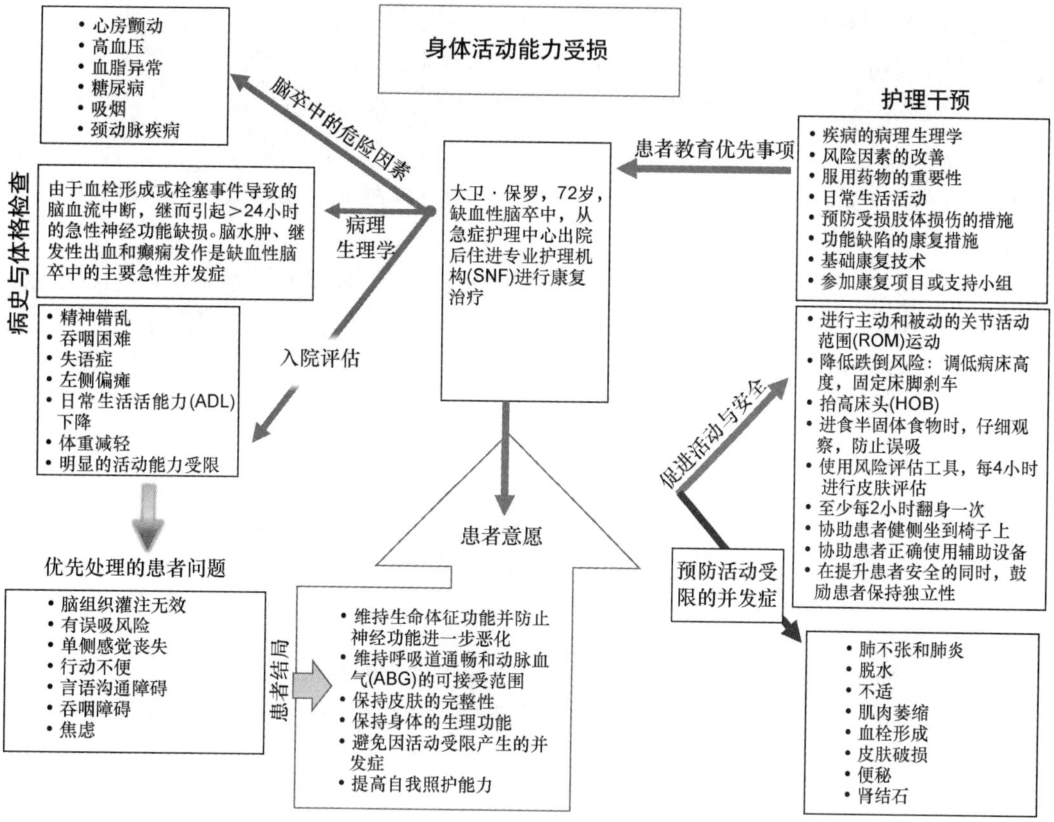

图 14.1 概念图示例

资料来源：由 Deanne Blach，MSN，RN 开发并授权（2019）

做计划时整理数据；概念图可以在临床实践前会议上制订，随后根据学生对患者的照护进行调整。通过概念图，学生能够直观地“看到”评估数据、患者问题、干预措施和护理的其他方面之间的联系。McDonald 等（2018）将护理计划和概念图进行了改编，并称之为“概念计划”（concepto-plan）。通过这种教学策略，学生会专注于数据和护理诊断之间的关系。

在大多数情况下，概念图最适用于形成性评价。然而，随着评估标准的建立，也可以对其进行评分。例如，在一篇论文中，学生可以阐述图中概念之间的关联，并提供文献支持。根据作业目标，在使用概念图进行患者护理评估时，其他需要评估的领域包括：评估数据是否全面，数据是否与正确的诊断和问题相关联，护理干预措施和治疗是否相关并基于证据，概念之间的关系是否清晰、准确。

案例、展开式案例和案例分析

案例、展开式案例和案例分析是评估问题解决、临床判断和高阶学习的策略，已在第 7 章“高阶学习的评价”中进行了介绍。带教老师可以设计一些案例，要求学生应用在阅读材料、课堂或课程的线上部分中所学的知识进行分析。案例场景可以涵盖患者、家庭、社区、医疗保健系统以及学生在临床实践中可能遇到的其他临床情境。

这些作业既可以作为个人作业，也可以作为小组作业。案例可以用于临床实践后复盘会议中的小组讨论和同学互评，也可以用于在线讨论。在线上课程中，案例场景可以通过开放式问题呈现，并且可以根据学生的回答引入其他问题进行讨论。这些方法使得案例可以有效地激发高阶思维。通过在临床小组中讨论案例，学生可以接触到他们可能未曾发现的方法和观点。通过这种方法，带教老师可以对学生在得出答案的过程中所使用的内容和思路提供反馈。

简短的案例、展开式案例和案例分析的优势是，可以对其进行评分。通过使用论述题的评分原则，带教老师可以建立评分标准，制订评分细则，并对与案例相关的问题的回答进行评分。此外，案例也适用于形成性评价和学生的自我评价。

论文

第 9 章“书面作业的评估”中介绍了用于评估评判性思维和其他认知技能的短文（short paper）。在关于临床实践的短文中，学生可以：

- 给定一个数据集，识别患者的问题以及需要收集的额外数据。
- 比较他们所护理的患者的数据和问题，找出其中的相似点和差异。
- 针对一个虚构的患者、人群或医疗保健系统问题，确定可能的干预措施并给出支持证据。
- 选择一个患者、家庭、社区或医疗保健系统问题，描述相关干预措施及其依据。
- 确定他们使用的一种干预措施，并找出有证据支持的替代方法。
- 确定临床实践中做出的涉及患者或工作人员的一个决策，阐述他们做出该决策的原因，并提出另一种合理的替代方案。
- 找出在临床实践中遇到的问题或难题，评价他们用于解决问题的方法，并提出替代方法。

对于长文（long paper），学生通常只是从教科书和其他文献中总结，而没有对内容进行任何自己的思考，因此，在临床课程中，简短的书面作业可能比长作业更有益。短文可用于形成性评价或评分。

学期论文（term paper）同样适用于临床实践。通过学期论文，学生可以评述和整合相关文献，并撰写一篇论文，论述这些文献与患者护理之间的关系。或者他们可以准备一篇关于在患者护理中应用选定概念的论文。如果学期论文包括提交草稿，并且能及时得到带教老师对写作的反馈，这可以作为提升写作技能的策略。虽然论文草稿会被评估，但不对其进行评分，最终的作业由带教老师进行评分。

在护理课程中，还有许多其他书面作业可以用于临床评价。与课程中的其他作业类似，对论文的要求也应经过深思熟虑：这些作业旨在达成何种学习效果？将如何用于课程中的临床评价？学生需要完成多少这样的作业才足以满足学习目标？在规划临床评价方案时，带教老师应谨慎选择书面作业的类型和数量，既要促进学生的学习，又要避免不必要的重复。第 9 章“书面作业的评估”中介绍了书面作业的评价标准，这里不再赘述。

电子档案袋

电子档案袋（e-portfolio）是学生完成的作业和材料（也称为作品）的集合，用于记录在临床课程中的学习成果。通过档案袋，学生可以展示在临床实践中学到的知识和培养的能力。在档案袋中，学生提供证实临床实践能力的证据，并记录在课程中获得的新知识与技能，这对临床评价具有重要价值。电子档案袋还可以包括学生学习的一系列临床经验或在临床课程期间学习的证据。与纸质档案袋相比，以电子格式制作的档案袋有助于更新和修改记录。除了便于更新之外，电子档案袋还可以保存以往的版本。

电子档案袋越来越普遍地应用于护理实践博士课程中，以提供学生能力达成和课程成果的文档记录（Anderson，DesLauriers，Horvath，Slota，& Farley，2017；Melander，Hampton，Hardin-Pierce，& Ossege，2018；Moriber et al.，2014；Willmarth-Stec & Beery，2015）。临床实习、注册护士到护理学理学学士（RN-to-BSN）转换课程以及硕士课程等护理教育课程，都在使用电子档案袋。电子档案袋是一种评估学生认知、反思和情感技能的方法，也为护士提供了记录其成就、经验和自身发展的方法（Green，Wyllie，& Jackson，2014）。带教老师可以根据预设的标准对档案袋进行评估和评分。档案袋也可用于学生在实现个人和专业目标方面进展的自我评价，而非仅仅依赖带教老师评估。

Brookhart 和 Nitko（2019）提出了两种类型的档案袋：最佳作品档案袋和成长档案袋。最佳作品档案袋包含学生最出色的作品。这些作品证明学生在临床实践中表现出一定的能力和成就，因此适合进行终结性临床评价。成长档案袋旨在监测学生在不同时期的进步，并用于对学习成果进行自我反思。这些包含学生在学习过程中和中间阶段的作品和作业，供带教老师审阅并给予反馈（Brookhart & Nitko，2019）。

在临床评价中，这些目的可以结合起来。档案袋先用于促进学生成长和学习，带教老师可以定期审查其中的作品进行形成性评价。之后，可以作为最佳作品档案袋提交，其中完成的作品为学生的临床实践能力提供了证据。带教老师可以对其进行评分。

档案袋的内容取决于临床课程的学习成果和需要培养的能力。档案袋可以包括多种类型的材料和文档，例如，学生在课程中完成的论文、小组工作报告、对临床情境观察的报告和分析、对临床经历的自我反思、概念图以及在临床实践中完成的其他作品。关键是学生要选择能展示他们的学习成果和临床实践能力发展的文档。通过评估档案袋，带教老师应该能够确定学生是否达到了课程学习的预期成果。

使用电子档案袋进行临床评价时，需要遵循以下几个步骤。Brookhart 和 Nitko（2019）提出了制作档案袋的步骤，其中部分步骤适用于护理课程。

第 1 步：确定档案袋的目的。

- 电子档案袋在课程中为什么有用？它将实现什么目标？

- 电子档案袋是否可以作为关注学生的成长、评估学生临床实践能力发展的手段？是否能提供学生在临床实践中最佳作品的证据，包括记录在一段时间内学习情况的文件？或者，电子档案袋是否可以同时满足这两方面的要求，既能让带教老师对学生的学习过程以及正在进行的项目给予反馈，也能提供学生在临床实践中取得成就和成绩的证据？
- 电子档案袋是将用于形成性评价、终结性评价，还是两者兼而有之？
- 电子档案袋是否会提供临床课程中使用的评估数据，还是用于项目的评估和认证？
- 档案袋是否可以作为评估先前学习经历的手段，从而影响学生完成的学习活动或课程类型，例如，用于评估进入更高学位课程的注册护士的先前学习情况，或评估进入副学士学位[①]课程的执业护士的先前学习情况？
- 在确定电子档案袋的重点和内容方面，学生发挥的作用是什么（如果有的话）？

第2步：确定电子档案袋中的文档和内容类型。

- 电子档案袋中需要包含哪些类型的文档或作品？例如，学生完成的作品、学生参与的作品描述、临床学习活动和反思的描述、临床实践中的观察和分析以及学生完成的论文等？
- 除了规定的记录外，电子档案袋中还可以包括哪些其他类型的内容？
- 由谁来决定电子档案袋的内容和文档类型？是带教老师、学生，还是两者共同决定？
- 文档的类型对所有学生都是相同的，还是会因人而异？
- 满足要求的最少文档数量是多少？
- 电子档案袋应如何组织，或者学生会选择如何组织档案袋中的材料？
- 电子档案袋应该在何时提交给带教老师进行审阅和反馈？还是用于最终评估和评分？
- 带教老师和学生是否会在会议上讨论电子档案袋？

第3步：确定对电子档案袋的评估方式，包括对单个作品和整个档案袋的评估标准。

- 如果将电子档案袋整合到临床评价成绩和课程成绩中，如何整合？或者，电子档案袋是否仅用于课程评估和认证，而非课程评分？
- 依据什么标准来评估电子档案袋中的每个文档以及整个档案袋，或对其进行评分？
- 是否只有带教老师才能对电子档案袋及其记录进行评估？还是只有学生自己来评估自己的进步和作品？或者评估是一个师生合作的过程？
- 是否有用于给电子档案袋和个人文档进行评分的标准？如果没有，谁来制订这些标准？

① 美国两年制初级大学毕业授予副学士学位，相当于国内大专水平。——译者

这些步骤和相关问题为护理教育者在课程中纳入电子档案袋进行临床评价，或用于护理教育课程的其他目的提供了指导。

■ 会议

语言表达能力是临床实践的重要成果。学生在护理课程中需要培养的技能包括病例分享、引导临床实践讨论、小组讨论以及各种类型的报告。在临床实践中，学生要与护理人员、其他服务提供者、医疗保健团队和社区工作者合作，需要具备有效沟通的能力，以适应与不同个体和团队之间的交流。会议是提升语言表达技能和评估该领域能力的方法。如第 7 章“高阶学习的评价”中所讨论的，如果问题是针对学习成果的开放式问题，讨论既能解决问题，亦可激发产生高阶思维。

根据要达到的学习目标，有多种类型的会议都适用于临床评价。临床实践前会议在开展临床学习活动之前进行，使学生有机会阐述对患者问题、干预措施和临床实践其他方面的理解。在模拟活动前也可以举行类似的会议。在这些会议中，带教老师可以评估学生的知识水平并给予反馈。临床实践后复盘会议则在临床学习活动结束时或在临床实践期间的预定时间进行，为教师提供一个机会，根据会议讨论的重点，评估学生以下方面的能力：运用概念和知识进行患者护理、制订护理计划并思考护理措施、评估干预效果、问题解决和评判性思维、团队合作和取得其他成果。在临床实践会议中，学生还可以研究伦理困境、护理文化以及患者、家庭、社区、医疗服务提供者和医疗保健系统面临的问题。在这样的讨论中，学生可以采纳不同的观点和方法。

许多临床实践会议既可以由临床护理教育者或指导老师与学生在现场面对面进行，也可以在线上进行（Berkstresser，2016；Hannans，2019）。线上会议可以非同步进行，安排在临床实践结束几天后，给学生反思他们经历的时间。Hannans（2019）在一项关于非同步在线临床实践后复盘会议的研究中指出，学生从自我反思中受益，并能够平等地参与讨论。

评价会议的标准包括学生的以下能力：

- 逻辑清晰地表达观点。
- 积极参与小组讨论。
- 提供与主题相关的想法。
- 在会议中展示对讨论内容的了解。
- 对主题提出不同的观点或分享思考，以鼓励小组成员进行新的学习。
- 如有必要，承担领导角色，促进小组讨论和达成小组决策。

大多数会议都是为了形成性评价，带教老师会向整个小组或领导小组讨论的个人提供反馈。当会议作为临床或课程成绩评估的一部分时，带教老师应该有具体的标准来指导评价，并应使用评分标准。框 14.4 提供了一个示例表格，可用于评价学生组织临床实践会议的能力，或评价学生会议的参与度。

另一种模拟相关的讨论类型被称为复盘（debriefing）。复盘是在模拟之后（事后）或在模拟过程中（事件内）进行的讨论，让学生反思经历，并由带教老师给予反馈。复盘必须在一个安全的环境中进行。通过这种讨论，学生获得有关表现的反馈，从而促进其深度学习，识别和填补学习中的空缺，促进学生自我反思，并提高后续表现（Dreifuerst，2012；Fey & Jenkins，2015；Palaganas，Fey，& Simon，2016；Sawyer，Eppich，Brett-Fleegler，Grant，& Cheng，2016）。复盘可以由带教老师引导，也可以由学生自己引导讨论（自我引导；Sawyer et al.，2016）。复盘模拟的目的是反馈和学习，而不是评分。

框 14.4

临床会议参与评价

学生姓名：________________________________

会议主题：________________________________

日期：________________________________

通过圈出适当的数字来评价学生的行为。根据学生在会议中的角色，有些行为可能不适用。

行为	评价					
	差			优秀		
阐述会议的目标	1	2	3	4	5	不适用
组织小组讨论	1	2	3	4	5	不适用
提出发人深思的问题	1	2	3	4	5	不适用
使用策略，鼓励所有学生参与讨论	1	2	3	4	5	不适用
积极参与讨论	1	2	3	4	5	不适用
提出重要内容	1	2	3	4	5	不适用
基于实践证据进行干预	1	2	3	4	5	不适用
为小组提供新的视角	1	2	3	4	5	不适用
考虑不同的观点	1	2	3	4	5	不适用
帮助小组成员识别出可能影响决策的偏见和价值观	1	2	3	4	5	不适用
对会议主题感兴趣	1	2	3	4	5	不适用
为会议讨论做了充分准备	1	2	3	4	5	不适用
如果引导小组讨论，能够把控会议时间	1	2	3	4	5	不适用
准备高质量材料以支持讨论	1	2	3	4	5	不适用
会终总结讨论要点	1	2	3	4	5	不适用

媒体剪辑

媒体剪辑、视频或音频剪辑的短片段，可作为临床实践后复盘会议的基础，或作为临床作业由学生进行点评。媒体剪辑通常比书面描述场景更有效，因为可以让学生直观地了解临床情境，或听到互动、心声以及其他类型的录音。学生观看或倾听的片段应简短，以便他们专注于与待评估结果相关的关键方面。媒体剪辑的评估方式可用来评判学生是否能将概念和知识应用于媒体剪辑中所描述的患者或临床情境，观察和收集数据，识别潜在问题，确定优先行动和干预措施，以及探索自己的感受和反应。

作为等级评定学习活动的一部分，学生可以回答有关媒体剪辑的问题。此外，媒体剪辑在形成性评价中具有重要价值，特别是在以小组形式进行的情况下，学生可以讨论他们的想法，并获得带教老师和同学的反馈。

小组项目

本章介绍的大多数临床评价方法侧重于评估学生的个人表现，但小组作业也可以作为课程评估的一部分。有些小组作业是短期的——仅是制作出（如海报或小组演示等）作品的时间。另一些小组可能是为了合作学习而组建的，学生在临床实践中以小组或团队形式共同合作较长时间。临床课程中的许多小组作业都是由该课程的护理专业学生完成的。然而，由于需要培养医疗保健专业人员的团队合作精神，一些小组作业可以是跨专业的。来自多个学科的学生组成跨专业小组，作为一个团队为实现共同目标一起工作。例如，护理学和医学专业的学生以及住院医生和主治医生可以参与一个质量改进项目，以满足他们所在单位的需求。

小组作业的评分可以采用不同的方法。可以给小组中的每个学生打相同的分数，即小组分数，但这并没有考虑到每个学生的努力和对小组成果的贡献。另一种方法是无论有无小组分数，让学生在完成的作业中都标明自己参与的部分，提供一种分配学生个人分数的方法，学生也可以自我评价对小组作业的贡献程度，并将其计入分数。或者，学生可以同时准备小组和个人作业。评分标准用于评估小组作业，并且应专门针对小组成果和设计。

为了评估学生在小组中的参与和合作情况，评分标准还需要反映出小组合作的目标。在小组中，带教老师可以观察并评价每个学生的合作能力和对小组的贡献。然而，由于带教老师并不是小组成员，当其在场时，小组的动态会发生变化，所以这往往很难做到。作为另一种方法，学生可以评估他们同学的参与和合作能力。同学互评可以用于学生自身的发展，并在同学之间分享，但不可以与带教老师分享，可以纳入小组作业的分数中。在一项研究中，护理专业的学生支持对小组作业中每个学生的贡献进行打分，因为这样可以减少一些学生不做贡献的可能性（Shiu，Chan，Lam，Lee，& Kwong，2012）。Cook 等（2017）开发了一个数学公式，根据对每个成员贡献的同学互评来分配小组成员在小组工作中的学分，对小组贡献较大的学生比其他人获得更多的学分。框

14.5 是一份便于同学互评的小组参与情况评定量表，学生也可以评估自己在小组中的参与情况。

框 14.5

小组参与情况同学互评量表

参与评分标准

说明：为每个小组成员填写。姓名：____________

得分	评估维度	优秀＝4	好＝3	差＝2	不可接受＝1
	工作量	完成分配的全部工作，而且超额完成；乐于帮助别人	完成同等份额的工作量；应要求做了额外的工作	完成的工作量少于同等份额；很少帮助别人	没有完成分配的工作量；从不帮助别人
	贡献度	对小组和作业的贡献达到了结果要求，质量很高	对小组和作业的贡献达到了大部分结果要求，令人满意	对小组和作业的贡献部分未达到结果要求，质量很差	对小组的贡献有限，且质量一直很差
	组织能力	领导小组进行活动组织，安排会议时间和地点	帮助他人组织小组活动；灵活安排会议时间和地点	没有参与组织小组活动；没有灵活安排会议时间和地点	从未参与组织小组活动，或安排会议时间和地点
	会议参与度	准时参加所有会议	准时参加了大多数会议	缺席一些会议或总是迟到	缺席多次会议；没有向小组提供可接受的理由
	小组参与度	提供了许多有价值有依据的观点；考虑他人的观点，并愿意修改自己的观点	提供好的建议；考虑他人的观点，但不轻易改变自己的观点	倾听小组讨论，偶尔分享自己的观点	很少参与讨论；观点往往与主题无关
	工作期限	提前或按时完成小组工作	按时完成大部分小组工作	小组工作未按时完成；需要小组不断提醒	没有完成所有分配的小组工作或总是迟到
	提供和接受反馈	始终以尊重的态度向小组提供具体、清晰的反馈；接受反馈并改进	以尊重的态度向小组提供一般性反馈；听取他人的反馈	向小组提供一些反馈；在给出反馈的方式上偶尔有冒犯性；不接受来自小组的反馈	没有向小组提供任何具体的反馈；在提供反馈时偶尔态度粗鲁；从不听取小组的反馈

总分：________

自我评价

自我评价是学生评估自己的临床实践能力，并确定需要进一步改进的地方。自我评价始于第一门临床课程，并贯穿整个护理教育项目，延续至专业实践。通过自我评价，学生可以审查自己的临床表现情况，并确定优势和改进领域。带教老师可以利用学生的自我评价制订计划，帮助学生获得达到课程目标所需的知识和技能。对于带教老师而言，在课程中营造积极的学习氛围非常重要，否则学生可能不愿意与带教老师分享他们的自我评价结果。

除了营造支持性的学习环境外，带教老师还应与每个学生进行预定的会议，以检查他们的表现。在这些会议中，带教老师可以：

- 对学生的表现给予具体的、指导性的反馈。
- 了解学生对自己能力和进步的看法。
- 从带教老师和学生的角度确定优势和学习领域。
- 如果学生没有通过临床课程，与学生一起规划学习活动以改进表现。
- 加强带教老师和学生之间的沟通。

当学生在课程中没有进展时，与学生讨论表现至关重要。这些会议和其他要求将在第 17 章“等级评定”中进行讨论。

有些学生很难评估自己的表现。这是一个发展的过程，学生在护理教育的开始阶段比课程结束时需要更多的指导来评估自己的表现。自我评价只适用于形成性评价，不应评分。

小结

本章以第 13 章“临床评价过程”所探讨的临床评价概念为基础，采用多种临床评价方法来评估学生在临床实践中的表现。带教老师应该选择能够准确反映学生在临床情境中实践能力的评估方法，还需决定评估方法是用于形成性评价还是终结性评价。某些临床评价方法目的在于给予学生反馈，指出其需要改进的领域，而不应用于评分。其他方法，如评定量表和某些书面作业，可用于终结性评价。

临床评价的主要目的是观察学生在临床实践中的表现。虽然观察法被广泛应用，但其有效性和可靠性仍面临挑战。对学生的观察可能会受到带教老师或指导老师的价值观、态度和偏见的影响，这一点已在第 13 章“临床评价过程”中论述。在观察表现的过程中，带教老师可能会关注学生在临床实践中的诸多表现，每次观察仅能反映学生在特定临床活动中的部分表现。这一现象表明，在对学生的表现做出评判之前，有必要对学生进行一系列的观察。记录学生的观察结果可以采用多种方法，包括表现笔记、核查表和评定量表。

根据需要评估的能力，有多种书面作业形式适用于临床评价，包括反思性日记、护理计划、概念图、案例分析以及关于临床实践的论文。书面作业可以作为一种学习活动，由带教老师和（或）同学进行形成性评价，也可对其进行评分。

电子档案袋汇集了学生一段时间内在临床实践中生成的各项材料。通过档案袋，学生提供证据来证实自己的临床实践能力，并记录其在临床实践中的学习过程。其他临床评价方法还包括会议、小组项目和自我评价。本章所介绍的评估方法为带教老师在评估学生的临床表现时提供了多元化的选择。

参考文献

Aein, F., & Aliakbari, F. (2017). Effectiveness of concept mapping and traditional linear nursing care plans on critical thinking skills in clinical pediatric nursing course. *Journal of Education and Health Promotion, 6*, 13. doi:10.4103/jehp.jehp_49_14

Altmiller, G. (2016). Strategies for providing constructive feedback to students. *Nurse Educator, 41*, 118–119.

Altmiller, G. (2017). Content validation of a Quality and Safety Education for Nurses-based clinical evaluation instrument. *Nurse Educator, 42*, 23–27. doi:10.1097/nne.0000000000000307

Anderson, K. M., DesLauriers, P., Horvath, C. H., Slota, M., & Farley, J. N. (2017). From metacognition to practice cognition: The DNP e-portfolio to promote integrated learning. *Journal of Nursing Education, 56*, 497–500. doi:10.3928/01484834-20170712-09

Bensfield, L. A., Olech, M. J., & Horsley, T. L. (2012). Simulation for high-stakes evaluation in nursing. *Nurse Educator, 37*, 71–74. doi:10.1097/NNE.0b013e3182461b8c

Berkstresser, K. (2016). The use of online discussions for post-clinical conference. *Nurse Education in Practice, 16*, 27–32. doi:10.1016/j.nepr.2015.06.007

Brookhart, S. M., & Nitko, A. J. (2019). *Educational assessment of students* (8th ed.). New York, NY: Pearson Education.

Bussard, M. E. (2015). Clinical judgment in reflective journals of prelicensure nursing students. *Journal of Nursing Education, 54*, 36–40. doi:10.3928/01484834-20141224-05

Chan, Z. C. Y. (2017). A qualitative study on using concept maps in problem-based learning. *Nurse Education in Practice, 24*, 70–76. doi:10.1016/j.nepr.2017.04.008

Cook, A. R., Hartman, M., Luo, N., Sng, J., Fong, N. P., Lim, W. Y., . . . Koh, G. C. (2017). Using peer review to distribute group work marks equitably between medical students. *BMC Medical Education, 17*, 172. doi:10.1186/s12909-017-0987-z

Daley, B. J., Morgan, S., & Black, S. B. (2016). Concept maps in nursing education: A historical literature review and research directions. *Journal of Nursing Education, 55*, 631–639. doi:10.3928/01484834-20161011-05

Dreifuerst, K. T. (2012). Using debriefing for meaningful learning to foster development of clinical reasoning in simulation. *Journal of Nursing Education, 51*, 326–333. doi:10.3928/01484834-20120409-02

Fernandez-Pena, R., Fuentes-Pumarola, C., Malagon-Aguilera, M. C., Bonmati-Tomas, A., Bosch-Farre, C., & Ballester-Ferrando, D. (2016). The evaluation of reflective learning from the nursing student's point of view: A mixed method approach. *Nurse Education Today, 44*, 59–65. doi:10.1016/j.nedt.2016.05.005

Fey, M. K., & Jenkins, L. S. (2015). Debriefing practices in nursing education programs: Results from a national study. *Nursing Education Perspectives, 36*, 361–366.

Green, J., Wyllie, A., & Jackson, D. (2014). Electronic portfolios in nursing education: A review of the literature. *Nurse Education in Practice, 14*, 4–8. doi:10.1016/j.nepr.2013.08.011

Hall, M. A. (2013). An expanded look at evaluating clinical performance: Faculty use of anecdotal notes in the U.S. and Canada. *Nurse Education in Practice, 13*, 271–276. doi:10.1016/j.nepr.2013.02.001

Hannans, J. (2019). Online clinical post conference: Strategies for meaningful discussion using VoiceThread. *Nurse Educator, 44*, 29–33. doi:10.1097/nne.0000000000000529

Kaddoura, M., Van-Dyke, O., & Yang, Q. (2016). Impact of a concept map teaching approach on nursing students' critical thinking skills. *Nursing & Health Sciences, 18*, 350–354. doi:10.1111/nhs.12277

Kardong-Edgren, S., & Mulcock, P. M. (2016). Angoff method of setting cut scores for high-stakes testing: Foley catheter checkoff as an exemplar. *Nurse Educator, 41*, 80–82. doi:10.1097/nne.0000000000000218

Langley, M. E., & Brown, S. T. (2010). Perceptions of the use of reflective learning journals in online graduate nursing education. *Nursing Education Perspectives, 31*, 12–17.

Lasater, K. (2011). Clinical judgment: The last frontier for evaluation. *Nurse Education in Practice, 11*, 86–92. doi:10.1016/j.nepr.2010.11.013

McDonald, M. S., Neumeier, M., & Olver, M. E. (2018). From linear care plan through concept map to Concepto-Plan: The creation of an innovative and holistic care plan. *Nurse Education in Practice, 31*, 171–176. doi:10.1016/j.nepr.2018.05.005

Melander, S., Hampton, D., Hardin-Pierce, M., & Ossege, J. (2018). Development of a rubric for evaluation of the DNP portfolio. *Nursing Education Perspectives, 39*, 312–314. doi:10.1097/01.Nep.0000000000000381

Moriber, N. A., Wallace-Kazer, M., Shea, J., Grossman, S., Wheeler, K., & Conelius, J. (2014). Transforming doctoral education through the clinical electronic portfolio. *Nurse Educator, 39*, 221–226. doi:10.1097/nne.0000000000000053

Oermann, M. H. (2016). Program evaluation: An introduction. In M. H. Oermann (Ed.), *A systematic approach to assessment and evaluation of nursing programs*. Philadelphia, PA: National League for Nursing/Wolters Kluwer.

Oermann, M. H., Kardong-Edgren, S., & Rizzolo, M. A. (2016). Summative simulated-based assessment in nursing programs. *Journal of Nursing Education, 55*, 323–328. doi:10.3928/01484834-20160516-04

Oermann, M. H., Saewert, K. J., Charasika, M., & Yarbrough, S. S. (2009). Assessment and grading practices in schools of nursing: National survey findings Part I. *Nursing Education Perspectives, 30*, 274–278.

Palaganas, J. C., Fey, M., & Simon, R. (2016). Structured debriefing in simulation-based education. *AACN Advanced Critical Care, 27*, 78–85. doi:10.4037/aacnacc2016328

Quance, M. A. (2016). Nursing students' perceptions of anecdotal notes as formative feedback. *International Journal of Nursing Education Scholarship, 13*, 20180021. doi:10.1515/ijnes-2015-0053

Rizzolo, M. A., Kardong-Edgren, S., Oermann, M. H., & Jeffries, P. R. (2015). The National League for Nursing project to explore the use of simulation for high stakes assessment: Process, outcomes and recommendations. *Nursing Education Perspectives, 36*, 299–303.

Sawyer, T., Eppich, W., Brett-Fleegler, M., Grant, V., & Cheng, A. (2016). More than one way to debrief: A critical review of healthcare simulation debriefing methods. *Simulation in Healthcare, 11*, 209–217. doi:10.1097/sih.0000000000000148

Shiu, A. T. Y., Chan, C. W. H., Lam, P., Lee, J., & Kwong, A. N. L. (2012). Baccalaureate nursing students' perceptions of peer assessment of individual contributions to a group project: A case study. *Nurse Education Today, 32*, 214–218. doi:10.1016/j.nedt.2011.03.008

Spencer, J. R., Anderson, K. M., & Ellis, K. K. (2013). Radiant thinking and the use of the mind map in nurse practitioner education. *Journal of Nursing Education, 52*, 291–293. doi:10.3928/01484834-20130328-03

Walsh, T., Jairath, N., Paterson, M., & Grandjean, C. (2010). Quality and Safety Education for Nurses clinical evaluation tool. *Journal of Nursing Education, 49*, 517–522. doi:10.3928/01484834-20100630-06

Willmarth-Stec, M., & Beery, T. (2015). Operationalizing the student electronic portfolio for doctoral nursing education. *Nurse Educator, 40*, 263–265. doi:10.1097/NNE.0000000000000161

第15章

用于评价的模拟和客观结构化临床考试

翻译：马 腾

模拟被广泛应用于护理教学。在模拟临床场景中，学生可以掌握关于患者护理的知识，培养沟通及团队合作能力，运用临床判断并思考在场景中所采取的相应对策，同时培养精神运动技能和临床技能。模拟还是一种评价策略，包括用于高利害评估，前提是护理教育者应遵守相关指南，以确保评价的效度和信度。一些模拟场景包含标准化病人，即具有特定诊断或症状的患者角色扮演者。借助标准化病人，可以评估学生的病史采集和体格检查技能、沟通策略以及其他方面的能力。另一种评估护理学生技能和临床能力的方法是客观结构化临床考试（objective structured clinical examination，OSCE）。在客观结构化临床考试中，学生轮流经过一系列考站，逐站完成某项临床操作或演示某项临床技能，从而接受评估。本章探讨了这两种评价学生临床胜任力的方法。

模拟

模拟可以让学习者在无风险的情况下体验临床情境。通过模拟，学生可以培养精神运动技能和技术性技能，并通过反复练习以保持临床胜任力。模拟场景（特别是那些涉及高仿真模拟器的模拟场景）让学生能够在临床情境中进行思考并做出独立的决定。通过高仿真模拟和复杂场景，学生可以评估患者和临床情境、分析数据、确定优先问题和应采取的行动、实施干预措施并评估结果。高仿真模拟可用于指导学生临床评判性思维能力的培养，特别是在模拟之后与高质量复盘的结合运用（Chmil，Turk，Adamson，& Larew，2015；Fey & Jenkins，2015；Klenke-Borgmann，2019；Lasater，2007，2011）。

模拟的另一个结果是创造有目的的练习技能的机会。学生在模拟场景中练习技能，包括认知技能和精神运动技能，直至表现合格并获得对其表现的即时反馈（Kardong-Edgren，Oermann，& Rizzolo，2019；Oermann，Molloy，& Vaughn，2014；Oermann，Muckler & Morgan，2016；Owen，Garbett，Coburn，& Amar，2017；Reed，Pirotte et al.，2016；

Sullivan，2015）。通过模拟，学生可以培养沟通和团队合作能力，并将质量和安全准则应用于实践当中。模拟被越来越多地应用于为学生提供与其他医疗保健专业学生和医务人员合作的经验当中（Feather，Carr，Reising，& Garletts，2016；Furseth，Taylor，& Kim，2016；Horsley et al.，2016；Lee，Jang，& Park，2016；Reed，Horsley，et al.，2016；Rutherford-Hemming & Lioce，2018）。

考虑到许多护理课程的临床实践时间有限，以及学生所需技能培养的复杂性，因此模拟作为一项临床教学策略显得尤为重要。模拟可以缓解因临床机构限制和课程中练习时间不足而导致学生缺乏临床经验的问题。美国国家护理委员会（NCSBN）的一项研究表明，模拟可以用于替代临床经验（Hayden，Smiley，Alexander，Kardong-Edgren，& Jeffries，2014）。

基于模拟的评价指南

模拟不仅对护理教学有很好的效果，而且对于评估也必不可少。高仿真模拟器的问世为行为评估提供了更多的机会（Mitchell et al.，2018）。通过为学生开发某个模拟场景，可以演示护理操作和技术、开展评价，分析某个场景中得出的数据，确定在某种情境中应采取的优先行动并评估决策的效果。可以对每一项结果进行评价，以便向学生反馈或在高利害评估中验证学生的能力。在一项高利害评估中，学生需要证明自己的胜任力，以便通过课程考核或从某项护理教育项目毕业，亦或可以支持其他具有重大影响的决定。

在运用模拟的形成性评价中，教师作为学习过程的促进者与学生分享对学生表现和其他行为的观察。形成性评价的目标是向学生个人和团队提供反馈，以便为能力的进一步发展提供必要的指导。这种反馈是模拟教学中促进者角色的重要组成部分。相反，终结性评价的目的是确定学生是否具备胜任力，验证学生能否展现所需的临床能力。

可以采用不同类型的模拟进行评价。供学生分析的案例场景可以通过试卷测验或多媒体等形式呈现。评价过程中可以采用多台计算机模拟。借助教学人体模型开发的模拟，不仅可以评估护理技能和操作，还可以结合标准化病人进行评估。通过高仿真模拟，教师可以识别待评价的结果和临床能力、呈现各种临床事件和场景供学生分析进行操作，并评估学生在这些场景中的决策和表现。模拟前准备是模拟的入门阶段，为学生在模拟过程中的学习做好准备。Page-Cutrara 和 Turk（2017）发现，结构化模拟前准备（包含概念映射活动和导向反思）有助于提高学生的胜任力表现、临床判断和模拟前准备体验。在模拟之后的复盘环节，学生可以作为一个小组分析场景并评论其行动和决策，教师（和标准化病人）负责提供反馈。复盘过程还促进了学生临床判断技能的发展（Dube et al.，2019；Fey & Jenkins，2015；Klenke-Borgmann，2019；Lasater，2011；Victor，2017）。许多护理教育项目拥有具备高仿真模拟器和其他类型模拟器的模拟实验室，配备临床设备检查室，用于技能练习和评价的模拟人和人体模型，标准化病人区域，以及用于辅助表现评估的各种多媒体设备。这些实验室可以配备双向镜、摄像机、麦克风和其他媒体设备，供教师和其他相关人员对学生的表现进行观察和评价。

在基于模拟的评价中，首要任务是确定评价的目标以及待评估的知识和能力。这个步骤十分重要，因为有助于指导模拟开发和场景设计。对于以护理技能为导向的能力评价，高仿真模拟器的使用可能是不必要的，评价时可以使用模型或局部任务训练器，让学生执行指定任务，如静脉穿刺。相反，如果评价的目的是确定学生分析复杂临床情境、对采取的最佳方法做出临床判断、展示一系列临床能力以及进行有效沟通等方面的能力，那么使用高仿真模拟器进行评价是合适的。

一旦确定了评价目标和待评估的知识和技能，教师就可以计划评价细节。如果需要基于评价做出高利害决策，评价过程必须是合理可行的（Tavares et al.，2018）。模拟必须专注于既定目标，并且要求学生运用所学的知识和能力。这是确保模拟效度的一项关键原则。效度是指模拟能在多大程度上衡量既定的测量范畴（Boulet & Murray，2010；Oermann，Kardong-Edgren，& Rizzolo，2016a；O'Leary，2015）。教师可以让同事和其他专家审核模拟场景，以确保符合目标，即学生必须在其中应用所学的知识和技能，并且代表着一个现实的临床场景。同行审核有助于建立模拟的效度。对于高利害决策，可以针对不同年级护理项目的学生进行模拟试验。护理专业高年级学生或研究生在一项模拟中的表现应与初级学生有所不同。对不同年级的学生进行模拟试验还可以揭示出将模拟运用于评价之前需要解决的问题。

一些用于评价的模拟十分简短，只有几分钟，例如技能表现的评估过程。然而，在评估学生的沟通和团队合作能力的过程中，模拟可能持续 30 分钟（Mudumbai，Gaba，Boulet，Howard，& Davies，2012）。如果评价目的是提供反馈或验证学生的临床判断、管理复杂场景的能力以及其他更高水平的技能，则有可能需要时间更长的模拟场景。

对于高利害决策和其他终结性决策，在模拟过程中评估学生表现的关键点是需要一个能够产生有效可信结果的工具。一个例子是克莱顿能力评估工具（C-CEI；Todd，Manz，Hawkins，Parsons，& Hercinger，2008），这是一个在模拟中用于评估学生能力的评分量表，具有经过验证的效度和信度。C-CEI 包括 22 种可以在模拟中观察和评估的护理行为。这些行为可分为四类：

- 评价（例如，采集患者和环境的相关信息）
- 沟通（例如，与模拟病人和团队成员之间的沟通、记录，对异常发现的反应）
- 临床判断（例如，生命体征和实验室结果的解释、干预措施的实施和评估）
- 患者安全（例如，患者标识、药物、技术表现）

可以通过 https：//nursing.creighton.edu/academics/competency-evaluation-instrument 获取 C-CEI。

然而，即使拥有经过验证的工具，使用该工具的评估者对行为的解释或评分方式也可能存在差异。对于高利害评估，评估者需要一个能够实现模拟过程预期表现的共享心理模型，并且对代表着是否具备合格能力表现的具体行为达成一致（Oermann，Kardong-Edgren，& Rizzolo，2016b）。在一项研究中，评估者接受了全面的训练，使用 C-CEI 在高利害评估模拟中进行观察和评定表现（Kardong-Edgren，Oermann，Rizzolo，

& Odom-Maryon，2017）。训练包括重新回顾，会持续一段时间。11 位评分者中有 9 位形成了一个评分的共享心理模型，他们对学生表现的评分是一致的。然而，有 2 位评分者即使经过如此全面的训练仍然表现得异常，不但与其他评分者不一致，且他们自己的评分也前后不一（评分者内部信度）。研究结果强调了培训教师或评分者，使其熟悉评分工具以及体现合格能力表现的行为，从而确保每一位评估者都胜任评价工作的重要性。

基于模拟的高利害评估工具可以提供分项评分或整体评分，类似于论述题和书面作业的评分方式，参见前面章节的论述。通过分项评分，评估者观察学生的表现，尤其能够对表现的每个组成部分进行评分。分项评分的一个例子是使用技能核查表：评估者观察技能的每个步骤，验证能否正确执行。相比之下，整体评分允许评估者在模拟中观察多个行为，并就整体表现进行评分。评分量表是整体评分的例子，这些工具提供了一种对一系列能力进行评分的方法，包括一些复杂的能力。C-CEI 是在模拟中用于评价表现的整体评分工具的一个例子。对于一些待评价的目标、知识和能力，适合运用多种工具，一些工具用于评估模拟中的技能，另一些工具用于提供整体表现评分（Oermann et al.，2016a）。

如果是对高利害决策进行评价，应当有多名评估者来观察和评定表现。正如前面章节所述，教师可能会关注表现的不同方面。评估者多于一人时，评分可以合并，为学生提供更客观的评价。高利害决策的评价应由之前没有接触过学生的教师来完成，由此避免在观察表现时出现积极或消极偏差。如果以视频方式将表现记录下来，评估者可以独立进行评估，避免影响彼此的评分。

信度对于高利害评估至关重要。评分者间信度意味着不同的评估者对学生表现的评分和对学生是否胜任的决定是一致的。如果评估者再次观察学生，应当具有评分者内部信度，即评分应与第一次观察相似。一般来说，在护理技能和过程评价中，使用核查表比使用评分量表更容易得到信度。评分量表上的能力更为广义，例如，对于与医务人员有效沟通，可以有不同的解释和判断（Oermann et al.，2016a）。

评估者必须接受评价和工具使用方面的训练。这对于建立信度至关重要。参与评估的每个人都需要了解待评估的目标、知识和能力，并且他们需要对工具中每个条目的含义以及什么是合格表现有共同的理解。评估者对表现的观察和解释必须准确。评分量表可能出现的误差参见第 14 章“临床评价方法”。这些误差也与基于模拟的评价有关。一类误差出现的原因是评估者仅在评分量表的中心值对表现给予评分，这是趋中误差。评估者可能过于宽松，在模拟中给学生表现打分偏高，或者过于严苛，打分偏低，而不顾表现的质量。如果评分表上包含过多具体的能力，或核查表包含过多独立的步骤，则可能出现逻辑误差，即评估者在没有观察每一项的情况下，对工具上的相关条目给出相同的评分。与临床评价、论述题或书面作业的评分类似，如果评估者认识在模拟中被观察的学生，他们可能对学生存在某种印象，导致影响当前对表现的评估（光环效应）。因此，对于借助模拟进行高利害评估的一条建议是评估者不能认识被观察的学生。

在训练过程中，评估者应当围绕评估工具展开讨论，对在模拟中期望的每一种能力和表现的意义达成共识。对于什么是符合胜任力的表现，拥有一个共同的解释（心理模型）是至关重要的。评估者应当练习使用该工具进行表现打分，例如，对视频记录或 YouTube 上的学生表现进行打分，并对评分结果展开相互讨论。当只有一名评估者进行评价时，该评估者应练习使用该工具，并就评分结果与同行展开讨论，以确保对能力和观察结果做出相似的解释。框 15.1 总结了使用模拟进行评价的这些关键步骤。

框 15.1

开发基于模拟的评价

1. 确定评价的目标以及待评估的知识和技能。
2. 开发一个能够运用这些知识和能力的模拟场景。
3. 让同行和其他专家对模拟（场景）进行审核，以确认学生将会在场景中运用既定的知识和能力。
4. 选择一个（或多个）能够产生可信结果的工具，这些结果构成合理决定的基础。
5. 训练评估者，以确保他们对代表合格表现的能力和行为的含义达成一致，并认识到表现评定可能出现的错误。
6. 为评估者提供练习，能够熟练掌握模拟中的工具和表现观察。
7. 对于高利害评估，安排不认识被评估学生的评估者。

标准化病人

有一种用于胜任力评价的模拟是使用标准化病人。标准化病人是经过训练的个体，可以准确地扮演具有特定诊断或症状的患者角色。通过使用标准化病人进行模拟，可以在病史和体格检查、相关技能和操作、沟通能力等方面对学生进行评价。标准化病人对评估十分有效，因为演员经过训练，每次与学生在一起时都能重现相同的病情和临床情境，从而在表现评估中提供一致性。

当标准化病人被用于形成性评价时，他们就学生的表现提供反馈，为学生的学习产生重要的帮助。随着护理领域向远程教育的过渡，在越来越多的情况下，技术的运用使得学生可以与标准化病人进行远程互动（Ainslie & Bragdon，2018；Ballman，Garritano，& Beery，2016；Carmen et al.，2017）。由于受过角色训练，标准化病人非常适用于对学生的临床、人际关系和沟通技巧进行终结性评价。

客观结构化临床考试

当学生不在校内学习时，客观结构化临床考试（OSCE）提供了一种在实验室环境或借助技术（而非在临床环境中）评估学生表现的方式。客观结构化临床考试是评价各种技能和胜任力表现的客观手段（Goh，Zhang，Lee，Wu，& Wang，2018；Selim & Dawood，2015）。在客观结构化临床考试中，学生轮流经过一系列考站；在每一个考站，学生完成某项活动或执行某项任务之后接受评估。一些考站通过教师或考官（评估者）的观察来评价学生掌握病史采集、进行体格检查和实施干预措施的能力。然后使用核查表或评分量表对学生的表现进行评分。核查表是客观结构化临床考试中使用最广泛的工具，其次是评分量表或两种工具相组合（Goh et al.，2018）。在其他考站，学生可能会被测试他们的知识和认知技能，例如他们可能被要求分析数据、选择干预措施和治疗方法以及管理患者病情。客观结构化临床考试通常用于终结性评价，然而，它们也可以用于对学生表现的形成性评价，为学生提供反馈。Meskell 等（2015）指出，客观结构化临床考试有助于评估学生的精神运动技能、知识和态度。这些作者还建议，基于客观结构化临床考试的评价有助于培养学生对自己的表现和临床技能的信心，为临床实践做好准备。

客观结构化临床考试中可以使用不同类型的考站。在一种类型的考站中，学生可以与标准化病人互动、采集患者病史并进行体格检查。在这些考站，教师或考官可以评估学生对各种患者情况的理解和管理，对学生的表现评分。在其他考站，学生可以展示技能、执行操作、运用技术，并展示其他技术性能力。这些考站的表现可以由教师、考官或标准化病人来评估。Lynga、Masiello、Karlgren 和 Joelsson-Alm（2019）比较了客观结构化临床考试中本科护理学生临床技能的教师和同伴评价。客观结构化临床考试方案是一份结构化核查表，有助于评价的顺利进行。使用此核查表的评价之间有 94% 的一致性。

客观结构化临床考试常被用于开业护士项目的胜任力评价。在不列颠哥伦比亚省，它们是开业护士执照程序的一部分。该客观结构化临床考试使用 16 个考站（成人和儿科护理考试使用 15 个考站）来评价开业护士提供全面和安全的初级保健所需的知识、技能和能力。该考试包括两种类型的考站：①复合考站，开业护士与标准化病人有 5 分钟的互动，随后是与该互动有关的 5 分钟书面环节；② 10 分钟考站，考生与标准化病人有 10 分钟的互动（互动考站），但没有书面环节（College of Registered Nurses of British Columbia，2018）。客观结构化临床考试评价的临床技能包括病史采集、健康宣教和咨询、解决临床问题、制订护理计划、文书记录、体格检查、开具和解释诊断测试、诊断、开具处方、就诊和转诊（p.4）。

此外还有接诊后考站，这利于对认知技能的评估，比如解释实验室结果和其他数据、制订管理计划并做出关于患者护理的其他决定。除此之外，学生可能会被要求记录他们对标准化病人的发现、回答有关临床情境的问题并为自己的决定提供证据（Hawkins & Boulet，2008）。在这些考站中，教师或考官不在现场观察学生的表现。

Mitchell 等（2015）在早期工作的基础上，探索客观结构化临床考试在本科护理教育中的使用，并为客观结构化临床考试制订最佳实践指南。他们将这些指南应用于修订一项课程中的客观结构化临床考试，并采集来自护理学生（$n = 691$）和讲师（$n = 14$）的反馈。研究结果支持在护理教育中使用这些指南来开发客观结构化临床考试。表 15.1 提供了一份清单，其中列出护理教育者在为本科或研究生阶段护理学生开发客观结构化临床考试以及评价护理技能和能力时可以采用的最佳实践。

表 15.1　OSCE 的最佳实践指南

1. 客观结构化临床考试应当注重一般实践、态度和技能（或重要的接诊）。
2. 知识、态度和技能应与客观结构化临床考试的学习和评价有关。
3. 客观结构化临床考试应当是结构化的，考试方式应与掌握所需的知识、态度和技能保持一致。
4. 客观结构化临床考试应当按照学生的学习顺序适当安排时间（以最大限度地综合不同的课程内容，同时最大限度地减少零碎、浅表学习方式的可能性）。
5. 客观结构化临床考试应当使用整体评分工具进行判断。
6. 参加客观结构化临床考试的学生应当以综合而非零散的方式完成任务（以真实可信的方式将各种技能的评价结合在一起）。
7. 知识、态度和技能应当关乎提供以患者为中心的安全护理。
8. 护理教育者应在一个安全的支持性环境中提供综合评价和干预技能的持续实践，并提供反馈以指导学生的发展和思考。

来源：Mitchell，M. L.，Henderson，A.，Jeffrey，C.，Nulty，D.，Groves，M.，Kelly，M.，… Glover，P.（2015）. Application of best practice guidelines for OSCEs—An Australian evaluation of their feasibility and value. Nurse Education Today，6，701. 使用获得授权。

学生需要为客观结构化临床考试做好准备。这种准备对于熟悉整个过程、减轻他们在评价过程中的压力是很重要的。学生应当清楚待评估的知识和能力，熟悉可能用到的技术、设备、核查表和评分表格，并应当被告知客观结构化临床考试的考站数量和时间安排。

小结

模拟可以为学生提供学习活动，而不受现实生活情境的约束。通过模拟，学生可以培养精神运动技能和技术性技能，并通过反复练习保持胜任力。特别是那些涉及高仿真模拟器的模拟场景，能够让学生通过临床情境思考，做出独立的决定。有了这些经验，学生可以培养临床评判性思维。模拟也可用于评价。学生可以演示护理操作和技术、分析场景、针对问题和应采取的行动做出决定、实施干预措施并评价结果。通过反馈或终结性目的对学生在模拟中展现的知识和表现进行评价，以验证他们的能力。

将模拟用于评价时，首要任务是确定评价的目标以及待评估的知识和能力。为评价而设计的模拟应当反映相关目标，并要求学生运用相关知识和技能。同行和其他专家可以审核模拟场景，以确保适用于相关目标以及待评估的知识和能力，并且能够代表一个现实的临床场景。本章所讨论的内容有助于建立模拟的效度。对于评价而言，关键在于评估表现的工具能够产生可信的结果，且评估者通过训练能够正确使用工具。通过训练，评估者能够对评估工具以及代表合格表现的行为含义达成一致。

一类用于评价的模拟是使用标准化病人，即经过训练的个体，能够准确扮演具有特定诊断或症状的患者角色。另一类临床能力评价是客观结构化临床考试，学生轮流经过一系列考站，完成各种活动或演示各种技能，从而接受评估。本章包含为高利害评估开发模拟和运用客观结构化临床考试的指南。

参考文献

Ainslie, M., & Bragdon, C. (2018). Telemedicine simulation in online family nurse practitioner education: Clinical competency and technology integration. *Journal of the American Association of Nurse Practitioners, 30*, 430–434. doi:10.1097/jxx.0000000000000071

Ballman, K., Garritano, N., & Beery, T. (2016). Broadening the reach of standardized patients in nurse practitioner education to include the distance learner. *Nurse Educator, 41*, 230–233. doi:10.1097/NNE.0000000000000260

Boulet, J. R., & Murray, D. J. (2010). Simulation-based assessment in anesthesiology: Requirements for practical implementation. *Anesthesiology, 112*, 1041–1052. doi:10.1097/ALN.0b013e3181cea265

Carman, M., Xu, S., Rushton, S., Smallheer, B. A., Williams, D., Amarasekara, S., & Oermann, M. H. (2017). Use of a virtual learning platform for distance-based simulation in an acute care nurse practitioner curriculum. *Dimensions of Critical Care Nursing, 36*, 284–289. doi:10.1097/dcc.0000000000000259

Chmil, J. V., Turk, M., Adamson, K., & Larew, C. (2015). Effects of an experiential learning simulation design on clinical nursing judgment development. *Nurse Educator, 40*, 228–232. doi:10.1097/NNE.0000000000000159

College of Registered Nurses of British Columbia. (2018). *Objective structured clinical examination (OSCE) candidate guidebook (family, adult, pediatric)*. Vancouver, BC: College of Registered Nurses of British Columbia. Retrieved from https://www.bccnp.ca/Registration/RN_NP/Documents/NPOSCECandidateGuidebook.pdf

Dube, M. M., Reid, J., Kaba, A., Cheng, A., Eppich, W., Grant, V., & Stone, K. (2019). PEARLS for systems integration: A modified PEARLS framework for debriefing systems-focused simulations. *Simulation in Healthcare 14*, 333–342. doi:10.1097/sih.0000000000000381

Feather, R. A., Carr, D. E., Reising, D. L., & Garletts, D. M. (2016). Team-based learning for nursing and medical students: Focus group results from an interprofessional education project. *Nurse Educator, 41*(4), E1–E5. doi:10.1097/NNE.0000000000000240

Fey, M. K., & Jenkins, L. S. (2015). Debriefing practices in nursing education programs: Results from a national study. *Nursing Education Perspectives, 36*, 361–366.

Furseth, P. A., Taylor, B., & Kim, S. C. (2016). Impact of interprofessional education among nursing and paramedic students. *Nurse Educator, 41*, 75–79. doi:10.1097/NNE.0000000000000219

Gaylle, D. (2019). In-simulation debriefing increases therapeutic communication skills. *Nurse Educator*. doi:10.1097/nne.0000000000000643 [e-pub ahead of print]

Goh, H. S., Zhang, H., Lee, C. N., Wu, X. V., & Wang, W. (2018). Value of nursing objective structured clinical examinations: A scoping review. *Nurse Educator 44*, E1–E6. doi:10.1097/nne.0000000000000620

Hawkins, R. E., & Boulet, J. R. (2008). Direct observation: Standardized patients. In E. S. Holmboe & R. E. Hawkins (Eds.), *Practical guide to the evaluation of clinical competencies* (pp. 102–118). Philadelphia, PA: Mosby.

Hayden, J. K., Smiley, R. A., Alexander, M., Kardong-Edgren, S., & Jeffries, P. R. (2014). The NCSBN National Simulation Study: A longitudinal, randomized, controlled study replacing clinical hours with simulation in prelicensure nursing education. *Journal of Nursing Regulation, 5*(2), S3–S64.

Horsley, T. L., Reed, T., Muccino, K., Quinones, D., Siddall, V. J., & McCarthy, J. (2016). Developing a foundation for interprofessional education within nursing and medical curricula. *Nurse Educator, 41*, 234–238. doi:10.1097/NNE.0000000000000255

Kardong-Edgren, S. K., Oermann, M. H., & Rizzolo, M. A. (2019). Emerging theories influencing the teaching of clinical nursing skills. *Journal of Continuing Education in Nursing, 50*, 257–262. doi:10.3928/00220124-20190516-05

Kardong-Edgren, S. K., Oermann, M. H., Rizzolo, M. A., & Odom-Maryon, T. (2017). Establishing inter- and intrarater reliability for high-stakes testing using simulation. *Nursing Education Perspectives, 38*, 63–68. doi:10.1097/01.Nep.0000000000000114

Klenke-Borgmann, L. (2019). High-fidelity simulation in the classroom for clinical judgment development in third-year baccalaureate nursing students. *Nursing Education Perspectives*. doi:10.1097/01.Nep.0000000000000457. [e-pub ahead of print]

Lasater, K. (2007). High-fidelity simulation and the development of clinical judgment: Students' experiences. *Journal of Nursing Education, 46*, 269–276.

Lasater, K. (2011). Clinical judgment: The last frontier for evaluation. *Nurse Education in Practice, 11*, 86–92. doi:10.1016/j.nepr.2010.11.013

Lee, N. J., Jang, H., & Park, S. Y. (2016). Patient safety education and baccalaureate nursing students' patient safety competency: A cross-sectional study. *Nursing & Health Sciences, 18*, 163–171. doi:10.1111/nhs.12237

Lynga, P., Masiello, I., Karlgren, K., & Joelsson-Alm, E. (2019). Experiences of using an OSCE protocol in clinical examinations of nursing students—A comparison of student and faculty assessments. *Nurse Education in Practice, 35*, 130–134. doi:10.1016/j.nepr.2019.02.004

Meskell, P., Burke, E., Kropmans, T. J., Byrne, E., Setyonugroho, W., & Kennedy, K. M. (2015). Back to the future: An online OSCE Management Information System for nursing OSCEs. *Nurse Education Today, 35*, 1091–1096. doi:10.1016/j.nedt.2015.06.010

Mitchell, J. D., Amir, R., Montealegre-Gallegos, M., Mahmood, F., Shnider, M., Mashari, A., … Matyal, R. (2018). Summative objective structured clinical examination assessment at the end of anesthesia residency for perioperative ultrasound. *Anesthesia and Analgesia, 126*, 2065–2068. doi:10.1213/ane.0000000000002826

Mitchell, M. L., Henderson, A., Jeffrey, C., Nulty, D., Groves, M., Kelly, M., … Glover, P. (2015). Application of best practice guidelines for OSCEs—An Australian evaluation of their feasibility and value. *Nurse Education Today, 35*, 700–705. doi:10.1016/j.nedt.2015.01.007

Mudumbai, S. C., Gaba, D. M., Boulet, J. R., Howard, S. K., & Davies, M. F. (2012). External validation of simulation-based assessments with other performance measures of third-year anesthesiology residents. *Simulation in Healthcare, 7*, 73–80. doi:10.1097/SIH.0b013e31823d018a

Oermann, M. H., Kardong-Edgren, S. K., & Rizzolo, M. A. (2016a). Summative simulated-based assessment in nursing. *Journal of Nursing Education, 55*(6), 323–328. doi:10.3928/01484834-20160516-04

Oermann, M. H., Kardong-Edgren, S. K., & Rizzolo, M. A. (2016b). Towards an evidence-based methodology for high stakes evaluation of nursing students' clinical performance. *Teaching & Learning in Nursing, 11*, 133–137. doi:10.1016/j.teln.2016.04.001

Oermann, M. H., Molloy, M., & Vaughn, J. (2014). Use of deliberate practice in teaching in nursing. *Nurse Education Today, 35*, 535–536. doi:10.1016/j.nedt.2014.11.007

Oermann, M. H., Muckler, V. C., & Morgan, B. (2016). Framework for teaching psychomotor and procedural skills in nursing. *Journal of Continuing Education in Nursing, 47*(6), 278–282. doi:10.3928/00220124-20160518-10

O'Leary, F. (2015). Simulation as a high stakes assessment tool in emergency medicine. *Emergency Medicine Australasia, 27*, 173–175. doi:10.1111/1742-6723.12370

Owen, M. I., Garbett, M., Coburn, C. V., & Amar, A. F. (2017). Implementation of deliberate practice as a simulation strategy in nursing education. *Nurse Educator, 42*, 273–274. doi:10.1097/nne.0000000000000371

Page-Cutrara, K., & Turk, M. (2017). Impact of prebriefing on competency performance, clinical judgment and experience in simulation: An experimental study. *Nurse Education Today, 48*, 78–83. doi:10.1016/j.nedt.2016.09.012

Reed, T., Horsley, T. L., Muccino, K., Quinones, D., Siddall, V. J., McCarthy, J., & Adams, W. (2016). Simulation using TeamSTEPPS to promote interprofessional education and collaborative practice. *Nurse Educator, 42*, E1–E5. doi:10.1097/nne.0000000000000350

Reed, T., Pirotte, M., McHugh, M., Oh, L., Lovett, S., Hoyt, A. E., … McGaghie, W. C. (2016). Simulation-based mastery learning improves medical student performance and retention of core clinical skills. *Simulation in Healthcare, 11*, 173–180. doi:10.1097/SIH.0000000000000154

Rutherford-Hemming, T., & Lioce, L. (2018). State of interprofessional education in nursing: A systematic review. *Nurse Educator, 43*, 9–13. doi:10.1097/nne.0000000000000405

Selim, A. A., & Dawood, E. (2015). Objective structured video examination in psychiatric and mental health nursing: A learning and assessment method. *Journal of Nursing Education, 54*, 87–95. doi:10.3928/01484834-20150120-04

Sullivan, N. (2015). An integrative review: Instructional strategies to improve nurses' retention of cardiopulmonary resuscitation priorities. *International Journal of Nursing Education Scholarship, 12*. doi:10.1515/ijnes-2014-0012

Tavares, W., Brydges, R., Myre, P., Prpic, J., Turner, L., Yelle, R., & Huiskamp, M. (2018). Applying Kane's validity framework to a simulation based assessment of clinical competence. *Advances in Health Sciences Education, 23*, 323–338. doi:10.1007/s10459-017-9800-3

Todd, M., Manz, J., Hawkins, K., Parsons, M., & Hercinger, M. (2008). The development of a quantitative evaluation tool for simulations in nursing education. *International Journal of Nursing Education Scholarship, 5, Article 41*. doi:10.2202/1548-923X.1705

Victor, J. (2017). Improving clinical nursing judgment in prelicensure students. *Journal of Nursing Education, 56*, 733–736. doi:10.3928/01484834-20171120-05

第 5 篇

护理教育测验与评价相关问题

第 16 章

社会、伦理和法律问题

翻译：范宇莹

在过去的十年，教育测验和评价在学生中的使用日益广泛，重要性也随之提高，其在护理专业学生中尤为突出。在当今美国，测验和评价已非常普及，在大众传播媒体中随处可见。随着美国《有教无类法案》(No Child Left Behind Act)等政策和法律的出台，一些州开展强制性的高中毕业考试，许多学校也强调标准化的成绩考试，测验和评价在教育体系中占有重要地位。

自出生之日起，人们就被称重、测量身高并根据 Apgar 量表进行评价。在所有的教育和工作经历中，甚至在个人和社会生活中，人们习惯于参加各种测试。此外，护理学和其他专业学科因需要保证教育项目的质量和从业人员的能力而面临越来越大的公众压力。因此，测试和评价常为教学质量和能力评估提供证据。

随着测验和评价的广泛应用，人们对其公平性、适当性及影响的关注也随之增加。本章主要讨论护理教育领域测验和评价实践中相关的社会、伦理和法律问题。

社会问题

由于测试成绩会对个人产生积极或消极的影响，故测试有着巨大的社会影响力。测试可以提供有助于决策的信息，有些决策对于社会和个人具有更重要的意义。驾驶证就是一个很好的例子，依据理论和技能测试来判断一个人是否具备驾驶机动车辆资格。对社会而言，能从结果中获得有价值的判断，而避免错误的决策可能会影响更多人的安全。对个人而言，驾驶证可能是一个重要的条件，有些工作需要员工驾驶车辆，没有驾驶证的个人将无法获得相关就业机会。

测试对于确定个人在专业和职业上的角色也具有重要意义，在某种程度上决定了个人在专业或职业上的地位、经济和政治权力。现代社会对于科学知识和技术能力的重视，也体现在专业和职业角色的选择上。因此，院校通过测试确定特定教育项目的准入人员，在规划个人的职业路径方面也具有重要的责任。

然而，院校应以何种方式选拔某些专业或职业岗位的应聘者是一个有争议的问题。一些个人和团体坚持认为，院校应提供平等参与教育项目的机会。另一些人则认为，仅仅提供平等的机会是不够的，理由是即使提供了平等的机会，仍然不能克服某些群体所遭受到的能力歧视和机会压制。

考虑到护理专业致力于人类健康，从而造福社会，判断和决定护理专业的从业者是否能满足职业要求并能开展工作显得尤为重要（American Nurses Association，2010）。护理学院必须选择能够胜任且能安全开展护理实践的学生，这时通常会选用测试的方法。然而，测试使用不当或对测试成绩的错误解读会导致两种错误的录取结果：如果被选中的护生将来不具备安全从事护理实践的能力，大众可能会处于危险之中；如果有能力从事护理实践的学生未被录取，其就会丧失将来从事护理职业的机会。

在就业情况下和为取得执业资格证书的目的使用测试可以产生类似的结果。通过就业测试，确保应聘者在入职培训结束时具有相应能力，以及继续学习知识和技能的能力，对员工和雇主都很重要。通过这些评估，雇主可以判断应聘者能否胜任该角色。因此，选拔决策对个人、机构和组织都具有社会影响。

尽管测试在教育和职业领域的应用日渐增加和重要，公众对测试还是存在一定程度的担忧，而且有些担忧是有道理和相关的，然而另一些却是不公正的。

评价偏差

人们普遍担忧评价会对某些测试群体存在偏见或不公。评价的一个主要目的是在人与人之间进行区分，即区分出人们在知识、技能或态度方面的重要差异。如果分数的差异代表着测试群体的真正差异，这种差别是公平的。然而如果对评价的分数解读不当，或得出的结论远远超出评价范围时，就可能会出现偏差。例如，一项测试发现在男女性别方面有差异，但这与教育或职业成功并不相关，那么使用这种测试选拔某项目或工作的应聘者是不公平的。因此，测试偏差的问题实际上是测量效度的问题，即测试结果是否能真正反映测试的目的和意图（Brookhart & Nitko，2019；Miller，Linn，& Gronlund，2013）。

评价偏差也被认为是对一组学生或其他被评价者评价结果的区分效度。由于存在评价偏差，得分为同一分数的学生其意义并不相同。教师可能会认为考试分数低的学生对学习内容掌握不充分，但有可能存在个体情况，例如，对存在学习障碍的学生，这样来解释低分就显得不准确。对于有学习障碍的学生，考试分数低也可能是因为学生没有充足的时间完成考试，或周围环境噪声大，而不是因为对学习内容掌握不充分。

个别测试题项可能会对部分考生存在歧视，例如少数族裔的考生，这被称为项目功能差异（differential item functioning，DIF）。按照能力水平（总成绩）对学生进行分组，使各组内学生能力相同，他们在具体测试题项上表现有差异，即考虑存在 DIF。然而，DIF 并不能证明试题存在偏差（Brookhart & Nitko，2019）。尽管一些专家建议从测试中删掉 DIF 题项，但删除此类题项可能会降低内容效度和结构效度，尤其是在有大量 DIF 题项存在的情况下（Kabasacal & Kelecioğlu，2015）。

测试偏差也可理解为内容和经历上存在差异。不同生活经历的亚组对测试题项的理解可能存在差异，如果在解释评价结果时没有考虑这些差异，就可能会产生偏差（Brookhart & Nitko，2019）。测试偏差的存在并不一定意味着测试不公平。对于不公平的考试，不同群体考试成绩间的偏差常见于以下情况：①在得分评判的标准上，对学生没做到一视同仁；②在备考或完成考试的机会上，没有对所有学生保持一致；③考试环境没有对所有学生进行统一（Balkin，Heard，Lee，& Wines，2014）。

具有文化偏差的测试题项因含有对特定文化的引用，少数群体的学生更容易回答错误。一个带有文化偏差的测试题项举例如下：

1. 当讨论健康模式时，以下休闲活动中哪项属于有氧运动？
   a. 参加芭蕾舞表演
   b. 培育室内植物
   c. 队列舞
   d. 在教堂唱诗班唱歌

正确答案是“队列舞”，但非英语母语的学生或英语语言初学者，或来自少数文化群体的学生，甚至来自本国某些地区的学生可能因为不熟悉这个词，就不会选择这个答案。在这种情况下，回答错误可能因为学生不熟悉这种类型的舞蹈，而不是学生不会区分有氧运动和非有氧运动。正如第 2 章所讨论的有效评价程序的质量，此类文化偏差会导致与构念无关的差异，从而降低测试效度（Miller et al.，2013）。《教育和心理测量标准》（American Educational Research Association，American Psychological Association，& National Council on Measurement in Education，2014）规定，测试的制订者应减少语言差异，因这些差异会影响测试得分所得推论的信度和效度。

通过对测试题项进行同行评审，可帮助教师修改并调整语句，删除与护理专业测试内容无关的，如与美国或英国文学、音乐、艺术、历史、习俗或地区术语相关的引用，避免出现文化偏差。笑话、双关语和其他形式的幽默也可能导致文化偏差，因为国际学生、非英语母语学生或英语语言初学者可能无法准确理解这些表达形式。然而，纳入与安全护理实践紧密相关的文化差异内容是允许的。护理学生和毕业生需要具备相关跨文化能力以满足来自不同文化背景的患者需求。

带有语言或结构偏差的测试题项的表达较差，其冗长的文字、不清晰或晦涩的表述会干扰学生对教师意图的理解。有结构偏差的题项会给所有学生带来困扰，其更易区别对待英语语言学习者或有学习障碍的学生。因在某些文化中，向教师提出质疑是不合适的，故来自少数族裔的学生更不会向监考教师提出存在表达问题的题项。遵照本书中编写测试题项的基本规则，将有助于教师避免结构性偏差。

匿名或盲评的方法可保护学生免受潜在的区别对待，在本书的前面讨论了匿名论述题评分和不记名书面作业的重要性，盲评也可贯穿于整个课程始终，这类似发表论文和基金申请的同行评审过程。学生在课程开始时选择一个号码或被随机分配一个匿名评分的系统编号。对本学期的每次考试、小测验、书面作业进行评分和评价，成绩会通过这些编号进行记录。直到课程结束教师才知晓学生的身份，这种评价方法避免了因教师对学生的前期印象而影响学生的最终成绩。

等级和测试分数膨胀

对测试的另一常见批判是关于等级测试和测试分数整体过高的趋势。等级过高是指随着时间的推移，教育质量没有提高，但反而给出更高等级的判断，这个词的另一个表述是评分宽松，即倾向于给学生高于他们应得的等级。等级过高扭曲了测试成绩的意义，使教师难以做出正确决策。如果 A 代表优异或优秀，那么不可能所有学生都得 A。因为如果每个人都优秀，也就说明没有人是真正优秀的。在等级过高的情况下，所有的成绩都被压缩在最高分附近，导致无法有效区分学生表现。当等级或分数很集中时，测试就几乎没有价值。等级过高的常见问题包括：

- 学生的期望与他们是教育项目的“消费者”的信念有关（Edgar，Johnson，Graham，& Dixon，2014；Nata，Pereira，& Neves，2014），他们渴望在自己的教育中发挥更大作用（Holman，2015）。
- 成绩在研究生申请和就业申请中的重要性日益增加（Holman，2015）。
- 对教师的强制性评价使其面临来自学生负面评价的威胁，迫使教师想要获得学生好的评价（Docherty，2018；Holman，2015）。
- 教师不愿给出不及格的分数（Couper，2018；Paskausky & Simonelli，2014）。
- 教师对令人满意的表现（接近“足够好”）的信念，以及评分的主观性（Docherty，2018）。
- 教师担心学生因成绩不及格而寻求法律援助（Couper，2018）。
- 给出不及格等级所带来的后续问题（Docherty，2018）。
- 教师给出不及格分数后缺乏行政支持（Couper，2018；Hughes，Mitchell，& Johnston，2016）。
- 终身与非终身教职员工在评分实践上的差异（Donaldson & Gray，2012；Paskausky & Simonelli，2014）。
- 护理教育项目中聘用兼职教师的数量增加。

这些因素与护理教育的关系尤为密切，大多兼职教师在临床中任教，其中许多是有着丰富临床经验的临床专家，但其较少或没有作为教育者的学术准备。许多护理教师不愿在临床课程中给出不及格的分数，尤其在早期的相关课程阶段，会使学生产生不信任感。这种想法很容易传递给兼职教师，他们大多是有限期的合同制，由于学生必须对教职员工进行评价，因此兼职教师可能不愿意给出较低的分数，害怕会影响到自身继续担任该职位的工作。

此外，理论课程与相关临床课程间经常出现评分差异。特别是护理教育项目中的临床实践以字母等级评分，而不是及格-不及格或类似的评分系统评分时，较高的临床等级往往会抬高整体平均水平。这种差异使之难以用学生的理论水平推断临床实践能力，一个学生在理论课上得了 C，却在相应的临床课程中得到 A，这种临床等级过高可能会使处于及格边缘的学生侥幸通过，但却无法通过护理教育项目的临床课程终末考试，或毕业后未能通过美国护士执业资格考试（NCLEX®）。

Paskausky 和 Simonelli（2014）探讨本科生期末考试成绩与临床等级间的差异中发现，两者存在中低度的相关性。临床等级分布呈负偏态，分布范围较窄；期末考试成绩呈正态分布，分布范围较广。通过临床成绩减去期末考试分数来计算差异分数，98% 的学生临床得分高于期末考试分数。

临床等级也可能受到 C 等级的限制，因为政策要求通过临床课程至少需要达到 C 等级，故 D 等级实际上不会作为评分选项。综上所述，由于教师不想给学生不及格，故会给处于及格边缘的学生打 C 等级，而 B 等级则代表表现一般或尚能接受，这种等级上的压缩（3 个等级代替了 5 个等级）便导致了等级过高（Donaldson & Gray，2012）。

导致分数过高的另一个原因是对教育结果问责的压力越来越大，当学生的测试成绩作为教师教学效果的评判依据时，教师就可能会“为测试而教学”。教学中可能会将实际的测试题目作为练习使用，审查时使用以前的测试版本，或在教学中只关注测试内容。

由于护理教育项目的监管和认证标准中通常包括预期每年毕业生 NCLEX 的通过率，而研究生的护理项目质量则是通过毕业生的资格证书考试通过率进行判断，这些测试结果对教育机构和考生个人都具有重大影响。将毕业生在这些高利害测试中的表现作为评判教师或教育项目的依据时，课堂活动很可能会以应对考试和评价为目的，而偏离了课程设置的初衷（Miller et al.，2013，p. 15）。

然而，重要的是在测试和技能相关实践测试中将应试教学和以教学内容为目标的教学进行区分。例如，护理教师通过理解 NCLEX 的考试计划，确保其护理课程中包含符合考试要求的内容和学习活动，并让学生成功通过 NCLEX 考试，这并不属于应试教学。

测试和成绩对学生自尊心的影响

一些对测试持批判态度的人认为测试会对学生造成情感或心理上的伤害。他们担心测试会对学生构成威胁，使他们感到焦虑、恐惧和气馁，从而损害他们的自尊心，但并没有实证证据支持这个说法。对即将到来的考试感到焦虑是正常且有益的，因为它能激励学生充分准备，以便将最佳成绩展现出来。因为测试是人生的常态，所以学习如何应对这些挑战是学生成长的必要部分。对每一个表现都应给予赞美，无论它是否值得称赞（如热烈鼓掌），虽然暂时满足了学生的自尊心，但对实事求是地评价自己的努力，并在挑战中坚持不懈几乎不起作用。

Brookhart 和 Nitko（2019）指出了学生考试焦虑的三种类型：①学习技能差的学生，因为他们不理解将要测试的内容，会出现测试前焦虑；②具有良好的学习技能且理解内容的学生，尽管为测试做了许多准备，但仍担心会在测试中表现不好；③自认为具备良好的学习技能但事实并非如此的学生。如果教师能够识别学生考试焦虑的原因，就可以在学习技能、应试策略和减轻压力的技巧等方面给予学生有针对性的帮助。

培养良好的应试策略对护理学生是有益的，尤其是有考试焦虑的学生。例如，告知学生仔细遵循答题说明，阅读题干和问题，不要急躁，以免漏读关键信息；在确定选择前先阅读每个选项；测试时合理安排时间，先回答简单的题项，并对答案进行核对。先完成简单的测试题项通常有助于缓解学生在考试开始时的焦虑。由于高焦虑状态的学生很容易分心，教师应确保测试期间考场安静。

教师帮助具有考试焦虑的学生时应遵循的一般准则如下（Brookhart & Nitko，2019）：

1. 确定学生出现了考试焦虑，而不是学习障碍或抑郁症等问题。
2. 对学生在每次测试中的表现均给出具体且详细的反馈。
3. 帮助学生培养应试策略（例如，合理安排时间，避免技术或文字错误，学习如何做出有根据的推断，善于发现题目内容或结构中的提示）。
4. 给学生提供所需的外部资源。
5. 建议学生专注于评价任务，不要分散注意力。

虽然学生在挑战与护理相关教育前拥有一定程度的自尊是必要的，但高自尊并不是在测试中取得好成绩的必要条件。事实上，若学生在测试中能够展现出他们的最好状态，他们的自尊心就会得到增强。教师的一个重要角色就是通过帮助学生提高学习和应试策略，并教会其管理自我焦虑，从而使其在测试中表现优异。

测试作为一种社会控制手段

所有社会都认可对行为的某种形式的社会控制，一些教师可能会通过使用测试并给予学生较低的测试成绩来控制学生的行为。例如，为激励学生课前预习和上课出勤，教师可能会进行突击测试，当天缺席的学生将获得零分，未完成指定阅读作业的学生可能会获得低分。这种做法对学生是不公平的，因为他们需要足够的时间来备考以呈现其最好的表现，这在第3章考试规划中有所讨论。学生有权提前被告知何时将进行测试，而从惩罚、威胁或报复出发的测试是不道德的（Brookhart & Nitko，2019）。

伦理问题

伦理标准的完善促进了护士和患者之间的理解和尊重，这些标准同样也适用于教师和学生。当代生物伦理标准主要包括自主、自由、真实、隐私、有益、不伤害和忠诚，这里提出几个在测试和评价中常见的伦理标准。

隐私、自主和真实性与测试和测试结果的主导、安全性有关。针对考试可以提出的问题包括：谁主导考试？谁掌握考试结果？谁有权或应该有权接触考试结果？受试者是否有权获取标准化考试题目和他们自己的考试答案？

因教育机构和雇主使用标准化考试决定入学及就业相关事宜，公众越来越关注对考试结果的公平性使用，联邦和各州出台了有关保证考试真实性的相关法律，对考试结果的访问权限设置了更高的要求。

对考生的某些信息保密属于考生的正当权益，教师有义务保护学生考试成绩的隐私，公开考试成绩等做法应根据此隐私标准执行。若学生的身份与他们的成绩相联系，教师则不应该公布评价结果。许多教育项目不允许将学生姓名或身份证号码与其考试分数一起公布。考试结束后，教师不应要求学生反馈其是否回答正确，这种做法是对学生隐私的侵犯（Brookhart & Nitko，2019）。

涉及隐私的另一个问题是保留学生考试成绩和其他评价结果的有关记录。常出现的问题是，谁有权查看这些文件及其包含的信息？查看学生的考试成绩和评价结果受到相关法律的限制，例如 1974 年颁布的《教育权利和隐私法案》（Family Education Rights and Privacy Act，FERPA）。这项联邦法律明确提出了维护学生教育记录的权利。例如，学生可查看由学校保存的个人教育记录，并且有权请求学校更正其认为不准确或具有歧义的记录。除非用于认证或项目评价等特定情况，学校必须获得学生的书面许可才能公布其记录中的信息（U.S. Department of Education，n.d.）。FERPA 限制了对学生教育记录的访问权限，允许以满足学生教育需求为目的并通过合法途径取得访问权限的人获取学生的教育记录。该法律还规定学生的评价结果不得未经学生书面授权转入另一所机构。教师还应确保记录信息的准确性，发现错误应及时纠正。当这些信息不再需要时，这些轶事材料的文件应予以销毁（Brookhart & Nitko，2019）。

另一种侵犯学生隐私的方式是将他们的评价结果共享给其他教师，在某种情况下，教师将关乎学生优势和劣势的信息传达给其他教师，以帮助其他教师满足学生的学习需求。然而，在大多数情况下，有访问权限的教师可通过访问学生记录获取这些信息。私下关于学生的交流，特别是那些基于教师印象和判断的交流，而非像测试成绩类的可验证数据，被认为是“闲谈”。

测试结果有时用于科学研究和教育项目评价。只要不透露学生的身份信息，他们的分数通常可以用于以上目的（Brookhart & Nitko，2019）。为确保符合伦理规范，可以在学生进入教育项目时向他们声明他们的测试结果可能会用于评估教育项目的有效性。可以通过获得学生的非正式知情同意，或者将学生自愿参加项目评估活动默认为他们是同意的。例如，向学生分发或邮寄该教育项目满意度的调查问卷，有意愿参加的学生只需填写调查问卷并返回，不需要书面同意书。然而，在许多高等教育机构中，测试结果的使用可能通过专门伦理相关机构的审查。

忠诚原则要求彼此忠诚和相互信任，在护理教育项目中，遵守这一原则要求教师的行为需满足学生的最大利益。教师凭借他们的教育方法、经验和学术地位，对学生有一定的掌控力，他们可以通过护理教育项目影响学生的晋级及其毕业后的就业情况。因此，违反专业界限的情况可能会发生，并影响学生对教师的信任。跟学生个人关系熟识的教师可能会被投诉授予有偏袒的成绩，相反，可能会被投诉利用不及格的成绩来报复那些拒绝教师提出的性或情感需求的学生。

测试实践的伦理标准

一些专业组织已颁布了用于测试和评价的若干伦理行为准则，其中一项是《教育公平测试实践守则》（Joint Committee on Testing Practices，2004），见附录 C。《教育和心理测量标准》（American Educational Research Association et al.，2014）阐述了测试的构成、管理、评分和报告的标准，测试的支持文件，测试的公平性，以及测试的应用范畴。这些标准同样适用于有残疾和不同文化背景的人。这些规范和标准的共同要素是（Brookhart & Nitko，2019）：

- 学生有权接受符合专业标准的测试。
- 教师需对他们所设计的测试质量负责，并选择适宜预期用途的测试。
- 测试管理程序须对所有学生公平，并保护他们的安全、健康和福利。
- 教师负责测试的准确评分，并及时向学生报告测试结果。
- 学生应得到及时和有意义的反馈。
- 测试结果应以合理的方式进行解释和使用。
- 教师必须准确传达测试结果，并预测使用测试结果所能产生的后果，尽量减少对学生的负面影响。
- 允许学生表达他们对测试过程或结果的担忧，后期需认真审查这些问题。

高利害评估

高利害评估一般指会给考生带来重大影响的考试评价，该考试的结果最终用于决策，会给考生、教师和教育项目的管理者带来重要影响（Brookhart & Nitko，2019）。如本章开篇所述，公众的问责促进了评价的广泛应用，这些评价旨在证实学生和毕业生达到了知识和表现的评定标准。与其他卫生专业一样，持续受到关注的问题是如何通过标准化执业资格考试评定护理行业的实践能力，以维护广大群众的利益。具有护士执业证书监管职能的美国各州护理委员会共同分担护理教育项目的责任，以确保护理毕业生的能力。美国各州护理委员会对护理教育项目进行监督，并可缩减护士执业资格考试首次通过率低的教育项目。因此，护士执业资格考试不仅是护理应届毕业生的高利害评估，同时也是护理教育项目教师和管理人员的高利害评估（NCSBN®，2007；NLN，2010，2012b）。

对护理教育项目施加压力，以达到美国各州护理委员会对首次通过率的最低要求，是委员会的责任和权力，委员会同时也处罚高退学率的项目（NCSBN，2007）。达到这两项标准（美国护士执业资格考试的高通过率和低退学率）是一把双刃剑，这促使越来越多的护理教育项目使用标准化的测试来识别通过护士执业资格考试有风险的学生，并且拒绝那些预计无法通过执业资格考试的学生升学或毕业。根据 Giddens 和 Morton（2010）的说法，这种高利害的教育实践评价“处于触犯教育伦理标准的边缘”（p.374）。因为基于评价做出高利害决策，需使用多种方法来评价知识和技能（NLN，2012b）。此外，使用单一的标准化测试能否准确预测日益多样化的学生群体的最终教育结果，并以此作为升学和毕业的决策依据，也引发了人们的担忧（Brookhart & Nitko，2019）。

对于那些成功满足教育项目中其他所有要求的学生来说，规定学生参加一次标准化考试并达到预定分数，即可视为达到毕业要求准予毕业；还是要求学生参加护士执业资格考试，达到或超过州护理委员会规定的该项目的首次通过率从而推动该项目继续执行，然后学生才能从该项目中准予毕业授权？这是一个复杂的问题。如果毕业考试是护理课程的必要组成部分，未达到规定分数的学生将会危及他们的学业状况。学生可能需要反复参加毕业考试，直到他们达到标准，这会推迟毕业或取得执照时间，在经济方面会对他们产生不利影响（NLN，2012b）。此外，大量的标准化考试被用作毕业考试，目的是预测学生能否通过护士执业资格考试，这种测试的准确性尚不能确定。

需要高利害评估的升学或毕业也可能会将护士执业资格考试通过率作为教育项目质量的衡量标准，护理项目只允许表现好的学生在项目中升学、毕业并参加护士执业资格考试，从而达到较高的首次通过率，预示存在选择偏差。因此，在升学和毕业政策中使用高利害评估引起了人们对护理教育项目的高度关注，那就是护理教育项目能够为不同学生群体提供多大程度的平等机会。

美国国家护理联盟对使用标准化测试延缓毕业或以其他方式取消参加执业资格考试的资格产生担忧（NLN，2012b），促使其制订了相应的测试指南，以协助护理教师和管理人员制订和实施合乎伦理的学术和毕业政策。指南见附录 D，其强调教师和管理人员的义务如下（NLN，2012b）：

- 在高利害决策前，使用多种方法对知识和临床能力进行评价。
- 选择那些通过跨文化、种族或性别亚组验证具有测量有效性、公平性和公正性的测试。
- 告知学生测试结果将如何使用。
- 对可导致高利害评估的因素进行全面的审查。
- 审查影响护士执业资格考试通过率和其他项目质量指标的因素，如招生政策、教学效果、补救要求和课程质量评价，以便进行改进。

评价法律方面的问题

解释影响测试的法律问题超出了本书的范围，作者没有资格就评价实践向教师提供法律建议。然而，通过讨论一些法律问题来指导教师使用测试是适宜的。

学生在法庭上提出了许多问题，声称某些测试项目侵犯了他们的权利，这些问题涉及种族或性别歧视、违反正当程序、特定测试的不公平、测量的效度和信度等心理测量学方面，以及残障学生得到的帮助等（Brookhart & Nitko，2019）。

心理测量学问题

如果学生因在一门课程或一项高利害评估中成绩不及格而寻求法律援助，他们可能会向法庭提出技术或心理测量学方面的问题。可涉及的问题如下（Brookhart & Nitko，2019）：

- 遵守测试标准，如《教育和心理测量标准》（American Educational Research Association et al.，2014）或《教育公平测试实践守则》（Joint Committee on Testing Practices，

2004）。

- 测量可靠性和测试的信度。
- 测试开发程序。
- 确定及格分数的方法。
- 测试物理特征的问题，如操作指南的质量或印刷物尺寸。
- 为残障学生提供帮助。

对残疾学生的评价

1990 年颁布的《美国残疾人法案》（ADA）和 2008 年颁布的《美国残疾人法案修正案》（P.L. 110-325）影响着护理教育和就业环境中的测试和评价实践。该法案禁止歧视残疾人，残疾人是指身体或精神上有缺陷，严重限制了生活活动能力的个体。符合认定标准的残疾人允许进入和参与护理项目，护理教育项目有接受和教育残疾人的法律要求和道德义务。护理教育项目应根据需要提供合理的帮助、额外的服务和帮助，并消除任何障碍。但这并不意味着机构为了遵守《美国残疾人法案》而降低标准。

《美国残疾人法案》要求教师为残障学生提供合理的帮助，方便对他们进行评价。包括采用口语测试、计算机测试、修改答案格式、延长考试时间、阅读测试题、手语翻译、私人测试区或在测试中使用大号字体（Brookhart & Nitko，2019；May，2014）。然而，护理教师只有在学生提交需要得到帮助的有效证明时才可提供相应的支持，这项核实工作应由机构办公室在收到学生的残疾证明并了解个人的需求后提供。美国护士执业资格考试政策允许有学习障碍证明的考生在取得初始申请执照美国各州护理委员会的批准后，适当延长考试时间并获得合理的帮助（NCSBN，2019）。这项审批通常只有在教育机构验证了残疾，以及在护理教育课程期间为学生提供帮助的文件后才会被批准。在美国，英语的熟练程度是胜任护理工作的必要条件，非英语母语学生或英语初学者被认为是不合格的。

人们对为残障学生提供合理的测试帮助提出了一些担忧，其中一个问题是，一组学生在标准条件下进行测试，另一组学生在特定条件下进行测试，那么测试结果的有效性如何解释？任何为了适应残障学生而对测试题目、管理条件或学生反应模式进行的更改，都必须向教师提供有效的评价信息（Brookhart & Nitko，2019）。残障学生的隐私权是另一个问题，特定条件的使用是否应该与学生的测试成绩一起被记录？这种记录可以让任何有权限查看该记录的人识别该学生有残疾。这些问题很难回答。一般来说，教师应以其所在机构制订的政策为指导，并由法律顾问审查其他的相关政策，以确保遵守《美国残疾人法案》。

小结

教育测试和评价的应用越来越广泛，对社会尤其是护理的重要性日益凸显。对护理教育项目的质量和从业人员的能力要求的提高，使得护理面临越来越大的公众压力，测试和评价能够为教学质量和能力评估提供依据。随着测试和评价的广泛使用，人们对其公平性、适当性和影响的关注也随之增加。

测试可能会对个人产生积极或消极的社会影响。测试可为决策提供辅助信息，例如，决定一个人能否进入教育项目或就业。然而，在平等机会及获得入学教育项目和工作的机会方面，做出选拔的决定方式可能会引起争议。

公众经常对测试表示担忧，对测试的常见争论包括：测试偏差或测试对某些考生群体存在不公平现象；由于分数过高，测试成绩几乎没有什么意义；测试会对学生造成情感或心理伤害；测试有时以惩罚性、威胁性或报复性的方式使用。通过理解和应用负责的以及符合伦理规范的测试准则，可确保教师使用合理的评价程序并对测试结果进行恰当的解释。教师必须对其制订的测试质量负责，并选择符合预期用途的测试。在升学和毕业考试中使用高利害评估需特别引起关注，指导方针可帮助教师制订公平的测试规范。

1990 年颁布的《美国残疾人法案》和 2008 年颁布的《美国残疾人法案修正案》应用于具有身体和精神残疾的学生的测试评价，要求教育项目应为有学习障碍和身体残疾的人提供合理的考试条件支持。

参考文献

American Educational Research Association, American Psychological Association, & National Council on Measurement in Education. (2014). *Standards for educational and psychological testing*. Washington, DC: American Educational Research Association.

American Nurses Association. (2010). *Nursing's social policy statement: The essence of the profession* (3rd ed.). Washington, DC: Author.

Balkin, R. S., Heard, C. C. C., Lee, S., & Wines, L. A. (2014). A primer for evaluating test bias and test fairness: Implications for multicultural assessment. *Journal of Professional Counseling, Practice, Theory, & Research*, *4*, 42–52.

Brookhart, S. M., & Nitko, A. J. (2019). *Educational assessment of students* (8th ed.). New York, NY: Pearson Education.

Couper, J. (2018). The struggle is real: Investigating the challenge of assigning a failing clinical grade. *Nursing Education Perspectives*, *39*, 132–137.

Docherty, A. (2018). Failing to fail in undergraduate nursing: Understanding the phenomenon. *Nursing Education Perspectives*, *39*, 335–342.

Donaldson, J. H., & Gray, M. (2012). Systematic review of grading practice: Is there evidence of grade inflation? *Nurse Education in Practice*, *12*, 101–114.

Edgar, L. D., Johnson, D. M., Graham, D. L., & Dixon, B. L. (2014). Student and faculty perceptions of plus/minus grading and its effect on course grade point averages. *College Student Journal*, *48*(1), 184–197.

Giddens, J. F., & Morton, N. (2010). Report card: An evaluation of a concept-based curriculum. *Nursing Education Perspectives*, *31*, 372–377.

Holman, D. (2015, March 12). Economic in-tuition grade inflation: False success destines us for real failure. *University Wire*. Retrieved from http://search.proquest.com.authenticate.library.duq.edu/docview/1676444832?accountid=10610

Hughes, L. J., Mitchell, M., & Johnston, A. N. B. (2016, September). "Failure to fail" in nursing—A catch phrase or a real issue? A systematic integrative literature review. *Nurse Education in Practice*, *20*, 54–63.

Joint Committee on Testing Practices. (2004). *Code of fair testing practices in education*. Washington, DC: American Psychological Association.

Kabasacal, K. A., & Kelecioğlu, H. (2015). Effect of differential item functioning on test equating. *Educational Sciences: Theory & Practice*, *15*, 1229–1246.

May, K. A. (2014). Nursing faculty knowledge of the Americans with Disabilities Act. *Nurse Educator*, *39*, 241–245.

Miller, M. D., Linn, R. L., & Gronlund, N. E. (2013). *Measurement and assessment in teaching* (11th ed.). Upper Saddle River, NJ: Prentice Hall.

Nata, G., Pereira, M. J., & Neves, T. (2014). Unfairness in access to higher education: A 11 year comparison of grade inflation by private and public secondary schools in Portugal. *Higher Education*, *68*, 851–874.

National Council of State Boards of Nursing. (2007). *Guiding principles of nursing regulation*. Retrieved from https://www.ncsbn.org/Guiding_Principles.pdf

National Council of State Boards of Nursing. (2019). *2019 NCLEX® Examination candidate bulletin*. Retrieved from https://www.ncsbn.org/2019_Bulletin_Final.pdf

National League for Nursing. (2010). *High-stakes testing*. Retrieved from http://www.nln.org/advocacy-public-policy/issues/high-stakes-testing

National League for Nursing. (2012a). *NLN fair testing guidelines for nursing education*. Retrieved from http://www.nln.org/docs/default-source/advocacy-public-policy/fair-testing-guidelines.pdf?sfvrsn=0

National League for Nursing. (2012b). *The fair testing imperative in nursing education*. Retrieved from http://www.nln.org/docs/default-source/about/nln-vision-series-%28position-statements%29/nlnvision_4.pdf

Paskausky, A. L., & Simonelli, M. C. (2014). Measuring grade inflation: A clinical grade discrepancy score. *Nurse Education in Practice*, *14*, 374–379.

U.S. Department of Education. (n.d.). *Family Educational Rights and Privacy Act (FERPA)*. Washington, DC: Family Policy Compliance Office, U.S. Department of Education. Retrieved from http://www2.ed.gov/policy/gen/guid/fpco/ferpa/index.html

第 17 章

等级评定

翻译：周　芳

教师对学生的评估是评定课程等级的依据。等级是反映学生课程成绩的一个符号。等级评定的内容包括整门课程，以及学生在课程中完成的个人作业、小测验、测试和其他学习活动。本章探讨护理教育项目中等级的用途、等级评定存在的问题、等级评定的框架以及如何计算护理课程的等级。

等级评定的目的

前面的章节已经对形成性评价和终结性评价进行了广泛的讨论。通过形成性评价，教师能够不断地向学生提供反馈。而终结性评价是定期进行的，以显示学生在课程结束时或课程中某一时间节点所取得的成绩，从而为评定课程等级提供了依据。故等级评定用于终结性目的，通过符号（如字母 A ～ F）报告学生的成绩，表明其在个人作业、临床实践、实验室（技能、模拟等），以及整门课程中的表现。

应基于审慎的评价实践、可靠的测试结果和多种评估方法对学生成绩进行有效的等级评定。等级不应由一种方法或学生完成的一项作业来决定，而是多种测试与评估方法的结合。尤其是在强调形成性评价的情况下，学生可能会完成一些并不计入等级的作业，即并非学生在一门课程中的所有活动都需要进行等级评定。等级评定有三大用途：①教学；②管理；③指导和咨询。

教学目的

用于教学目的的等级评定表明了学生在课程中取得的成绩，可以衡量学生在课程结束时或课程中某一时间节点所学的知识和能力。临床实习中的“及格”和护理课程中的“B”是将等级用于教学的例子。

管理目的

等级评定的第二个目的是管理，用于：

- 入门级和高级护理项目的准入
- 学生在护理项目中的进展
- 试读和学生是否可以继续该项目的决定
- 重返护理项目的决定
- 确定学生的毕业资格
- 颁发奖学金和助学金
- 授予荣誉和决定是否被国际护理荣誉学会等荣誉社团接收
- 项目评价研究
- 向雇主报告学生的能力

指导和咨询

等级评定的第三个用途是指导和咨询。等级可用于选课，包括选修更高级的课程或有帮助的补救课程。等级还为学生提供阅读、学习、应试工作坊和支持等学术资源。在某些情况下，等级有助于学生做出职业选择，包括改变职业方向。

对等级评定的批评

尽管等级评定的目的多种多样，但也有一些批评意见：

1. 由于护理教育项目、课程教师、临床教师和带教老师的多样性，等级评定可能毫无意义。
   - 回应：各科护理课程和临床实践需要统一的等级评定体系。重要的是，全职和兼职教师、临床护理教育者、带教老师和其他参与课程的人员都应了解如何对每项作业进行评估以及等级评定。临床教师和带教老师应了解临床评价的流程和方法、如何使用临床评价工具，以及课程等级评定方法。
2. 单一的符号，如 A 或及格，并不能充分代表与护理课程成绩相关的复杂细节。
   - 回应：等级并不是为了满足这一需要。它并不能反映学生在课程中学习的方方面面，或取得的每一项成绩。相反，等级是对一段时间内所取得成绩的总结。
3. 等级评定不重要。
   - 回应：虽然等级只是成绩的象征，但等级非常重要。等级和总平均绩点（grade point average，GPA）可以预测以后的成绩，如在美国护士执业资格考试（National Council Licensure Examination，NCLEX）和认证考核中的表现。虽然有些人认为最有价值的学习成果是无形的，但等级依然很重要。

4. 自我评价比等级更重要。
   - 回应：培养评价自我学习成果和胜任力的能力对于持续职业发展至关重要，但也需要兼顾等级。
5. 等级评定是不必要的。
   - 回应：大多数教育环境无法消除等级，因为其可以达到本章前面所述的三大目的（教学、管理、指导和咨询）。一定水平的表现对于护理项目的进展和日后的教育决策至关重要，而等级评定提供了一种确定学生是否达到项目进展所需的目标和能力的方式。
6. 等级评定是无效的激励因素。
   - 回应：对许多学生来说，等级是有效的激励因素。在 Poorman 和 Mastorovich（2019）的一项研究中，护理学本科生、硕士生和博士生都描述了等级对他们的重要性。学生们不仅努力争取总成绩获得 A，还描述了在每门课程中获得 A 的重要性。对护理专业的学生来说，等级不仅重要，还是他们努力学习课程的动力。
7. 低等级让学生沮丧。
   - 回应：尽管低等级会让学生感到沮丧和压力，但对确定护理项目的进展至关重要。护理教育项目要本着对专业和公众负责的态度培养具备安全实践知识和能力的毕业生。但并不是所有入学的学生都有能力掌握这些知识和技能，故低等级对于辅导学生和建议补救指导很重要，不及格则表明学生没有达到继续学习该护理项目的标准。
8. 等级膨胀，因此不能反映真实的成绩。
   - 回应：在过去的几十年里，等级膨胀现象相当严重。学生在教育方面的花费越来越多，并希望获得高等级作为“购买”教育的回报。其他导致等级膨胀的因素包括：①教师在给予低等级时的犹豫不决，没有意识到等级膨胀的问题；②师生关系密切（尤其是在临床教学中）会导致教育者在进行等级评定时更加宽松；③缺乏精确性的评价工具；④在护理教育项目的等级评定体系中，C 等级可能是最低的及格等级（Seldomridge & Walsh，2018）。在制订等级评定体系时，护理教育者必须明确该体系中每个等级的标准，并将这些标准传达给学生。教师还应定期审查护理课程的等级，以评估是否存在膨胀现象。同时要牢记，护理专业的学生都是经过严格筛选才被录取的，需要在课程中取得一定的等级才能进步。因此，护理课程的等级往往高于通识教育课程，因为通识教育课程中学生的差异更大。

等级评定体系的类型

有不同类型的等级评定体系或等级报告方法。大多数护理教育项目采用字母体系（A、B、C、D、E 或 A、B，C、D、F）进行等级评定，可以与“+”和“−”结合使用。

也可以使用整数5、4、3、2、1（或9～1）。这两种等级评定体系使用方便，得出的等级可以在一门课程内或跨课程之间进行平均，并简明地呈现出来。

等级也可以用百分比表示（100%、99%、98%……）。大多数项目使用百分比作为分配字母等级的基础：90%～100%表示A等级，80%～89%表示B等级，依此类推。在某些护理项目中，每个字母等级的百分比要求会更高，例如，93%～100%代表A等级，85%～92%代表B等级，76%～84%代表C等级，67%～75%代表D等级，67%以下代表E或F等级。在护理教育项目中，规定学生在本科阶段的每门课程中至少获得C等级，在研究生阶段至少获得B等级或更高等级的要求并不少见。此类要求在学校政策和课程大纲中均有说明。

另一种等级评定体系是二分法的：及格-不及格、满意-不满意、学分-无学分、达标-未达标。在确定临床等级时，有些项目会增加第三个类别（优秀），形成三个等级：优秀-及格-不及格。二分法等级评定体系的一个优点是等级不计入GPA。因此，学生可以选修新课程并探索不同的学习领域，而不必担心这些课程的等级会影响他们的总GPA。但这也可能被视为一个缺点，因为在采用及格-不及格等级评定的护理课程中，及格表示学生达到了临床能力目标或表现令人满意，而临床表现却不计入课程总等级。本章稍后将讨论不同的临床实践等级评定体系。

平均绩点

等级评定体系也可将字母等级转换为绩点体系以计算GPA或质量点平均值（quality point average，QPA）。4分制的等级通常为：

A＝4分/学分（单位）
B＝3分/学分
C＝2分/学分
D＝1分/学分
F＝0分/学分

如果一个学生修了两门3个学分的课程和一门6个学分的护理课程，其中一门3个学分的课程得了A，另一门得了C，6个学分的课程得了B，那么其GPA为

A＝4分/学分＝4分×3学分＝12分
C＝2分/学分＝2分×3学分＝6分
B＝3分/学分＝3分×6学分＝18分

36÷12（学分）＝3.0

字母等级评定体系也可包括“+”“−”等级，如表17.1所示。使用“+”“−”可能不会减少等级膨胀的情况，但这些新增的类别可使等级评定更有区分度。

表 17.1 “+”“-”等级评定系统

字母等级	绩点
A	4.00
A-	3.67
B+	3.33
B	3.00
B-	2.67
C+	2.33
C	2.00
C-	1.67
D+	1.33
D	1.00
D-	0.67
F	0.00

分配字母等级

由于大多数护理教育项目使用字母体系对护理课程进行等级评定，因此将使用本框架来讨论如何分配等级。这些原则也适用于其他等级评定体系。在分配字母等级时需考虑两个主要因素：决定等级中包含哪些内容和选择等级评定框架。

决定等级评定中包含哪些内容

护理课程的等级应反映学生的成绩，而不受教师自身价值观、信仰和态度的影响。学生没来上课或在课堂上注意力不集中的行为不应纳入课程等级，除非一开始就制订了课堂出勤和参与的标准。

学生的等级是基于为课程制订的测试和评估方法评定的。应采用多种评估方法来确定课程等级。每种方法在总等级中所占的权重应反映目标的重点及其衡量的内容。与重要内容相关的测试和评估方法可能在教学中花费更多的时间，故应占据更大的权重。例如，在社区健康护理课程中，期中考试在课程等级中所占的权重应大于学生完成的一篇关于他们所照顾家庭社区资源的短文。

课程中的每项测试和评估方法在课程等级中应占多大权重？首先，教师要列出课程中应计入课程等级的测试、小测验、论文、汇报和其他评估方法。然后，教师决定每项内容在课程总等级中的重要性。在确定课程等级各组成部分的权重时要考虑以下因素：

1. 评估更多重要学习成果和能力的内容在课程等级中的权重应高于只评估少数成果的内容。
2. 课程中强调的内容以及在教与学的活动中花费更多时间的内容应该在课程等级中占最大权重。
3. 衡量概念和知识在临床实践中的应用以及高阶技能发展的内容应该比那些侧重于内容回忆的部分占更大权重。
4. 对于学生来说，难度较大、耗时较多的部分应比容易完成、耗时较少的内容所占权重更大。

选择等级评定框架

为了赋予等级意义，教师需要一个等级评定框架或参照系。有三种等级评定框架用于赋予等级意义（Brookhart & Nitko，2019）：

1. 标准参照，又称为绝对标准等级评定
2. 常模参照或相对标准等级评定
3. 自我参照或基于学生成长的等级评定

表 17.2 阐释了这些等级评定框架。标准参照和常模参照的评价方法在前面的章节中有所介绍，这些概念同样适用于等级评定框架。

表 17.2 等级评定框架

等级	标准参照	常模参照	自我参照
A	• 达成所有目标 • 获得重要的知识和技能 • 能够胜任所有临床工作	• 成绩或表现远远超过小组（如课程、临床小组中的其他学生）的平均水平	• 取得显著进步 • 表现明显好于预期
B	• 达成所有基本目标和至少一半其他目标 • 所学重要内容能够应用于新情况 • 能够胜任大部分临床工作	• 高于小组平均水平	• 取得进步，获得知识和技能 • 表现优于预期
C	• 达成所有基本目标，学到基本内容 • 能够胜任基本临床工作	• 在小组中处于平均水平	• 在大多数领域取得进步 • 达到预期表现水平
D	• 仅达成部分基本目标，对内容的理解有限 • 无法胜任某些基本临床工作	• 低于小组平均水平	• 获得一些收获 • 未达到所能达到的水平
F	• 大部分目标无法达成，学到的内容有限 • 无法胜任大多数临床工作	• 与小组相比，成绩或表现不佳	• 没有收获 • 表现明显低于能力

注：本表内容基于 Brookhart 和 Nitko（2019）的观点

标准参照等级评定

在标准参照等级评定中，等级是根据学生对课程目标的达成度、对课程中所学内容的掌握程度，或在临床实践中的表现来评定的。学生达成的目标越多、掌握的知识越多、能够胜任的工作越多或熟练程度越高，等级就越高。因此，等级的意义就是基于这些绝对标准，而不考虑其他学生的成绩。使用这种参照框架进行等级评定意味着一门课程中所有达到标准的学生都有可能获得 A 等级或 B 等级，如果未达到标准，则有可能获得 D 等级或 F 等级。

这一框架适用于大多数护理课程，因为它侧重于在课程中要达成的目标和能力。标准参照等级评定表明学生在达成这些目标方面的进展情况（形成性评价），以及在课程结束时是否达成了这些目标（终结性评价）。相反，常模参照等级评定不适用于基于标准或学习目标的护理课程，因为它侧重于学生之间的相互比较，而不是学生的进步情况或成绩。例如，常模参照框架中的形成性评价会显示每个学生在小组中的排名，而不提供关于学生课程目标达成情况和进一步学习策略的反馈。

固定百分比法

使用标准参照体系分配等级有几种方法，其中一种是固定百分比法。这种方法使用固定区间的正确率分数作为分配等级的依据。常见的等级评定标准是：93% ～ 100% 为 A 等级，85% ～ 92% 为 B 等级，76% ～ 84% 为 C 等级，67% ～ 75% 为 D 等级，低于 67% 为 E 等级或 F 等级。课程成绩的每个部分（包括笔试、小测验、论文、案例汇报和其他作业）都有一个正确率分数或占总分的百分比。例如，学生在一次满分 25 分的小测验中得到 21 分，即 84%。然后对各部分的成绩分配权重，将百分比乘以权重后相加，再除以总权重，得到最终成绩，并在课程结束时将其转换为字母等级。无论采用何种等级评定体系，均需告知学生等级是如何评定的。如果使用固定百分比法，学生应了解将百分比转换成字母等级的标准，并在课程大纲中明确说明。

计算课程的综合（单项）分数

在使用固定百分比法时，第一步，也是很重要的一步，是给成绩的每个组成部分分配权重。例如：

护理干预论文	10%
评论临床实践问题的论文	20%
小测验	10%
期中考试	20%
电子档案袋	20%
期末考试	20% 100%

在确定课程的综合分数时，将学生成绩各组成部分的百分比分别乘以相应的权重并相加，得出的总和再除以权重之和。该步骤如表 17.3 所示。

表 17.3 用于护理课程等级评定的固定百分比法

课程成绩的组成部分	权重（%）
护理干预论文	10
评论临床实践问题的论文	20
小测验	10
期中考试	20
电子档案袋	20
期末考试	20

学生	干预论文（10%）	实践问题论文（20%）	小测验（10%）	期中考试（20%）	档案袋（20%）	期末考试（20%）
Mary	85	94	98	92	94	91
Jane	76	78	63	79	70	79
Bob	82	86	89	81	80	83

Mary 的综合分数：

［10（85）+20（94）+10（98）+20（92）+20（94）+20（91）］÷100[a] = 92.5（%）

Jane 的综合分数：

［10（76）+20（78）+10（63）+20（79）+20（70）+20（79）］÷100 = 75.1（%）

Bob 的综合分数：

［10（82）+20（86）+10（89）+20（81）+20（80）+20（83）］÷100 = 83.1（%）

[a] 100 为权重之和

一般来说，为了方便日后计算最终平均等级，测试和其他组成部分的分数不应转换为等级。相反，教师应记录实际测试分数，然后将其合并为综合分数，再转换为最终等级。

总分法

标准参照体系中第二种分配等级的方法是总分法。在这种方法中，成绩的每个组成部分都被赋予特定的分值。例如，一篇论文 100 分，期中考试 75 分。赋予的分值反映了课程中每个部分的权重，即每个部分的“价值”。例如：

护理干预论文	75 分
评论临床实践问题的论文	100 分
小测验	50 分
期中考试	75 分
电子档案袋	100 分
期末考试	100 分 500 分

各组成部分的分值并不转换成字母等级，而是根据课程结束时累积的总分来分配。例如：

等级	分数
A	465 ～ 500
B	425 ～ 464
C	380 ～ 424
D	335 ～ 379
F	0 ～ 334

这种方法存在的一个问题是，在教师开发出课程中的每种测试和评价方法之前，就已经决定了分配给它们的分值（Brookhart & Nitko，2019）。例如，如果课程最终要达到 500 分，教师可能需要为期中考试分配 75 分。然而，在准备考试时，教师发现 73 分就能充分涵盖教学内容，并反映教学中的重点。如果在制订课程计划时了解到这一情况，教师就可以在期中考试中减少 2 分，在期末考试或其中一项作业中增加 2 分，或者只改变总分。然而，在课程已经开始的情况下，即使较少的分数就能充分反映教学内容，等级评定标准也不能再做改动。教师可以在下次开设该课程时修改分配给期中考试的分值。

计算课程的综合分数

在这种方法中，学生累积的总分就是综合分数，无需进一步计算。重要的是，成绩各部分的权重应体现在它们在总分中的分值上。例如，在最高分为 500 的课程中，如果教师希望电子档案袋占课程等级的 20%，那么该档案袋的最高分就是 100 分（= 500 分 ×20%）。

常模参照等级评定

在使用相对标准的常模参照等级评定体系中，等级是通过将学生的表现与班上其他同学的表现进行比较来分配的。比其表现更好的学生会获得更高的等级。在使用常模参照体系时，教师要指定用于比较学生表现的参照组。学生是否应该与课程中的其他学生进行比较？是否应该只与同期课程的学生进行比较？还是与前一学期或前一年完成该课程的学生进行比较？常模参照等级评定存在一个问题，即在某一特定组别中表现优秀并不代表学生掌握了教学内容或学到了什么，而是反映了学生在该组别中的位次。

曲线等级评定

使用常模参照体系分配等级的两种方法是：①“曲线等级评定”；②使用标准差。曲线等级评定是指分数分布曲线。这种方法是将学生的分数从高到低进行排序，并根据排列顺序分配等级。例如，教师可以采用以下框架对测试进行等级评定：

排名前 20% 的学生	A 等级
接下来 20%	B 等级
接下来 40%	C 等级
接下来 15%	D 等级
最后 5%	F 等级

使用这种方法，测试中总会出现不及格的等级。

配额确定后，分配等级时就不再考虑实际成绩。例如，排名前 20% 的学生会获得 A 等级，即使他们的分数与下一组获得 B 等级的学生分数接近；在课程中掌握了足够知识的学生可能获得较低的等级，因为他们的分数低于其他学生。在这两个例子中，A、B、C 和更低等级的比例是由教师任意决定的，而不是基于正态曲线。

曲线等级评定的另一种方法是使用正态曲线来确定各等级的百分比。这种方法假设了学生的课程成绩呈正态分布。例如：

排名前 10% 的学生	A 等级
接下来 20%	B 等级
接下来 40%	C 等级
接下来 20%	D 等级
最后 10%	F 等级

“曲线等级评定”要求学生的分数要服从正态分布。然而，护理专业学生的能力往往不尽相同，尤其是在护理教育项目后期，因此，他们在测试和评价项目上的分数也无法呈正态分布。被录取的护理专业的学生是经过精心挑选的，他们需要在课程中取得一定的等级和获得最低要求的 GPA，才能在项目中进展。在曲线等级评定中，即使大多数学生在测试中取得了高分并掌握了内容，仍会有部分学生被分配较低的等级。

标准差法

第二种方法是基于标准差。教师通过这种方法确定每个等级的临界值。等级的高低取决于与班级原始分数平均值的距离。使用标准差法时，教师首先要准备一份最终分数的频数分布图，然后计算平均分。这种方法会给教师提供一个参考点（平均值）及分数与平均值间的平均距离（Miller et al.，2013）。标准差是确定各等级界限的依据，例如，C 等级的临界值可能在低于平均值一半的标准差到高于平均值一半的标准差之间。教师在 C 等级的上限分数加上一个标准差，就能确定 A ～ B 等级的临界值。从 C 等级下限分数减去一个标准差，就能得到 D ～ F 等级的临界值。

自我参照等级评定

自我参照等级评定是依据学生的成长和变化，通过将学生的表现与教师对学生能力的认识或学生在课程中的进步进行比较来分配等级的（Brookhart & Nitko，2019）。无论学生掌握了多少知识和能力，成绩是否超过了其所认为的能力水平？以及在整个课程中的表现是否有所提升？

表 17.2 将自我参照等级评定与标准参照等级评定和常模参照等级评定进行了比较。自我参照等级评定的一个主要问题是教师对学生能力和成长的看法以及学生对自我表现的评估并不可靠；第二个问题体现在进入课程或临床实践时就已熟练掌握许多临床能力的学生身上，这些学生的成长和变化可能最小，但仍以最高的成绩和临床能力结业。归根结底，是因为对护生表现质量的判断比对进步程度的判断更重要。根据自我参照评定的等级，很难对学生将来在执照或认证考试或临床实践中的表现做出有效预测，故其在护理教育项目中未得到广泛应用。

临床实践等级评定

由于临床实践的性质和对工作表现进行判断的需要，对临床实践进行等级评定是很困难的。第 13 章“临床评价过程”和第 14 章“临床评价方法”讨论了评价临床实践和评定工作表现的问题。许多教师不断修改临床评价量表，并寻求新的临床实践等级评定方法。尽管这些改变会建立一个更公平的等级评定体系，但依然无法消除临床表现评价中的固有问题。

临床实践等级评定可采用前面描述的不同类型的等级评定体系，包括字母等级 A ～ F、整数 5 ～ 1 和百分比。此外，还可以使用“及格-不及格”“满意-不满意”和“达标-未达标”，有些项目还增加了第三个类别，即优秀，以表彰超出要求水平的表现。其中“及格-不及格”在护理项目中使用得最为普遍（Oermann，Yarbrough，Ard，Saewert，& Charasika，2009）。任何一种等级评定体系都很难将收集到的有关学生表现的多种评价数据归纳为一个等级符号。即使在及格-不及格体系中，也很难根据评价数据以及与学生临床实践、情景模拟和实验室实践相关的情况做出及格或不及格的判断。

无论采用哪种临床实践等级评定体系，都必须满足两个标准：①收集学生表现数据的评价方法应反映所分配等级对应的目标和临床能力；②学生必须了解如何对其临床实践进行评价和等级评定。

临床实践的等级评定与其他课程一致：确定临床等级包含的内容，以及选择等级评定框架。首先要考虑的是课程中使用的评价方法，以便确定临床等级。其中一些评价方法用于终结性评价，从而为纳入临床等级提供信息来源。而其他策略在临床实践中仅用于反馈，并不纳入等级。

第二个考虑因素是等级评定框架。临床实践成绩是否将在 A ～ F、5 ～ 1、及格-不及格或这些的变型中进行等级评定？是的话，如何将临床等级计入课程等级？

及格-不及格

相比于多等级体系，临床实践等级评定的类别（如及格-不及格、满意-不满意和达标-未达标）既有优点，也有缺点。当采用及格-不及格等级评定体系时，教师更倾向于向学习者提供持续的反馈，因为该体系只需确定两个类别，而不必像字母体系那样按照四五个等级来区分学生的表现。然而，超出要求和期望的表现并不会反映在该等级体系中，除非纳入第三个类别，即优秀-及格-不及格。

及格-不及格体系只要求对临床表现做出两种判断。评价数据是否表明学生达成了及格所需的目标或令人满意的临床能力？是否表明学生的能力没有达到令人满意的水平？对教师来说，做出及格或不及格的判断通常比使用相同的评价信息来决定多个等级要容易得多。而使用字母体系对临床实践进行等级评定意味着承认学生在临床实践中可能表现出不同水平的熟练度。

以及格-不及格来评定临床实践等级的一个缺点是很难将临床等级计入课程等级。一种策略是将视为一个整体的护理课程分为两个部分进行等级评定，一是理论部分，二是临床实践部分（评定为及格-不及格），且规定学生必须通过临床实践部分才能通过该课程。另一种策略是开设两门独立的课程，临床课程采用及格-不及格或字母体系进行等级评定。

一旦确定了等级评定体系，就有多种方法来确定临床等级。一种方法是根据学生达成的目标或能力来分配等级。使用这种方法时，教师应考虑将某些目标或能力指定为获取成绩的关键。表 17.2 提供了在标准参照体系中将临床能力转换为字母等级的指导原则。例如，如果达到了所有能力要求，则可评为 A 等级；如果达到了所有关键能力要求，且至少达到了其他能力要求的一半，则可评为 B 等级。

对于及格-不及格等级评定，教师既可以规定必须达到所有目标或能力才能通过课程，也可以规定掌握一些关键行为即可通过课程。这两种临床评价方法不仅为确定学生的表现是否反映出其能力提供了数据，也可以作为课程等级的一部分单独用于等级评定。

另一种获得临床等级的方式是以评价方法为基础。在该体系中，临床评价方法成为等级的数据来源。例如：

关于临床实践问题分析的论文	10%
临床病例分析	5%
会议报告	10%
社区资源论文	10%
电子档案袋	25%
评定量表（或表现）	40%

在此示例中，临床等级是根据评价方法计算的。对表现的观察和对临床评价工具的评定只占临床等级的一部分。这种方法的优点是将学生完成的终结性评价方法纳入等级中。

如果采用及格–不及格进行临床实践等级评定，则可按以下方式计算：

关于临床实践问题分析的论文	10%
临床病例分析	5%
会议报告	10%
社区资源论文	10%
电子档案袋	25%
客观结构化临床考试	40%
评定量表（或表现）	需要及格

关于临床实践等级评定的讨论提出了多种合适的途径。教师必须向学生和其他人说明如何进行评价与评定等级。

不及格的临床实践

当学生没有达成临床实践的目标，即没有表现出足够的能力时，教师将面临着做出学生是否通过临床课程的决定。在对临床实践进行评价和等级评定时应遵循一些原则，这些原则对于无法通过或有可能通不过临床课程的学生来说至关重要。

以书面形式交流评价和等级评定方法

临床课程中使用的评价方法、每种评价方法的等级评定方式（如果有的话），以及如何分配临床等级均应以书面形式记录下来，并告知学生。教师对临床表现进行评价和评级时必须反映这些书面信息。在有带教老师的课程中，带教老师和其他参与教学以及评估的人必须了解课程的目标、评价方法、如何观察和评定学生的表现，以及当学生表现不佳时带教老师的责任，但带教老师不愿意给表现有问题的学生不及格的等级

（Anthony & Wickman，2015）。需要对教师进行培训，尤其是新教师和兼职教师。作为教育的一部分，教师应探索他们对临床表现进行等级评定的信念和价值观，以及在临床环境中对学生的期望。

确定临床实习不及格对课程等级的影响

课程大纲和政策中应明确说明：无论是在及格-不及格还是在字母体系中，临床实践不及格都意味着护理课程不及格。通过在所有学生都会收到的教学大纲中说明这一点，学生就可以在临床学习活动开始前得到书面说明。及格-不及格临床等级评定的政策声明示例如下：

> ××× 护理课程的临床部分以及格、不及格进行评估。即使理论部分等级在 75% 或以上，临床部分不及格也会导致该课程不及格。

在字母等级体系中，政策声明应包括代表临床实践不及格的字母等级，例如低于 C。该体系的政策声明示例如下：

> 学生必须以"C"或更高的等级通过 ××× 护理课程的临床部分。即使理论部分等级在 75% 或以上，临床部分的等级低于"C"也会导致该课程的不及格。

要求学生在笔记、评价表和评价总结上签名

学生应在所有的书面临床评价文件上签名，包括学生临床实践表现的记录、评价表（临床实践、临床考试、情景模拟）、对学生表现的叙述性评论以及讨论学生表现的会议记录。签名并不意味着他们同意这些评分或评语，只是表明他们已经阅读了这些内容。同时也应给学生自己写评语的机会，这些材料很重要，因为其不仅记录了学生的表现，还表明教师对学生表现的反馈和关心。在学生可能因表现问题而无法通过临床课程的情况下，这些内容是至关重要的。

尽早发现表现方面存在的问题，并签订学习合同

学生需要得到关于他们临床表现的持续反馈，同时应与学生分享来自教师、带教老师和他人的观察，以及其他来源的评价数据，并就相关临床表现数据进行讨论。学生可能对自己的表现有不同的看法，有时会提供新的信息，从而改变教师对学生临床能力的判断。

当教师或带教老师发现学生表现方面的问题或临床能力不足可能影响课程及格时，应与学生召开会议进行讨论并制订补救计划。至关重要的是，会议应将重点放在表现问题上，并结合具体的学习活动来解决这些问题。会议中教师不需要告诉学生其临床表现存在的所有问题，而是给学生机会让其来回应老师的担忧，并明确如何解决这些问题。

会议的目的之一是为学生制订学习活动计划，以纠正其不足并进一步提高其能力。该计划可作为学习合同，是教师与学生之间的协议。学习合同明确规定了学生要具备的

临床能力、教师与学生共同制订的用于指导学习和提高成绩的学习活动，以及带有“截止日期”的预期目标。框 17.1 是一个适用于为任何水平的学习者签订学习合同的格式示例。如果学生的临床实践不及格，则应在合同中注明：①完成补救性学习活动并不能保证学生通过该课程；②一次令人满意的能力表现不能视为临床成绩合格（必须持续改进）；③学生必须在课程结束时表现出令人满意的能力。

框 17.1

学习合同模板

学生信息：姓名、课程、联系方式
教师信息：姓名、课程、联系方式

要达到的课程目标或临床能力	必要的学习活动（包括学习资源）	完成日期	评价证据、责任	达成目标或能力的截止日期
1.				
2.				
3.				
4.				

开始日期：_________ 完成日期：_________
学生签名：_________
教师签名：_________
带教老师签名（如果适用）：_________

与面临临床实践不及格风险的学生进行任何讨论时，都应重点关注学生是否无法达成临床课程目标和规定的能力，而不是教师对学生智力、综合能力、学习动机或努力程度的看法。此外，不应与他人讨论对学生一般能力的看法。

会议应私下进行，并整理一份讨论总结。总结应包括会议的日期和时间、参与人员、临床表现的关注点以及学习计划和完成时限（Oermann，Shellenberger，& Gaberson，2018）。教师、学生以及其他参与者均应在总结上签名。教师应查看护理教育项目的相关政策，因为这些政策可能会规定其他要求。

确定支持服务

面临临床实践不及格风险的学生可能存在其他影响其表现的问题。教师应将学生转介到心理咨询和其他支持服务机构，而不是试图自己提供这些资源。试图辅导学生和帮助学生解决其他问题可能会使教师产生偏见，从而影响对学生临床表现的判断。

记录表现

随着临床课程的进展，教师应向学生反馈其表现，并继续指导其学习。记录所做的观察、收集的其他类型的评价数据以及学生完成的学习活动非常重要。应定期与学生分享这些记录文件、总结关于其表现的讨论情况，并让学生在总结上签名，以确认他们已阅读了这些内容。

教师也应对临床小组中其他学生的表现进行观察和记录，而不是只关注有不及格风险的学生，否则这些学生可能会认为自己受到了与小组中其他人不同的待遇。一种策略是为临床小组中的每个学生规划大致的表现观察次数，以避免只关注有表现问题的学生。然而，教师可以更密切地观察有不及格风险的学生，更全面、更频繁地记录对他们的观察以及与他们的会谈。如果观察结果能使其提高成绩，那么有不及格风险的学生通常不会反对这种额外的关注。

遵守关于不安全临床表现的政策

护理项目应该制订一项政策，以规定在学生的临床实践工作不安全时应采取的措施。如果学生没有达到课程目标或在完成某些能力方面存在问题，但只要他们表现出安全护理的能力，就可以继续学习该临床课程。这是因为目标和临床能力是在课程结束时确认的，而不是在课程期间确认的。

如果学生存在不安全的临床实践表现，教师可以根据护理教育项目的政策和程序让学生离开临床环境。但需要在临床环境之外提供特定的学习活动，以帮助学生发展缺乏的知识和技能，其中技能实验室中的模拟和练习是非常有价值的。同时还应制订并实施学习计划。

遵守关于临床课程不及格的政策

不论任何情况下，教师都必须遵守护理教育项目的政策。如果学生临床课程不及格，则必须将不及格以及政策中关于不及格的后果通知学生。在某些护理教育项目中，学生只允许重修一门临床课程，而且可能还需要满足其他要求。必须以书面形式通知因不及格而被开除的学生。一般来说，这个过程中的每一步都有一个具体的时间框架，教师、管理人员和学生都必须遵守。所有教师都必须了解在学生出现表现问题或面临临床课程不及格风险时应执行的政策和程序，且所有学生都必须遵守这些政策和程序。

等级评定软件

用于确定学生等级的许多程序都很耗时，尤其是在学生人数众多的情况下。但电子表格应用程序（如 Microsoft Excel）或在线学习管理系统能轻松地计算学生等级。通过电子表格应用程序，教师可以输入单项分数，包括等级中各部分对应的权重，并计算出最终等级。

学习管理等级登记系统用于教师对学生的等级进行管理。可以对等级进行加权，从而计算出最终等级。使用学习管理等级登记系统的一个好处是，在教师输入分数和等级后，学生就可以在线查看自己的分数和等级。

还有许多商用的等级评定软件程序，包括用于评定等级的预制电子表格；这些软件程序具有不同的等级评定框架，可用于计算等级，也可以助力教师执行等级评定所需的任务。然而，并不是所有的等级评定软件程序都具有高质量，在购买前应该进行审查。

小结

等级评定是使用符号（如字母 A ～ F）来报告学生的成绩。等级评定用于终结性目的，表明学生达成课程目标的程度，以及在临床实践中的表现。等级评定需要基于审慎的评价实践、有效可靠的测试结果和多种评估方法，故任何等级都不应由一种方法或学生完成的一项作业来决定。

目前有不同类型的等级评定体系或报告等级的方法：使用字母 A ～ E 或 A ～ F（可与“+”和“-”结合使用）；整数 5、4、3、2、1（或 9 ～ 1）；百分比；以及及格-不及格和满意-不满意等类别。本章讨论了将及格-不及格体系用于临床实践等级评定的优缺点。

在分配字母等级时有两个主要的考虑因素：决定等级中包含哪些内容和选择等级评定框架。教师应根据课程目标的侧重点及衡量的内容来决定每项测试和评价方法在等级中所占的权重。为了赋予所分配等级的意义，教师需要一个等级评定框架，包括标准参照，也称为绝对标准等级评定；常模参照，或称为相对标准等级评定；或自我参照，即基于学生成长情况的等级评定。

本章最后一部分内容是临床实践等级评定，以及对面临临床课程不及格风险学生的指导原则。这些原则为教师制订合理的等级评定方法，以及在临床实践中与学生合作时如何遵循这些方法提供了指导。

参考文献

Anthony, M. L., & Wickman, M. (2015). Precepting challenges: The unsafe student. *Nurse Educator, 40*, 113–114. doi:10.1097/NNE.0000000000000118

Brookhart, S. M., & Nitko, A. J. (2019). *Educational assessment of students* (8th ed.). New York, NY: Pearson Education.

Miller, M. D., Linn, R. L., & Gronlund, N. E. (2013). *Measurement and assessment in teaching* (11th ed.). Upper Saddle River, NJ: Pearson Education.

Oermann, M. H., Shellenbarger, T., & Gaberson, K. B. (2018). *Clinical teaching strategies in nursing* (5th ed.). New York, NY: Springer Publishing Company.

Oermann, M. H., Yarbrough, S. S., Ard, N., Saewert, K. J., & Charasika, M. (2009). Clinical evaluation and grading practices in schools of nursing: Findings of the evaluation of learning advisory council survey. *Nursing Education Perspectives, 30*, 352–357.

Poorman, S. G., & Mastorovich, M. L. (2019). The meaning of grades: Stories of undergraduate, master's, and doctoral nursing students. *Nurse Educator*. doi:10.1097/nne.0000000000000627. [e-pub ahead of print]

Seldomridge, L. A., & Walsh, C. M. (2018). Waging the war on clinical grade inflation: The ongoing quest. *Nurse Educator, 43*, 178–182. doi:10.1097/nne.0000000000000473

第 18 章

项目评价和认证

翻译：王克芳

项目评价是对教育项目的价值进行评判的过程。项目评价主要有两个目的，一是为教育项目决策提供依据；二是为回应内部和外部对问责的要求提供教学有效性的证据。随着对高质量教育项目需求的增加、在线项目等较新高等教育模式的发展，以及公众对问责的呼吁，系统和持续的项目评价得到更多的重视。本章概述了护理教育项目认证、远程教育项目评价标准、项目评价模式和特定的项目组成部分（课程计划、培养目标和教学过程）的评价，同时介绍了如何制订护理教育项目的评价计划。

护理教育项目认证

认证是确保高等教育机构和护理教育项目符合标准且向公众表明能够为学生提供高质量教育的一种方式。从这一视角来看，认证保护了公众的利益。认证包括对教育项目进行持续的内部审查和评估，以确定需要改进的领域，以及参加包括实地考察在内的外部审查，以确定教育项目是否达到标准。

护理认证并不等同于对护理教育项目的监管。州护理委员会是护理教育项目的监管机构，负责制订本州的护理实践和教育标准。护理教育项目未经州委员会批准不得开展（Halstead，2017）。护理委员会作为政府机构拥有这一权力，因为他们有责任通过监督与确保安全的护理实践来保护公民的健康和福祉（National Council of State Boards of Nursing，2019）。每个州的委员会都有自己的一套标准，州内的护理教育项目需要达到这些标准才能获得初步和连续的批准。例如，如果国家护士执照考试（NCLEX®）分数或者通过率在指定的一段时间内低于该州的基准，州委员会则有权叫停项目或者要求其改进以继续运行。

认证是由非政府机构组织的、教育机构或项目自愿参加的审查过程。但值得注意的是，联邦和州政府对学生的经济资助取决于他们参加的护理教育项目是否通过认证。因此，未通过认证的护理教育项目很难吸引学生。

认证类型

认证有两种类型：机构认证（大学或者学院层面）和项目认证（项目或者学科层面）。机构认证由区域认证机构完成，美国的每个区域都有自己的区域认证机构，如南部院校协会和中部院校协会分别负责相应区域的认证。另外，还有负责职业相关学校和项目等认证的相应机构。

项目或者专业认证是针对某个研究领域进行的，如护理学、商业、工程和临床医学等，这确保了项目的质量，以保护公众的权益。美国有三个护理教育项目的认证机构：护理教育认证委员会（ACEN）、大学护理教育委员会（CCNE）和美国国家护理联盟（NLN）的护理教育认证委员会（CNEA）。ACEN 和 CNEA 可以认证所有级别的护理教育项目，包括护理实践、证书教育、大专教育、本科教育、硕士教育和护理实践博士（DNP）教育等各种类别的教育项目（ACEN，2019b；CNEA，2019）。CCNE 可以认证护理本科教育项目、护理硕士教育项目、护理实践博士教育项目、高级执业注册护士（APRN）研究生证书项目和入门培训项目（CCNE，2019）。加拿大护理学院协会是加拿大注册护士教育的国家认证机构。在护理实践的专业领域，有专门的认证机构，如护士麻醉认证委员会是认证麻醉护士的机构。

护理学术型博士教育项目不在上述机构认证范围之内，因为学术型博士和其他研究型博士项目通常由大学的研究生院设置。学术型博士项目由大学制订的流程进行评价，类似护理认证过程，通常包括内部审查和自我改进，然后是外部审查和实地考察。

基于认证模式的项目评价旨在评估项目是否符合外部质量标准。虽然这些标准的名称不同，但是评价的领域和在这些领域对护理教育项目质量的描述是相似的。表 18.1 列

表 18.1　护理教育项目认证标准的领域

领域	ACEN	CCNE	CNEA
任务和管理	1. 任务和管理能力	1. 项目质量：任务和管理	2. 任务、管理、资源
教职员工	2. 教职员工	2. 项目质量：机构承诺和资源（包括教职员工）	3. 教职员工
学生	3. 学生	3. 呈现在多重标准中	4. 学生
课程计划	4. 课程计划	项目质量：课程计划和教学实践	5. 课程计划和评价过程
资源	5. 资源	2. 项目质量：机构承诺和资源	2. 任务、管理、资源
成果	6. 成果	4. 项目有效性：项目成果的评价和实现	1. 项目成果
网址	http：//www.acenursing.net/manuals/SC2017.pdf	https：//www.aacnnursing.org/Portals/42/CCNE/PDF/Standards Final-2018.pdf	http：//www.nln.org/docs/default-source/accreditation-services/cnea-standards-finalfebruary-201613f2bf5c78366c709642ff00005f0421.pdf?sfvrsn ＝ 12

注：ACEN，护理教育认证委员会；CCNE，大学护理教育委员会；CNEA，国家护理联盟（NLN）的护理教育认证委员会。

出了三个护理教育认证机构的标准所涉及的领域。重点在于质量提升，即持续地收集有关项目及其组成部分的信息，以确定运行良好的内容和需要改进的内容。

基于认证模式的远程教育项目评价

虽然美国认证机构没有针对在线护理项目的具体认证标准，但是 ACEN（2019a）、CCNE（2018）和 CNEA（2016）将远程教育纳入了它们的标准中。对于 ACEN 认证，除了项目级别合适的认证标准外，远程教育护理项目还必须符合十个关键原则：

- 与机构使命一致
- 科学合理的教学设计和授课方法
- 教师的胜任力
- 学生支持性服务的质量及可及性
- 教师支持性服务的质量及可及性
- 学习资源的实时性、相关性和可及性
- 与教学方法相适应的、先进的教学材料
- 定期提供师生和生生互动的机会
- 学生学习的持续评价
- 课程中学生身份确认流程（ACEN，2019a）

表 18.1 中提到的 CCNE 四项认证标准中有三项涉及了远程教育相关的具体原则，分别是：

- 标准Ⅰ，项目质量—使命和监管：明确界定了教师、学生及远程教育参与者在项目监管中的角色并促进其参与监管。
- 标准Ⅱ，项目质量—机构承诺和资源：支持项目成果达成的学术支持性服务，如图书资源、信息技术、远程教育支持、研究支持、准入和咨询服务，对这部分内容有明确的审查流程。
- 标准Ⅲ，项目质量—课程计划和教学实践：包括远程教育在内的所有环境中的教学实践，支持学生实现预期的学习目标；为包括远程教育项目在内的所有学生提供临床实践教育（CCNE，2018）。

CNEA 认证标准适用于所有类型的护理项目，包括远程教育项目（CNEA，2016）。其中一些标准具体陈述了指导教师和管理人员如何将其应用于在线教育项目。例如，学校的管理机构设置应为包括远程教育学生在内的所有学生提供便利。

除应用认证标准外，区域认证委员会理事会（C-RAC）还制订了可以用于评价在线护理项目的指南——远程教育评价区域间指南（C-RAC，2011）。指南共有九条，每条都针对特定的领域提出，如框 18.1 所示。

框 18.1

远程教育评价区域间指南

1. 在线项目应该与大学或学院的使命和目标相适应。
2. 有发展、维持并且酌情拓展在线服务的计划，这是常规评价过程的一部分。
3. 将在线学习纳入大学或学院的管理和学术监督。
4. 在线项目的课程应与传统项目的课程在学术严谨性上保持同质和可比。
5. 对在线学习课程进行评价，并且将其结果用于改进。
6. 有资格的教师支持项目的开展。
7. 大学或学院提供有效的学生和学业支持服务。
8. 有足够的资源支持和拓展在线课程服务。
9. 大学或学院确保在线服务的完整性。（C-RAC，2011）

远程教育认证委员会（DEAC）也提出了一些相应的标准，如框 18.2 所示，这些标准适用于护理在线项目的评价。

框 18.2

远程教育认证委员会（DEAC）认证标准

远程教育项目评价标准涉及：

大学或学院使命、有效性和战略性计划
培养目标、课程计划和支撑材料
教育和学生支持服务
学生成就和满意度追踪评估计划
学术领导力和教师资格
教育机构、教育项目、人员招聘的广告和宣传
录取标准和实践以及招生协议
教育费用的公开、退学和退费政策
大学或学院管理
支撑项目开展的财务实力
设施和设备（包括记录保存；DEAC，2019）

注：DEAC，远程教育认证委员会。

项目评价模式

Saewert（2017）描述了八种项目评价模式，分别是目标导向的、自由目标的、专家导向的、自然主义的、参与导向的、聚焦改进的、成功案例式，以及理论驱动的评价模式。每种模式各有优缺点。护理教育者应该寻找一种适合的模式，用于帮助组织项目评价，以及为不同的利益相关者提供最有用的信息。一些护理教育项目使用折中的方法，通过从多个模式中筛选特定的领域来设计适合自己项目的评价模式（Saewert，2017）。

另一种是决策导向的评价模式，评价的目标是为决策者提供信息以改进项目，然

而，评估数据的存在并不能保证该项目会利用这些数据进行改进（Stufflebeam，2013）。该模式更注重将评估数据作为改进项目的依据，而不是问责，其通常关注质量、价值和效益等内部标准。例如，Stufflebeam 学者的背景、输入、过程、成果（context，input，process，product，CIPP）教育模式（Stufflebeam，2013）就是决策导向的评价模式。

另外还有系统导向的评价模式。这些模式审查项目的输入，如项目中学生、教师、管理人员和其他参与者的特征，以及项目资源情况。同时评估项目的实施过程，以及项目实施的背景或环境。最终，系统导向的模式审查项目的成果包括：预期成果是否达成？学生、毕业生、用人单位、教职员工和其他人对项目及其实施方式是否满意？项目是否具有高质量和性价比？

无论使用哪种特定的模式，项目评价过程都有助于教育项目的不同利益相关者判断和提升项目的价值。利益相关者是指直接或间接受到决策影响的个体或群体。护理教育项目的主要利益相关者包括学生、教职员工、合作伙伴（医疗保健和社区机构）、用人单位和服务对象。项目评价的目的决定了哪些利益相关者应该被纳入问询或调查。当关注形成性评价时，即在项目实施期间改进项目，则主要利益相关者是学生、教师和管理人员。终结性评价决定项目是否应继续、修订、获得资助或终止。终结性评价的利益相关者包括项目参与者、毕业生、用人单位、未来的学生、医疗保健和社区机构、服务对象、立法机构、资助机构以及其他可能受到项目变化影响的人。

在计划进行项目评价时，决定使用外部评价者还是内部评价者非常重要。外部评价者能体现评价的客观性，但是他们可能对项目或项目背景不够了解，以至于无法判断项目的有效性，外部评价者还会增加项目评价的费用。相比之下，内部评价者对项目的运行和环境有更好的了解，并且可以向负责评价的个人和团体提供持续的反馈。然而，内部评价者可能存在偏倚，从而降低评价的可信度。

课程计划评价

课程计划评价与项目评价不同。在评价课程计划时，重点在于学生所学课程的核心要素。项目评价包括提供高质量护理项目所需的所有要素，如机构支持、高质量的师资队伍和适当的资源等，因此，课程计划评价比项目评价范围更小。在评价课程计划时，需要评价的主要内容包括：

- 教学理念：教学理念先进吗？是否能够指导学校的教学和决策？
- 概念框架：课程计划是否有框架？是否在项目、学生的学习成果、课程、学习活动以及课程计划的其他方面中有所体现？
- 项目成果：项目成果是否反映了毕业生完成项目的质量和特点，以及以学生为中心？是否恰当反映护理教育项目的层次？以及与当前健康照护背景的相关性如何？如果项目有阶段性目标，这些目标是否与项目成果一致？是否反映了学生在指定时间点（级别）的成绩？与课程目标是否不同？
- 课程计划设计：课程计划各个组成部分的适配性如何？护理课程是否有先修课程

或基础课程？课程安排的逻辑顺序是否合适？它们是否相互联系？

- 课程：课程目标是否与项目整体和阶段性目标一致？通过课程的学习，学生是否达成课程目标，并培养了实践和进步所需的基本知识、价值观和技能？课程的学习环境如何？课程内容组织是否有逻辑性？课程中使用的范例是否相关？
- 教学策略：教学策略是否促进学生的学习和课程目标的达成？是否促进主动学习？是否尊重学生的多样性？学生对课程中的教学方法、学习活动、作业和教学质量是否满意？
- 评估方法：评估方法是否适合评价目标与学生的水平？评估的方法是否合理？是否提供相关学习类型的评价示例？是否适合不同学习风格的学生？是否提供反馈以提升学生的学习和表现，以及阶段性的终结性评价？
- 资源和合作伙伴：用于实施课程计划的资源（物理空间、教室、信息技术、模拟人、实验室、临床基地等）是否足够？是否有足够数量的有资质的教师来构建课程计划和教授课程？是否具备满足临床教学需要的有资质的临床教师、带教老师？教职员工的数量及其角色和职能是否与课程计划相适应？图书资源是否适合与充足？在线课程的学生是否能够获得这些图书资源？是否有足够且易于获得的支持性服务提供给包括在线课程的所有学生？（Iwasiw，Andrusyszyn，& Goldenberg，2020；Valiga，2017）

虽然课程计划的评价很重要，但是教育项目涉及的不仅仅是课程计划。学生能否成功实现课程和整个课程计划的目标，既取决于课程的顺序或使用的教学策略，也取决于项目录取学生的质量或者教师的特征。同样，可能有大量证据表明毕业生达到了课程计划的目标要求，但他们可能对教育项目并不满意，或者可能无法通过注册或资格考试。因此，在审查评价数据、决定项目变更前需考虑教育项目的所有要素。

课程评价

课程是课程计划的构成元素，课程评价类似于课程计划评价。应对课程设计和实施的各方面进行评价，评价内容如下：

- 课程目标设定合理，与项目成果一致。
- 课程契合学生的基本情况（含知识和技能储备）。
- 学生能达成课程目标。
- 课程内容应实时更新，内容设置均需坚持循证的原则。
- 课程的组织符合逻辑。
- 教学方法和教学活动契合课程目标。
- 教学方法和教学活动设置能保障学生课堂参与度。
- 课程评价方法契合课程目标。
- 课程作业设置合理，能促进学习。
- 课程评分标准明确并且能够被严格遵守。

- 学生对课程满意。
- 教师对课程满意。

每学期末，会要求学生对多门课程进行评价。此外，为了评价每门课程在预期课程计划目标中的价值，教师也需要熟知整个课程计划。

教学活动评价

教学活动是课程评价的组成部分。教学活动的目的是促进学生学习和保障学生课堂参与度。教学活动的评价包括教师在教学活动设置中是否遵从最优实践策略的原则（Oermann & Conklin，2018；Valiga，2017），以及学生对教学活动的满意度。但在教学活动评价中，二者可能会存在冲突，例如，以问题为导向的教学活动，可能因为相关活动需要过多的时间投入和过高的课堂参与度，学生对课程的满意度会不高，但这类教学活动却体现了最优实践策略。此时，应牢记教师才是教学活动主导者这一基本原则。

■ 教学

教师教学有效性是课程评价的组成部分。该部分评价包括在不同情境下（课堂、在线、虚拟仿真实验室、技能实验室和临床环境）进行教学质量的评价。此外，根据护理教育项目的目标和使命，该部分评价可能还涉及教师角色其他方面的评价，例如：在学术和研究方面的角色；为护理项目、学院或大学、社区和护理专业提供服务的角色；以及临床实践中的角色。但这些不是本书要讨论的重点内容，在本书中，我们仅对课堂和临床情境下的教学质量评价进行讨论。

美国国家护理联盟（NLN）就护理教育者核心能力明确指出了保障教学有效性的三个基本条件：知识、技能和态度（NLN，2019）。在《学术护理教育者的实践范围》（*The Scope of Practice for Academic Nurse Educators*）一书中（2012），对每一种能力进行了解释，包括：护理教育者指导学生学习、专业发展和护理角色社会化的能力；使用教学评估和评价方法的能力；开发、评价和改进护理项目和课程的能力；参加学术研究的能力；成为护理领导者和变革推动者的能力；在护理教育或其他教育领域做出贡献的能力。

护理教育领域的研究提出有效护理教学的五个素质要求：①知识；②临床能力；③教学能力；④与学习者的人际关系；⑤个人特征。这些要求与其他领域关于教师教学有效性研究的发现一致（Oermann，Shellenbarger，& Gaberson，2018）。

知识

能开展有效教学的老师应是相关领域的专家，对教授的内容十分熟知。护理教育者需要保持知识的实时更新，以保证紧跟临床实践和专业领域的发展与研究。除知识外，教师还必须具备传递知识给学生、辅助学生运用知识照顾患者和帮助学生学习的能力。

临床能力

开展临床教学的教师必须具备临床实践能力（Oermann et al.，2018）。临床实践能力是护理教师开展有效临床教学实践的重要能力之一（Lovric，Prlic，Zec，Puseljic，& Zvanut，2015）。知道如何照顾患者，能够做出合理的临床判断，具备专业的临床技能，并能够指导学生发展这些技能的临床专家是开展临床实践教学工作的最佳教师人选。

在一些护理教育项目，特别是高级护理实践研究生项目中，教师还必须持有临床实践证书。但若项目中没有这一具体要求，为保障教学有效性，临床教师应该通过定期的临床实践、参加继续护理教育项目、阅读最新的临床文献或其他方式来保持其临床能力能够胜任临床实践教学指导工作的开展。

教学能力

要想开展有效的教学，仅仅知道教什么还不够，教师还需要知道怎么教。教师的教学能力包括以下内容：

- 识别学生的学习需求。
- 制订教学指导计划。
- 有效地呈现教学内容。
- 用范例清楚地解释概念，并帮助学生将这些概念应用于患者护理。
- 有效演示操作。
- 熟练开展在线课程教学，并能在教学过程中促进有效互动。
- 使用合理的评价方法。

在教学评价中，教师的教学能力对有效教学活动的开展尤为重要。公平地评价学生、对学生有明确的期待，并能与学生就相关期待进行交流、纠正错误而不使学生感到尴尬和及时反馈都是教师教学能力的重要体现（Oermann et al.，2018）。

与学习者的人际关系

有效教学的开展还需要教师具备在不同教学情境下（小组课堂教学、小组在线教学、小组临床教学和一对一教学）与学生建立良好关系的能力。教师需要公平对待学生且对学生充满信心，需要诚实和坦率，需要给予学生支持，需要做到平易近人。若教师能将这方面做好，那么就能公平地对待学生，并能在学生之间营造出互相尊重的教学氛围（Oermann et al.，2018）。

教师的个性特征

有效的教学还取决于教师的个人特征，包括热情、耐心、幽默感、友善、正直、毅力、勇气和愿意承认错误（Oermann et al.，2018）。相关特征能保障为学生提供有效的关怀，这也体现了照护是护理核心价值的理念。为学生提供有效的关怀需要牢记学生是学习者，而不是护士；另外，临床教学过程中学生常常感到压力很大，教师帮助学生学习和发展临床相关技能尤为重要。

如何评价教学有效性

评价教学有效性的数据可以从多种来源获得，包括学生、同行、管理人员和带教老师等其他有教育经历的人。

学生评价

学生评价是一个必要但不充分的数据来源（Oermann，2017）。因为在教学过程中，学生是除了教师之外唯一始终在场的参与者，他们对教师作为教育者的有效性有着独特的看法。学生可以从教学方法、教学公平性、对学生的兴趣和学科热情几方面对教学有效性做出有效和可靠的判断。

学生评价也有其局限性，主要包括四个方面。首先，这些评价可能受到班级规模的影响，小班往往比大班对教师有效性的评价更高（Oermann，Conklin，Rushton，& Bush，2018）。其次，学生评价也可能受到课程类型的影响，例如，讨论课程的评分往往比讲授课程的更高。再次，相比于非专业课程，学生倾向于对自己所在专业领域的必修课和选修课给予更高的评价。最后，学生在教师知识的准确性、深度和广度方面的评价仍存疑，这受限于他们专业知识的有限性。此类内容的评价最好由同行进行。

许多学校都有适用于学生教学评价的标准化表格。这些表格通常要求学生根据教师在以下方面的表现进行评分：①演讲和教学技能；②与学生群体和学生个体的互动；③内容覆盖的广度；④评价和评分方法。学生还需对教师综合教学质量、课程的自学情况及作业量和课程难度进行评价。表 18.2 列出了学生评价的相关内容。

表 18.2 学生教学评价表

演讲或教学技能
合理组织课程
解释清晰
使用范例、说明及其他方法使课程内容通俗易懂
认真准备课程
对教学饱含热情
激发学生对学科的兴趣
激励学生将任务做到最好
使用学习活动、阅读及作业促进对课堂内容的理解
给予完成作业和课堂任务的学生真诚的赞赏

续表

与学生进行个人或团体互动
鼓励学生参与和讨论 尊重学生的观点和意见 学生容易联系到老师（例如，通过电子邮件、约见进行课后答疑）
评价和评分实践
清楚地说明学生的职责 解释课程作业、评价方法和评分步骤 公平评价和评分 提供及时有效的反馈
综合课程评价
课程难度（例如，从困难到简单评分） 课程中的作业量（例如，从太重到太轻评分） 课程节奏（例如，从太快到太慢评分） 课程学习内容（例如，从新颖到陈旧评分） 整体课程评分（例如，从极好到差评分）
教师综合评价
教师的综合教学质量（例如，从极好到差评分）

然而，教学评价表并没有评价教师在临床环境中的教学行为。教师可以在上述表格中添加关于临床教学有效性的评价内容，也可以为学生开发一个单独的工具以评价教师在临床教学中的表现。表 18.3 展示了临床教师教学有效性评价内容的样例。

表 18.3　临床教师教学有效性评价的问题样例

临床教师评价
目的：这些问题旨在评价教师在有临床实践元素的课程中的教学有效性。这些问题将与学生教学评价表结合使用
临床教学条目
教师是否： 1. 鼓励学生在临床环境中提出问题和表达不同的观点？ 2. 鼓励学生将理论知识应用于临床实践？ 3. 提供学生临床表现方面的优缺点反馈？ 4. 在临床环境中与学生、带教老师和其他人建立良好的关系？ 5. 告知学生他们的职业责任？ 6. 促进学生与医疗团队成员合作？ 7. 在临床环境中促进学习？ 8. 努力在临床环境中帮助学生？ **带教老师是否：** 9. 是精干的临床教师吗？

学生可以在线下面对面的课堂上完成教学评价，线下评价由教师以外的人负责，且教师不应在场。但是，大多数的课程评价都是在线完成的。在线课程评价系统应确保匿名性和保密性，以防止学生身份与他们的评价建立直接联系。当学生对匿名真实度存疑时，他们可能不会完成教学评价，这会降低应答率、影响结果可靠性。

同行评价

教师教学有效性评价的另一个数据来源是同行。同行评价是一种教师相互反馈教学情况的评价形式。结合其他信息来源，如学生学习成果、教师自我评价和学生反馈，同行评价可以作为教学评价的重要组成部分。同行评价中获取了另一位教师的观点，这位教师了解课程内容并且与该层次教育项目的学生有过接触。同行评价的一种形式是在课堂、临床环境或实验室中听课。听课是形成性评价的一部分，因为听课会受到很多主观因素的影响，如个人对同事积极或消极的感受。

有效的课堂教学同行评价通常包括听课前会议、课堂听课、听课后复盘和书面总结。在听课前会议期间，教师和听课者讨论教师的课堂计划，包括：

- 预期学习目标
- 课堂如何适配整个课程
- 特别需要教师反馈的内容

在听课过程中，听课者需特别注意以下几点：

- 课堂组织
- 主要概念的突出强调
- 课堂节奏
- 课堂气氛、与学生的互动
- 不同观点和意见的参考
- 鼓励学生参与课堂的策略
- 评价技巧

听课后会议有助于重现课堂授课过程，辅助课堂改进目标的确定。听课者将完成一份涵盖听课前、听课中和听课后全过程的书面总结。如果同行评价是教师晋升和终身教职考评的一部分，那么这份总结需要具备特定的形式。临床教学和虚拟仿真教学中的同行评价也可以参照听课前、听课中、听课后和书面总结这样的评价过程。

同行评价也可以用于在线课程的教学评价。通过作为用户审查课程资料和课程网站，同行评价者可以找到教师应用以下有效教学原则的证据，例如：

- 教师对学生问题的反馈速度和反馈程度如何？
- 教师是否使用小组作业、评论区或同伴作业评议来促进师生和生生之间的互动和合作？

- 教师布置的作业是否需要学生通过自学完成？
- 教师是否对作业提供及时、有效的反馈？
- 是否有证据表明学生积极参与课程，并在课程任务上花费了合理的时间？
- 教师是否对课程目标的达成有切实的高标准并将其传达给学生？
- 教师是否能包容不同的学习风格、观点、能力和偏好？
- 在线课程布局是否合理？课程材料是否易于查找？导航栏设置是否清晰？
- 课程设计和课程网站是否具有吸引力？图表设计是否恰当？

同行可以审查：①课程大纲、教学材料、教学策略、学习活动、论坛、考试和其他课程相关资料；②临床课程相关资料；③能够证明教师学术水平的基金、论文等资料；④教学档案等。这种审查可以用于形成性评价和终结性评价，前者可以为教师进一步发展提供建议，后者可以对教师合同续签、年度考核、终身教职考评和晋升的决定提供建议。

为了保障有效性，同行评价应该在教学过程持续改进的背景下进行。它必须得到足够的资源支持，用于教师发展、指导和示范有效教学。

教学档案

另一种记录教学有效性的方法是使用教学档案。该档案包含教师个人简历，以及教师挑选的不同教学情境下教学活动的证明资料。档案中的材料应是最具代表性的且应该合理组织。

教学档案可以有特定的用途，例如用于教学改进（形成性评价）或晋升或终身教职考评（终结性评价）。职业档案可以用来寻求教职。虽然档案可以是纸质版的，但是电子版档案的应用更加普及。

教学档案应该包含支撑教师教学有效性的材料，例如教学大纲、教学策略、考试样题、学生作业和在线材料等。档案还应包含教师的教学理念，这些理念应贯穿于所有的档案文件。表 18.4 列出了通常包含在人事决策文件中的材料，例如合同续签以及晋升和终身教职考评。

表 18.4　教学档案中的建议内容

教师提供的材料
个人教学理念 关于教学目标的陈述 教学职责描述（例如，课堂教学、在线教学、临床教学） 课程教学列表（带日期） 一门或多门课程的课程大纲、教学策略案例、材料、作业、在线活动和评论区问题、考试、多媒体和其他文件（即反映教授课程类型的文件，例如课堂、在线、临床、实验室、研讨会） 一段 5 分钟线下课程录像或在线课程的一个片段 教学奖励和对教学有效性的认可（由校友、临床机构人员等评价）

续表

学生提供的材料
带有老师评语的学生论文，包含好的论文和差的论文，以及学生学习的其他产出。学生、校友和临床机构工作人员关于教师教学有效性讨论的主动来信
同事和管理人员提供的材料
同行教学评价材料
其他文件
自我评价和教学目标（短期和长期） 附录

用于指导教学改进的档案包括与上述人事决策教学档案相同的材料，但还要确定需要改进的教学领域和进一步发展教学技能需做出的努力，例如参加研讨会。在这类教学档案中，还需包括同行和管理人员对教学的评价、优缺点的自我评价，以及其他证明需要改进的领域和行动策略的文本资料。然而，这些不适用于人事决策的教学档案。

系统的项目评价计划

制订系统的项目评价对于持续的项目改进，以及遵守规定和认证标准十分重要。虽然监管或认证机构可以要求护理教育项目设置系统的评价计划，但该计划必须有助于项目改进，否则便没有设置的必要。教师应该认同该计划，否则计划将不能落地，且评价后发现的问题也不能被及时解决（Lewallen，2017）。

评价框架

评价框架可以指导评价标准的选择。许多护理教育项目使用认证机构提出的认证标准作为评价框架，并酌情增添其他标准。部分项目也可以使用本章前面提及的以决策为导向或以系统为导向的模式或其他自定义模式作为评价框架。需要特别说明的是，教师可以增添项目评价标准和拓宽项目评价范围以了解它们对护理项目是否重要。

组成部分

在选择评价框架后，教师应该制订数据收集、分析和汇报计划。虽然有些项目会以文本联合表格的形式呈现，但大多数护理教育项目以表格的形式呈现（表 18.5）。表格呈现时应包括评价标准（评价范围）、基准或预期成果、数据收集的负责人或团队、评价方法和数据收集的时间跨度。许多项目也会在表格呈现时增加数据分析结果和行动策略等栏目（Lewallen，2017）。

表 18.5　系统评价计划的样例

评价范围 / 评价标准	基准 / 预期成果	负责人或团队	评价方法	时间跨度	数据分析结果	行动策略
管理人员						
管理人员一						
管理人员二						
管理人员三						
教师						
教师一						
教师二						
教师三						
学生						
学生一						
学生二						
学生三						
课程计划						
课程计划一						
课程计划二						
课程计划三						
资源						
资源一						
资源二						
资源三						
项目成果						
项目成果一						
项目成果二						
项目成果三						

评价范围

评价范围（或者标准）应涵盖监管和认证标准以及其他自我设定的附加标准。项目评价的组成必须包括与管理、教师、学生、课程计划、资源和项目成果相关的标准（Lewallen，2017）。其他附加标准包括学生对教学质量的满意度、用人单位对毕业生表现的满意度和毕业生对教育项目的满意度。所有标准须编好序号，以用于后续的持续追踪。

基准

基准或预期水准可由监管或认证机构设定，也可由项目自行设定，项目自行设定的标准需高于监管或认证机构设定的标准。例如，州护理委员会设定了护士执照考试（NCLEX）的最低首次通过率，认证机构也对此设定了基准。CCNE规定美国注册护士执照考试（NCLEX-RN®）首次通过率最低为80%，然而，护理教育项目可能会将此基准设定为90%。对于其他评价标准，如教师的学术产出，项目也应该制订相应的基准。所有基准应基于既往项目相关信息合理设定。基准设定过高会导致项目持续无法完成（Lewallen，2017）。采用标准化考试的项目应设定具体的基准分数，以指导其录取、升学和毕业的决策。每个评价范围可以设定多个基准。例如，如果评价“学生的学习进展”，基准可以包括平均学分绩点和标准化考试成绩。

负责人或团队

应明确项目评价中数据收集的负责人或团队。负责人包括项目主任、行政助理或者教师等；团队包括学系教学委员会或学院评价委员会等。负责人或团队可能同时负责收集和分析所有与评价范围相关的数据，也可能只负责数据收集，而将数据分析分配给其他人或团队。

评价方法

对于每个标准或评价范围，应设定一种或多种数据收集方法。评价范围和基准可以指导评价方法的选择。在某些情况下可以使用现有的评价工具，但有时也需要开发新的评价工具。在某些情况下可以同时使用定量和定性的评价方法。虽然每个标准的评价方法可能有多种，但也没必要使用全部的方法（Lewallen，2017）。

时间跨度

系统的评价计划应明确数据收集和分析的时间跨度。评价计划可以跨越一个学年，期间数据可以在合适的时间节点收集，例如在学期末或毕业后一年。

结果

如果评价计划表中包含结果栏，则该年的评价数据将记录在栏里。例如，结果栏中可以记录标准化考试平均分或注册护士执照考试（NCLEX）首次通过率。也应根据需要注明数据来源，例如某个特定的委员会议记录（带有日期），以便评价者可以追踪和确认结果。在会议记录中，每一项评价标准都应标明项目评价结果的讨论，这样有利于后续追踪，而教师也能意识到项目评价连续性的特点（Lewallen，2017）。

行动策略

评价计划表的最后一列（表18.5）可能包括基于评价结果做出的决定和行动策略。如果某个评价基准达标，那么此列仅标识维持当前状态即可；如果没有达标，那么此列应设置行动策略及再次评价的日期。

评价范围或者标准

如前所述，虽然在项目评价过程中使用了评价框架或模式，但是每个系统评价计划都应该包括共性的组成部分，简要描述如下。

管理

管理这个组成部分的评价包括三个部分：第一，护理教育项目与学校在使命、目标和预期成果设定方面的比较，可以使用表格呈现。第二，护理教育项目相关的预算支持及其与学校相似项目预算支持的比较。第三，教师和学生参与项目和学校工作的记录。会议记录中记录学生的出席情况十分重要，如若学生没有到场，会议记录也要反映学生的诉求和反馈（Lewallen，2017）。管理这个组成部分的评价还必须包括教育项目公开信息的准确性，这些信息包括认证状态、录取及学业进展相关政策、申诉程序、课程计划和毕业要求。这些信息在纸质文档和电子文档中均需保持一致。可以专门委派一人至少每年监管一次上述信息，对于电子文档建议每年监管多次。

教师

教师这一组成部分设定的目的是证明教师有资格担任其职位，并且满足其职位的要求。评价的信息包括教师的教育准备、注册情况、资格证和继续教育情况。评价的信息还包括证明教师达到其职位期望的数据：教学和咨询工作量，学术产出，以及为大学、社区和专业提供的服务。

学生

学生组成部分的评价包括学生服务的可及性和使用情况、学生记录的维护以及学生相关政策的传达（包含申诉政策）（Lewallen，2017）。监管学生对于项目的投诉数量及如何解决这些投诉非常重要。上述数据也是区域性认证机构所需要的。

课程计划

课程计划这一组成部分的评价内容应包括课程计划专业标准的纳入、课程和课程计划的评价，以及学生的临床实习对项目和课程目标实现的作用。数据收集应包括所有讨论课程计划的会议记录、学生和教师对于课程和临床实习基地的评价、学生标准化考试的表现和用人单位对毕业生的满意度。其中，会议记录是十分重要的信息资源（Lewallen，2017）。

资源

资源组成部分的评价包括财力、物力和人力资源充足性方面的内容。收集的数据包括师生比、信息技术支持的可及性、教室数量及其容量、教师办公空间、工作人员数量、辅导员配备、模拟实验室的容量和使用、辅导和咨询资源、临床基地的可及性和有效性、教职工岗位经费、教师发展和设备采购等。

培养目标

项目培养目标达成情况的有效评价取决于内部和外部评价方法的使用。外部评价方法包括护士执照考试（NCLEX）和认证考试的首次通过率、标准化考试的分数以及对用人单位的调查。内部评价方法包括学生学业的评价，例如综合考试、论文/学术项目或课程作业的表现；毕业率和退学率以及完成项目的时长；毕业生对该项目的满意度、对自身项目目标达成的看法、就业准备度；就业率和学位提升方面的信息。值得注意的是，从用人单位和校友那里收集数据通常应答率比较低，这会影响结果的可靠性。因此，收集这两方的数据时，采取定性和定量结合的方法（如焦点小组和社交媒体）往往比单用定量方法更有效。评价计划通常以电子形式呈现。Opsahl 和 Horton-Deutsch（2019）开发了一个用于向利益相关者呈现项目成果的总结性表格。

■ 小结

认证是确保高等教育机构及其项目符合质量标准的一种方法，这保护了公众的权益。认证包括对教育项目进行持续的内部审查和评估，以确定需要改进的领域，以及包括实地考察等的外部审查，以确定教育项目是否符合标准。认证有两种类型：机构认证（大学或者学院级别）和项目认证（项目或者学科级别）。

美国有三个护理教育项目的认证机构：护理教育认证委员会（ACEN）、大学护理教育委员会（CCNE）和美国国家护理联盟（NLN）的护理教育认证委员会（CNEA）。ACEN 和 CNEA 可以认证所有级别的护理教育项目：护理实践、护理学位教育、护理大专学位教育、护理学士学位教育、护理硕士学位教育和护理实践博士（DNP）学位教育等项目。CCNE 可以认证护理学士学位教育项目、护理硕士学位教育项目、护理实践博士教育项目、高级执业注册护士（APRN）研究生证书项目和入门规范化培训项目。本章还介绍了适用于远程教育项目的标准。

项目评价是对教育项目的价值进行评判的过程，其目的是为教育项目决策提供依据或提供教学有效性的证据以回应内部和外部对问责的要求。许多模式可以用于项目评价。认证模式旨在确定项目是否符合外部质量标准。以决策为导向的模式通常关注质量、价值和效益的内部标准，以提供关于项目决策的信息。以系统为导向的模式评价教育项目的输入、实施过程和输出或成果。无论使用哪种特定的模式，项目评价过程都有助于教育项目的利益相关者判断教育项目的价值。利益相关者是指那些直接或间接受到决策影响的个体或团体，例如学生、教师、用人单位、临床机构和公众。在规划项目评价时，决定使用外部评价者还是内部评价者，或者两者均使用是非常重要的。

基于护理教育项目的目标和使命，项目评价包含在课堂、临床或教师角色其他方面的教学质量的评价。文献提出了有效护理教学的五个特征：①知识；②临床能力；③教学能力；④与学习者的人际关系；⑤个人特征。评价教学有效性的数据可以从多种来源获得，包括学生、同行和管理人员。另一种记录教学有效性的方法是使用教学档案，这种方法允许教师挑选和评价反映个人教学理念实施情况的项目。

本章还讨论了系统评价计划的制订。在选择评价框架后，应制订数据收集、分析和汇报的计划，通常以表格的形式呈现。评价计划的组成部分包括评价标准（评价范围）、基准或预期成果、负责人或团队、评价方法、数据收集的时间跨度以及数据分析结果和行动策略。评价计划还应包括管理、教师、学生、资源和项目成果。

参考文献

Accreditation Commission for Education in Nursing. (2019a). ACEN 2017 *Accreditation manual: Section II. Policies*. Atlanta, GA: Author. Retrieved from http://www.acenursing.net/manuals/Policies.pdf#page=60

Accreditation Commission for Education in Nursing. (2019b). *ACEN 2017 Accreditation manual: Section III. 2017 standards & criteria*. Atlanta, GA: Author. Retrieved from http://www.acenursing.net/manuals/SC2017.pdf

Commission on Collegiate Nursing Education. (2018). *Standards for accreditation of baccalaureate and graduate degree nursing programs*. Retrieved from https://www.aacnnursing.org/Portals/42/CCNE/PDF/Standards-Final-2018.pdf

Commission on Collegiate Nursing Education. (2019). *What we do*. Washington, DC: American Association of Colleges of Nursing. Retrieved from https://www.aacnnursing.org/CCNE-Accreditation/What-We-Do

Commission for Nursing Education Accreditation. (2016). *Accreditation standards for nursing education programs*. Washington, DC: National League for Nursing. Retrieved from http://www.nln.org/docs/default-source/accreditation-services/cnea-standards-final-february-201613f2bf5c78366c709642ff00005f0421.pdf?sfvrsn=4

Commission for Nursing Education Accreditation. (2019). *CNEA mission and values*. Washington, DC: National League for Nursing. Retrieved from http://www.nln.org/accreditation-services/the-nln-commission-for-nursing-education-accreditation-(cnea)

Council of Regional Accrediting Commissions. (2011). *Interregional guidelines for the evaluation of distance education*. Retrieved from https://www.nc-sara.org/files/docs/C-RAC%20Guidelines.pdf

Distance Education Accrediting Commission. (2019). *Part three: Accreditation standards. The DEAC accreditation handbook*. Washington, DC: Author. Retrieved from https://www.deac.org/Seeking-Accreditation/The-DEAC-Accrediting-Handbook.aspx

Halstead, J. A. (2017). The accreditation process in nursing education. In M. H. Oermann (Ed.), *A systematic approach to assessment and evaluation of nursing programs* (pp. 79–91). Philadelphia, PA: National League for Nursing/Wolters Kluwer.

Iwasiw, C., Andrusyszyn, M.-A., & Goldenberg, D. (2020). *Curriculum development in nursing education* (4th ed.). Burlington, MA: Jones & Bartlett Learning.

Lewallen, L. P. (2017). Developing a systematic program evaluation plan for a school of nursing. In M. H. Oermann (Ed.), *A systematic approach to assessment and evaluation of nursing programs* (pp. 45–57). Washington, DC: National League for Nursing.

Lovric, R., Prlic, N., Zec, D., Puseljic, S., & Zvanut, B. (2015). Students' assessment and self-assessment of nursing clinical faculty competencies: Important feedback in clinical education? *Nurse Educator*, *40*, E1–E5. doi:10.1097/nne.0000000000000137

National Council of State Boards of Nursing. (2019). *About U.S. boards of nursing*. Retrieved from https://www.ncsbn.org/about-boards-of-nursing.htm

National League for Nursing. (2012). *The scope of practice for academic nurse educators*. Washington, DC: Author.

National League for Nursing. (2019). *Nurse educator core competency*. Retrieved from http://www.nln.org/professional-development-programs/competencies-for-nursing-education/nurse-educator-core-competency

Oermann, M. H. (2017). Student evaluations of teaching: There is more to course evaluations than student ratings. *Nurse Educator, 42*, 55–56. doi:10.1097/nne.0000000000000366

Oermann, M. H., & Conklin, J. L. (2018). Evidence-based teaching in nursing. In M. H. Oermann, J. C. De Gagne, & B. C. Phillips (Eds.), *Teaching in nursing and role of the educator: The complete guide to best practice in teaching, evaluation, and curriculum development* (2nd ed., pp. 363–377). New York, NY: Springer Publishing Company.

Oermann, M. H., Conklin, J. L., Rushton, S., & Bush, M. A. (2018). Student evaluations of teaching (SET): Guidelines for their use. *Nursing Forum, 53*, 280–285. doi:10.1111/nuf.12249

Oermann, M. H., Shellenbarger, T., & Gaberson, K. B. (2018). *Clinical teaching strategies in nursing* (5th ed.). New York, NY: Springer Publishing Company.

Opsahl, A., & Horton-Deutsch, S. (2019). A nursing dashboard to communicate the evaluation of program outcomes. *Nurse Educator*, 44. doi:10.1097/nne.0000000000000632. [e-pub ahead of print]

Saewert, K. J. (2017). Program evaluation perspectives and models. In M. H. Oermann (Ed.), *A systematic approach to assessment and evaluation of nursing programs* (pp. 7–18). Washington, DC: National League for Nursing.

Stufflebeam, D. L. (2013). The CIPP evaluation model: Status, origin, development, use, and theory. In M. C. Alkin (Ed.), *Evaluation roots: A wider perspective of theorists' views and influences* (2nd ed., pp. 243–260). Los Angeles, CA: Sage.

Valiga, T. (2017). Curriculum evaluation. In M. H. Oermann (Ed.), *A systematic approach to assessment and evaluation of nursing programs* (pp. 19–28). Washington, DC: National League for Nursing.

附录 A

测试题项编制参考指南（附示例）

翻译：孙　颖

判断题

编制指南

1. 判断题用于测试重要的知识和信息的回忆。
2. 题目的表述应该是完全的对或错或无条件的对或错。
3. 避免使用“通常”“有时”“经常”等类似的词。因为这些词一般在正确表述中使用得较多，可能会给学生提供答案的线索。避免使用例如“从不”“全部”和“绝不”等词，这些词通常表示错误的回答，同样可能会给学生提供答案的线索。
4. 避免使用表示无限性或数量的术语，例如“大”，因为学生可能会有不同的理解。
5. 每道题目应包含一个要测试的知识点，而不应测试多个知识点。
6. 题目应用词准确、清晰。避免使用不同修饰词的长语句，应将重点放在要测试的主要知识点上。
7. 避免使用否定词，尤其是在错误陈述题中。
8. 对于同一系列的判断题，陈述的长度应该相似。
9. 检查测试中对、错题的答案顺序是否存在有明显的排列规律。
10. 题目在发放给学生之前，应编制好如何给判断题赋分。在一些判断题中，可以设计学生修改错误的陈述，对于这种类型题项，分配 2 分，1 分为识别该题目陈述为错，1 分为对错误陈述的纠正。对于这种类型的题目，不要透露每道题目的得分值，因为这会暗示学生 2 分的题目应回答为“错”。
11. 应给予判断题清楚具体的作答说明，包括纠正错误的陈述，写出给定答案的理由（无论正确还是错误）。

示例

#1. 对于以下每一个陈述，如果该陈述为对，选择 T，如果该陈述为错，选择 F：

T F 落基山斑疹热是由立克次体引起的，由受感染的蜱虫携带。（T）
T F 第二心音是由半月瓣开放引起的。（F）
T F 听诊器的隔膜用于听诊 S3、S4 型心音和低音。（F）
T F 20/30 的视力表明患者在 20 英尺处能看到正常视力的人在 30 英尺处能看到的东西。（T）

#2. 如果陈述是正确的，选择 T。如果陈述为错误的，选择 F，在该陈述错误的单词或短语下划线，并在空白处写出正确的单词或短语。

T F 第二心音是由半月瓣开放引起的。
关闭______________________

#3. 如果陈述是正确的，选择 T。如果陈述为错误的，则选择 F，并从题目后面的选项中选择正确答案。

T F 第二心音分裂在二尖瓣区最容易听到。
主动脉瓣区、肺动脉瓣区、三尖瓣区、Erb 点

■ 匹配题

编制指南

1. 题目应由同一类型的内容组成。所有要匹配的题目和答案都应该与该内容相关，例如，所有实验室检查和正常值、术语和定义。这是编制匹配题时最重要的原则。
2. 匹配题应不等项，以避免学生因为前几个选项的正确匹配而自然得到最后一个选项的匹配。通常情况下，答案数量要超过题目数量。
3. 题目和答案列表要清晰简要。
4. 对于有大量答案的匹配题，应分别编制两道单独的匹配题。
5. 清晰说明匹配的依据，即使匹配的依据不言自明，也要明确说明。
6. 在题目中，应说明每个选项可以有几个答案，一个答案是否可以多次使用或根本不使用。
7. 关于题目的排版，应把较长的题目放在左边，较短的答案放在右边。这使学生能够先阅读较长的陈述，然后在右侧搜索正确的答案（通常是一个词或几个词）。
8. 题目和答案的排列应按一定顺序排列，如字母顺序、数字顺序、事件进行的时间先后等。另外，数字、数量和相似类型的题目应按递减或递增的顺序排列。
9. 如果是在线测试，为方便阅读，整个匹配题应放在同一页面和同一框中。

示例

#4. 说明：对于 A 列中的每一个脑神经，在 B 列中选择合适的功能。每个字母只使用一次或不使用。

A 列	B 列
____1. 展神经	a. 瞳孔反应
____2. 动眼神经	b. 听力和平衡
____3. 嗅觉神经	c. 眼球向外运动
____4. 滑车神经	d. 向下、向外、向内的眼球运动
____5. 前庭蜗神经	e. 嗅觉
	f. 味觉
	g. 舌肌运动

#4 答案：

A 列	B 列
c____1. 展神经	a. 瞳孔反应
a____2. 动眼神经	b. 听力和平衡
e____3. 嗅觉神经	c. 眼球向外运动
d____4. 滑车神经	d. 向下、向外、向内的眼球运动
b____5. 前庭蜗神经	e. 嗅觉
	f. 味觉
	g. 舌肌运动

#5. 说明：对于 A 列中的每个药品名称，请在 B 列中选择通用名称，每个字母只使用一次或不使用。

A 列	B 列
____1. 肼苯哒嗪	a. 氨氯地平
____2. 恬尔心	b. 阿替洛尔
____3. 美托洛尔	c. 地尔硫䓬
____4. 活络喜	d. 肼苯哒嗪
____5. 天诺敏	e. 美托洛尔
	f. 普萘洛尔

#5 答案：

A 列	B 列
d____1. 阿普利素宁	a. 氨氯地平
c____2. 恬尔心	b. 阿替洛尔

e____3. 舒压宁　　　c. 地尔硫䓬
a____4. 活络喜　　　d. 肼苯哒嗪
b____5. 天诺敏　　　e. 美托洛尔
　　　　　　　　　　f. 普萘洛尔

单选题

编制指南：题干

1. 题干应清晰明确地提出要回答的问题。学生不应该通过阅读选项来理解问题中不完整的陈述。
2. 题干应简介明了，忽略其他无关多余的信息。
3. 避免为了教学目的而在题干中插入信息。
4. 如果每个选项中需要重复出现同样的单词来完成陈述，应将这些单词统一放置在题干中。
5. 不要在题干中包含会提示学生正确答案的关键词。
6. 避免使用否定的题干，包括“完全不”“不是”和“不包括”等词。
7. 题干和其后的选项应该在语法上保持一致。
8. 避免在题干中明确表示单双数，因为这些通常会提供正确答案的语法线索。
9. 如果题干是由选项完成的语句，应在题干的末尾，适当使用正确的标点。
10. 每个选择题都应该是相互独立的。
11. 编制题干，应尽量把选项放置在不完整陈述句的末尾。

编制指南：选项

1. 选项在长度、细节和复杂性方面要保持一致，并且应由相同数量的成分组成。
2. 选项应在语法上保持一致。
3. 选项应该选择同类知识点，例如，症状、诊断性检查、护理干预、不同的治疗方法等。
4. 避免包含对立的选项，因为这通常能提示学生在对立的选项之间做出选择，而直接排除其他选项。
5. 按逻辑或有意义的顺序排列选项（字母顺序、数字顺序或时间顺序）。
6. 带有数字、数量和其他数值的选项应按顺序列出，递增或递减，且数值不能重叠。
7. 为了方便学生阅读，每个选项应该放在单独的一行。
8. 可编制“呼叫援助”或“谨慎通知医生”的选项。

编制指南：正确答案或最佳答案

1. 仔细检查选项，确保只有一个正确答案。

2. 仔细审核题干中包含的专业术语，避免给正确答案提供线索。
3. 正确答案应该被随机分配到选项中的一个位置，以避免偏向某个特定的选择，如多个题目重复选“C”。
4. 正确答案应由经专家论证。

编制指南：干扰项

1. 干扰项也应在语法上保持一致，并且在长度、细节和复杂程度上应与正确答案尽量相似。
2. 干扰项应在正确答案的内容范围内选择。
3. 避免在单选题中出现“包括以上所有选项”或“不包括以上所有选项”。
4. 避免诸如“总是”“从不”“有时”“偶尔”等的表述。
5. 避免使用本质上相同的干扰项。

示例

#6. 你的患者 50 岁，她的身高 160 cm，体重 67 kg，用 22 ～ 25 号针，哪个部位和针的大小适合给这个患者进行肌内注射免疫？

a. 前外侧部位，1 英寸针的大小
b. 前外侧部位，5/8 英寸针大小
c. 三角肌或前外侧部位，1 ～ 1¼ 英寸针大小
d. 三角肌部位，1 ～ 1½ 英寸针大小[1]

#7. 一个 14 岁的男孩在其母亲陪伴下到卫生所进行预防接种，他最后一次接种疫苗是在 6 岁时。以下哪种疫苗是美国疾病预防控制中心为这位患者推荐的？

a. DT（白喉、破伤风二联疫苗）和 MCV4 疫苗（四价脑膜炎球菌结合疫苗）
b. Td（破伤风和白喉疫苗）和 HPV 疫苗（预防人类乳头瘤病毒感染的疫苗）
c. Tdap（破伤风、白喉、百日咳疫苗）和流感疫苗
d. Tdap（破伤风、白喉、百日咳疫苗）、MCV4（四价脑膜炎球菌结合疫苗）和 HPV 疫苗（预防人类乳头瘤病毒感染的疫苗）[1]

#8. 在早交班时，夜班同事告知，你的患者将开始服用选择性 5-HT 再摄取抑制剂（SSRI），以下哪种药物是 SSRI？

a. 氟西汀
b. 碳酸锂
c. 帕罗西汀[1]
d. 利培酮

---

[1] 正确答案。

#9. 你的患者做了经尿道前列腺切除术（TURP），当患者陈述以下哪个信息时，你应意识到需要开展进一步的健康教育

a. “手术后我要置导尿管”
b. “我需要在医院住至少 3 ～ 5 天”[1]
c. “手术后我要小心，不要提重物”
d. “做 TURP 手术是因为我的前列腺肥大”

案例题型

#10. 你的患者是一位有长期吸烟史的老年人，从他的护理记录中，你得知他因严重咳嗽、带血痰和呼吸短促而入院。

病历显示：
体重：53.5 kg
心率（HR）：每分钟 120 次
呼吸频率（RR）：用力，每分钟 30 次
血压（BP）：110/50 mmHg
血氧饱和度：74%

你最关心他的哪项指标：
a. 血压
b. 心率
c. 血氧饱和度[1]
d. 体重

排序题型

#11. 你的患者腹痛严重，腹泻带血，直肠激惹。医嘱包括：禁食（NPO）、静脉泵注射吗啡止痛。他的白细胞计数为 18000，血红蛋白值为 10.2，血细胞比容为 28。初步诊断为憩室破裂。

请按优先顺序排列以下护理措施：
___ 0.9% 生理盐水静脉注射输液
___ 留置导尿管
___ 抗生素治疗

#11 答案：
__1__ 0.9% 生理盐水静脉注射溶液
__3__ 留置导尿管
__2__ 抗生素治疗

多项选择题

1. 选项的组合应该是合理的，选项应该是有逻辑关系的组合，而不是随机的组合。
2. 在选项的组合中，选项应出现相似的次数。
3. 选项应按逻辑顺序排列，例如，按字母或数字顺序排列。

示例

#12. 请选择所有适用的选项
以下关于带状疱疹的说法是正确的是

✓ a. 带状疱疹在变硬之前是具有传染性的[1]
b. 带状疱疹通常在皮肤表皮上出现丘疹小疱
c. 去除结痂可以减少瘢痕
✓ d. 带状疱疹可能会留下瘢痕[1]
✓ e. 带状疱疹发作前几天可能会有瘙痒、刺痛或疼痛[1]
f. 带状疱疹可以治愈

#13. 选择最佳答案的组合

你的患者已经服用苯乙肼，应该避免食用哪些食物？

a. 熟奶酪
b. 苹果
c. 香蕉和葡萄干
d. 意大利辣香肠
e. 红酒
1. a，b，c
2. a，b，d
3. a，c，d，e[1]
4. d，e

填空题

编制指南

1. 问题的陈述不应逐字摘抄自教科书、其他阅读材料或发给学生的讲义。
2. 答案应尽量短语化，可以是一个单词、几个单词组成的短语或数字。
3. 问题要具体，而且可以用几个单词、短语或短句来回答。
4. 在编制题目之前，先思考正确的答案，然后针对这个答案写出问题陈述。

5. 需计算和解决数学问题的填空题，应在陈述中包含所填答案的类型和具体要求。
6. 对于缺少关键字的陈述句，尽量在陈述句的末尾放置空格。
7. 当学生需要填写较长答案时，留出足够的空格。

示例

#14. 新生儿的正常呼吸频率是每分钟呼吸多少次？ ______

答案：每分钟 30 ～ 60 次

计算题型

#15. 处方是皮下注射特布他林 0.25 mg，你手上有 1 ml 规格的特布他林 1 mg，应该给多少？ ______

答案：0.25 mg

#16. 新生儿重 8 磅 6 盎司，换算为多少千克？ ______

答案：3.8 kg

热点题型

#17. 一名 6 个月大的婴儿因呼吸窘迫综合征的症状入院。在图示区域绘制数条线，并使用提供的术语标记每条线：

锁骨上
胸骨上
肋间
胸骨下
肋下

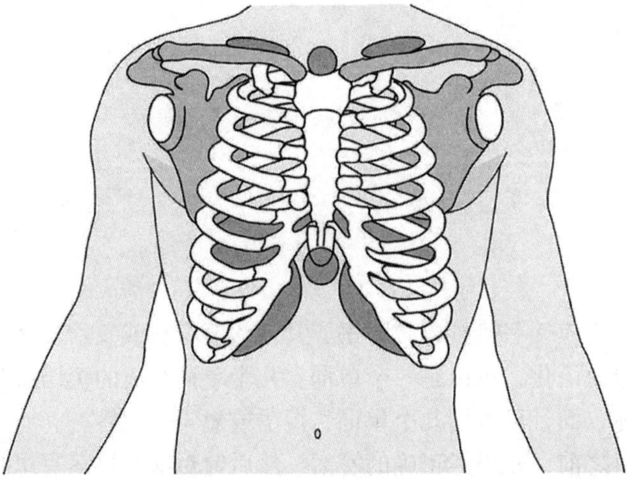

■ 论述题

编制指南

1. 论述题用于考查学生的综合能力。
2. 应清晰地表达题目问题。
3. 提前带领学生练习论述题的作答。
4. 指导学生如何分配考试时间，以便有足够的时间来回答每道论述题。
5. 根据学生对题目的分析评分，而不是根据学生对问题的立场来评分。
6. 避免使用可选题和学生自选题作为题目。
7. 在设计题目时，拟定参考答案。
8. 必要时，让其他老师进行审核，并解释他将如何作答。

论述题评分指南

1. 在考试前确定要使用的评分方法，并告知学生。
2. 提前编制相应的参考答案。
3. 如果使用评分标准，建议提前告知学生评分细则，以便学生知晓具体分数的评判。
4. 阅读随机抽取的试卷样本，了解学生是如何作答的，并对答案的整体质量有一个概念。
5. 建议在同一个时间对所有学生作答的同一道题目进行统一评分。
6. 建议每个答案阅读 2 遍，而后再打分。
7. 按照随机顺序阅卷。
8. 对所有试卷使用相同的评分系统。
9. 对论述题等主观题采用匿名阅卷。
10. 遮蔽其他题型的分数，以免对学生的能力产生偏见。
11. 对于重要的或不确定的评分，请其他老师交叉阅读并评分，以提高分数的可靠性。
12. 对写作能力（如拼写、语法）采取统一的标准阅卷。

示例

1. 比较代谢性酸中毒和呼吸性酸中毒，包括定义、危险因素、症状、诊断性实验和护理措施。
2. 一位和孙子同住的老年患者陈述道：她的孙子上班时把她锁在卫生间里。患者身体虚弱，衣冠不整，身上有异味。你需要进一步收集哪些资料？为什么？请制订一个合理的护理计划。

附录 B

护理教育者测试资源

翻译：孙　颖

美国学校高利害考试的适当应用 https：//www.apa.org/pubs/info/brochures/testing	高利害考试的原则及结果合理使用
教育公平测试实践准则 https：//www.apa.org/science/programs/testing/fair-testing.pdf （参看附录 C）	制订和使用对所有学生和其他考生公平的考试指南，不论其“年龄、性别、残疾、种族、族裔、国籍、宗教、性取向、语言背景或其他个人特征”如何（p.2）
教育测量专业责任准则 http：//www.ncme.org/resources/library/professional-responsibilities	指导所有参与教育评估的个人，以确保评估以专业负责的方式进行；包括八个主要评估领域和对参与评估者的期望
美国护理委员会 https：//www.ncsbn.org/nclex.htm	介绍 NCLEX®（国家执照考试委员会）的开发和测试，包括计算机适应性测试的视频和其他资源，提供 NCLEX 测试计划，并为护理教育者提供开发测试题目的其他资源
美国护理教育公平考试指南联盟 http：//www.nln.org/docs/defaultsource/default-document-library/fairtestingguidelines.pdf?sfvrsn ＝ 2 （参看附录 D）	确保护理教育考试实践符合伦理和公平的原则；支持这样一种观点，即考试和其他评价措施不仅用于评价成绩，而且用于学习、改进教学和评价项目
考生的权利和责任：指南和预期 https：//www.apa.org/science/programs/testing/rights	描述考生在考试过程中的权利
学生教育评价中教师能力标准 https：//buros.org/standards-teachercompetence-educational-assessmentstudents （参看附录 E）	确定了 7 个教师应具备的教育评估标准，如熟练选择适当的评估方法，管理、评分和解释评估结果方面等
测试与评估 https：//www.apa.org/science/programs/testing	来自美国心理协会的报告以及与测试资源相关的链接

附录 C

教育公平测试实践准则

翻译：孙　颖

美国测试实践联合委员会编写

《教育公平测试实践准则》（以下简称《准则》）是指导专业人员履行其义务，提供能应用于所有考生的公平性考试，不论考生的年龄、性别、残疾程度、种族、民族、国籍、宗教、性取向、语言背景或其他个人特征如何。公平性是考试各方面的首要考虑因素。强化考试的标准化和实施条件有助于确保所有考生都有一个公平的机会来展示他们所学的知识和他们在测试领域的表现。公平性意味着每个考生都有机会准备考试，并知晓与考试目的相适应的考试一般性质和内容。公平性也延伸到向个人和团体准确报告考试结果。公平性不是一个孤立的概念，考试过程的各个方面都需加以考虑。

《准则》可广泛适用于教育方面的考试（如入学、教育评估、教育诊断和学生分班等），因此，它与传统的笔试、计算机考试和操作考试相关。它不包括就业考试、执照或认证考试，以及教育领域的其他各类考试。《准则》主要针对正式考试项目测试的专业开发。虽然《准则》并不针对教师在自己的课堂上使用的随堂测试，但鼓励教师使用这些原则来帮助他们改进测试实践。

《准则》分别阐述了测试开发者和测试用户的角色。测试开发者是指构建测试、制订测试项目政策的人员和组织。测试用户是选择测试、管理实施测试、委托测试开发服务或根据测试成绩做出决定的人员和机构。考试开发者和考试用户的角色可能会重叠，例如，当一个州或地方教育机构委托考试开发服务，制订测试开发的政策，并根据测试成绩做出决定时，就会存在角色重叠。

《准则》中的许多内容都涉及对现有考试的选择和使用。本准则可以为开发新的测试、修改现有的测试，或者修改测试的管理实施提供指导。

《准则》不具有强制性、穷尽性或权威性，也未必适用于所有情况。同时，《准则》

鼓励已在教育公平测试实践领域做出有益探索的人提出更多的合理化建议，以对《准则》进行完善。

《准则》在四个关键领域分别为测试开发者和测试用户提供了指导：

A. 开发和选择适当的测试
B. 考试管理和评分工作
C. 报告和解读考试结果
D. 通知考生

A. 开发和选择合适的测试

测试开发人员	测试用户
测试开发人员应向测试用户提供选择适当测试所需的信息和支持证据。	测试用户应选择适合测试目的和考生的考试。
A-1. 说明考试方法、推荐用途、预期考生、考试的优势和局限性，以及考试分数的精确程度。	A-1. 确定测试目的、测试内容和操作技能，以及预期的考生。选择和使用最适当的测试方法。
A-2. 描述如何选择要测试的内容和操作，以及测试是如何开发的。	A-2. 根据测试内容的适当性、测试的操作和测试的覆盖范围来审核和选择测试。
A-3. 在适合于预期测试用户的详细级别上交流关于测试特征的信息。	A-3. 检查测试开发人员提供的材料，并选择具有清晰性、准确性和完整性的测试。
A-4. 为审查、选择和管理测试提供必要的技能、知识和培训指导。	A-4. 由具有适当知识、技能和经过培训的人员确定选择的测试。
A-5. 提供证据证明测试的技术质量，包括信度和效度，满足其预期目的。	A-5. 评估测试开发人员和任何独立评审人员提供的测试技术质量证据。
A-6. 向合格的测试用户提供具有代表性的测试问题或测试练习样本、测试说明、答题卡、手册和成绩报告。	A-6. 在选择测试之前，评估测试问题或实践测试、指导、答题卡、手册和评分报告的代表性样本。
A-7. 在准备考题和相关材料时，避免潜在的冒犯性内容或语言。	A-7. 评估测试开发人员使用的程序和材料，以及结果测试，以确保避免潜在的冒犯内容或语言。
A-8. 为需要特殊支持的残疾考生提供适当修改的考试形式或管理程序。	A-8. 为需要特殊支持的残疾考生选择适当修改考试形式或管理程序的考试。
A-9. 获得并提供不同分组考生表现的数据，并获得足够的样本量进行分析。评估数据以确保表现的差异与所评估的技能相关。	A-9. 评估有关不同分组考生表现的现有数据。确定成绩差异在多大程度上可能是由与评估技能无关的因素造成的。

B. 测试管理和评分工作

测试开发人员	测试用户
测试开发人员应该解释如何正确和公平地进行考试管理和评分工作。	测试用户应该正确、公平地进行考试管理和评分工作。
B-1. 以标准化的方式提供测试管理的详细程序。	B-1. 以标准化方式遵循已建立的测试管理详细程序。
B-2. 提供评估有特殊支持需要的残疾考生或具有不同语言背景考生的程序指南。	B-2. 为需要特殊照顾的残疾考生或具有不同语言背景的考生提供适当的帮助并记录下来，且进一步依据法律法规进行调整。
B-3. 提供考生或测试用户测试题型以及回答问题的流程信息，包括可能用到的材料和设备信息。	B-3. 为考生提供一个熟悉考试相关题型和所需器材设备的机会。
B-4. 在测试开发、管理、评分和报告的所有阶段，建立和实施确保测试材料安全性的工作程序。	B-4. 保护考试材料的安全，包括尊重版权，杜绝考生通过作弊手段获取分数的机会。
B-5. 为测试的评分以及监测评分过程提供程序、材料和指南。如果测试开发人员承担评分工作，应为评分者提供足够的培训。	B-5. 如果测试用户承担评分工作，应为评分者提供足够的培训，并确保和监控评分过程的准确性。
B-6. 纠正影响分数解读的错误，并及时通报修正后的结果。	B-6. 纠正影响分数解读的错误，并及时通报修正后的结果。
B-7. 制订并实施确保分数保密性的程序。	B-7. 制订并实施确保分数保密性的程序。

C. 通报和解读测试结果

测试开发人员	测试用户
测试开发人员应该准确地报告考试结果，并提供信息，以帮助测试用户正确地解读考试结果。	测试用户应准确、清晰地报告和解读考试结果。
C-1. 提供对测试结果解读的相关信息，包括内容属性、常模或对照组，以及其他技术数据。告知测试用户有关考试结果及其解释的优势和局限性。警惕分配高于预期的精确度。	C-1. 解读考试结果的含义，应考虑到考试内容属性、常模或对照组、其他技术数据以及考试结果的优势和局限性。
C-2. 提供关于对测试进行修改后考试结果解读的相关指导。告知测试用户，当修改了测试或测试管理程序时，在解释考试结果时可能存在的问题。	C-2. 针对修改后的测试或测试实施程序可能对考试结果产生的影响，进一步解读考试结果。
C-3. 强调考试结果的合理使用，并警戒可能的误用。	C-3. 避免将测试结果超出测试开发人员建议范畴使用，除非有数据支持可能的用途或解释。

续表

测试开发人员	测试用户
C-4. 在设定成绩标准或及格分数时要提供基本理由、过程和证据。避免使用负面标签。	C-4. 审查设定成绩标准或及格分数的过程。避免使用负面标签。
C-5. 鼓励测试用户依据多种评价信息，而不是单一的测试来决定考生的综合成绩。	C-5. 避免使用单一考试成绩作为决定考生综合成绩的唯一决定因素。结合个人的其他信息来解读考试成绩。
C-6. 为测试用户能准确地解读和通报考生的考试结果，测试开发人员应提供相关信息，包括不同分组考生的具体信息，以及可能影响考试结果解读的因素。	C-6. 说明不同分组考生考试结果的解读内容。避免将考试结果用于测试开发人员未推荐目的的解读，除非有数据支持其用途。通报不同分组考生的信息，以及可能影响考试结果解读的因素。
C-7. 以测试用户可理解的方式及时通报考试结果。	C-7. 以考生可理解的方式及时通报考试结果。
C-8. 向测试用户提供有关如何监控测试，以确保实现其预期目的。	C-8. 开发和实施监控程序，确保与测试预期目的保持一致。

D. 通知考生

考试开发人员或测试用户应告知考生考试的性质、考生的权利和责任、分数的适当使用以及成绩复议的程序。

D-1. 提前告知考生考试的范围、题型、考试说明和适当的应试策略。让所有考生都能获得这些考试信息。

D-2. 当考试是可选择的时，向考生或他们的父母 / 监护人提供信息，帮助他们判断是否应该参加考试，包括不参加考试可能导致的任何后果（例如，没有资格竞争特定的奖学金），以及是否有其他替代考试的选择。

D-3. 向考生或其父母 / 监护人提供有关考生是否有权获得考试副本和填写的答卷、重新参加考试、重新评分或宣布成绩无效的信息。

D-4. 向考生或其父母 / 监护人提供有关考生责任的信息，例如了解考试的目的和用途，充分发挥能力，遵从考试说明，不泄露考试题目或不应干扰其他考生。

D-5. 通知考生或其父母 / 监护人成绩的保存期限，并说明在什么情况下，考试成绩和相关信息将以何种方式公布或不公布。未经授权不能公布和查阅考试成绩。

D-6. 说明如何调查和解决可能导致取消考试资格或扣分情况（例如未能遵守指定的考试秩序）的程序。

D-7. 说明考生、家长 / 监护人和其他利害关系人可获取有关考试、登记投诉和解决问题途径的更多信息。

在某些情况下，测试开发人员可直接与考生沟通，管理考试、考试过程和考试结果。另有一些情况下，测试用户应承担以上责任。

该《准则》旨在与《教育和心理测试标准》[American Educational Research Association (AERA), American Psychological Association (APA), & National Council on Measurement in Education (NCME), 1999] 的相关部分保持一致，并没有在这些标准之上增加新的原则或改变其含义。相反，该《准则》旨在以一种对测试开发人员、测试用户以及考生和（或）他们的父母或监护人有意义的方式，代表与教育和心理测试标准相关部分的精神。鼓励各州、地区、学校、组织和专业人员致力于考试的公平和维护考生的权利。本《准则》旨在协助履行相应承诺。

该《准则》由美国测试实践联合委员会编写。联合委员会的目的是维护公众利益，提高测试实践的质量。联合委员会的成员包括美国心理咨询协会（ACA）、AERA、APA、美国言语语言听力协会（ASHA）、美国国家学校心理学家协会（NASP）、美国国家考试主任协会（NATD）和 NCME。

注：制订《教育公平测试实践准则》的工作小组成员及指导工作小组的美国测试实践联合委员会成员如下：

Peter Behuniak，PhD
Lloyd Bond，PhD
Gwyneth M. Boodoo，PhD
Wayne Camara，PhD
Ray Fenton，PhD
John J. Fremer，PhD（联合主席）
Sharon M. Goldsmith，PhD
Bert F. Green，PhD
William G. Harris，PhD
Janet E. Helms，PhD
Stephanie H. McConaughy，PhD
Julie P. Noble，PhD
Wayne M. Patience，PhD
Carole L. Perlman，PhD
Douglas K. Smith，PhD（已故）
Janet E. Wall，EdD（联合主席）
Pat Nellor Wickwire，PhD
Mary Yakimowski，PhD
美国心理协会的劳拉·弗鲁姆金（Lara Frumkin）博士担任工作人员联络员。

附录 D

美国国家护理联盟《护理教育公平测试指南》

翻译：孙　颖

《护理教育公平测试指南》(以下简称《指南》)是由美国国家护理联盟（NLN）高利害考试特别委员会制订的，基于该联盟关怀、诚信、多样性和卓越的核心价值观，以及广泛接受的测试原则。在这种情况下，公平意味着所有的考生都有同样的机会通过测试来展示他们在相关领域的知识和技能（教育公平测试实践准则，2004)。

《指南》是在对考试的总体需要背景下制订的。我们承认，教师们完全致力于评估学生的能力，并确保他们有能力从事护理工作。教师们也认识到，目前的教育评价方法是有限的和不完善的。

NLN 认为测试和评价不仅用于评价学生的成绩，同时应用于支持学生的学习，评价和改进教育教学，以及教育项目的有效性。在这个理念框架内，高利害情况下的测试与一般的测试在伦理和公平性方面是保持一致的。

NLN《护理教育公平测试指南》重视学生的观点和背景，并承认教师在《指南》实施中所起的作用。

Ⅰ. 一般指南

A. 教师有道德义务确保测试及测试相关决定的有效性，要有确凿的证据支持，在测试过程中保持一致，并公平对待所有学生，不以学生的年龄、性别、能力、种族、民族、国籍、宗教、性取向、语言背景、考试水平和能力，以及其他个人特征等区别对待。

B. 教师有责任评估学生的能力，并确保他们能够胜任护理工作，同时也意识到当前的学习评估方法有局限性和需要改进的地方。

C. 教师应依据多种证据来源评价学生的基本护理能力。尤其是以评估为基础做出高利害决策（如晋级或毕业）时，对于学生的知识和临床能力的多维度评估显得尤为重要。

D. 测试和其他评价手段不仅用于评价学生的成绩，也应用于支持学生学习、改进教学、提升教育项目质量。

E. 教师应在管理、评分、发放成绩或为考试结果制订相关政策之前，提前准备好全面的测试、管理和评价有关资料。教师有责任对此进行审查，并与学生交流有关标准化考试及后续结果的使用。

F. 教师和护理院校有道德义务保护每个学生的隐私权，对考试过程和考试结果保密。

Ⅱ. 测试开发与实施

A. 选择合适的测试方法

1. 标准化考试必须体现信度、内容效度和预测效度，以及针对不同文化、种族或性别的考生是公平和公正的。
2. 测试应与其目的相适应，并具有良好的技术质量。
3. 测试应避免冒犯性的内容或场景。
4. 应定期审查测试内容的准确性和与实践的相关性。
5. 测试供应商应提供包含测试意图、测试开发过程、心理测量学指标和常模信息的技术手册。

B. 通知考生

1. 应尽早通知学生关于考试的性质和内容，以及参加考试的后续影响（如考试成绩的用途）。
2. 应告知学生考试的不同形式（笔试，线上考试，口试）和可用的支持设施设备。
3. 应做好记录，证明学生已经阅读、理解并接受了考试指南。

C. 考试管理和评分工作

1. 应在考试前列出详细的考试管理程序（如考试时长、开卷 / 闭卷）。
2. 应列出详细的评分标准（如临床表现、模拟、病例分析等）。
3. 应定期评估评分者间信度。
4. 可能的情况下应进行心理测量分析，以确保测试的有效性和内部一致性。
5. 应清晰界定在多种情境中应用标准化考试或其他形式测试试题完整性的方法。

D. 通报和解读考试结果

1. 应提供有关标准化考试的详细规范资料。
2. 对于用于预测目的的测试，应定期评估预测效度。
3. 在高利害决策中应使用多种学习评估模式。

Ⅲ. 实现公平测试环境的建议

A. 召集一个涵盖多文化和不同人口学特征的教师、学生和管理人员代表小组，审查当前教育项目的高利害测试计划和政策。通过收集这些不同群体的意见，可以发现对高利害考试及其结果新的理解。审查小组的所有成员都可以自由地分享他们对测试的了解、对如何使用测试和测试目的的看法，以及关于测试的改革意见。

B. 教师需综合审查影响高利害测试开发和实施的因素。

教育项目质量不仅是通过考试合格率来衡量的。护理教育相关文献以及学生和教师的经验都表明，高利害测试通常是为了应对内部和外部压力而开展的。“完成了某件事”的感觉可能会无意中转移教师对其他系统相关问题的注意力，这些问题与美国国家联合委员会注册护士执照考试（NCLEX-RN®）通过率和其他项目质量指标有关。招生政策、教学效果、补救和学习要求以及课程水平评估等因素都是教育过程中审查和改进的有效方面。

C. 邀请使用过高利害测试的教师或其他专家，就如何在国家指南、伦理考量和监管要求的背景下，做好高利害测试进行分享交流。

来自心理学、教育评估和心理测量学等其他学科的教职员工在其教育实践中使用高利害测试较多。这也许是寻求对考试政策进行法律审查的机会。在政策制订过程中，这一步往往被忽视，但学校为了避免昂贵而耗时的法律诉讼，以及可能出现的负面影响，这一点变得越来越重要。

D. 在没有更多的研究证据之前，可借鉴学习那些没有实施过高利害测试而护士执照考试高通过率的学校做法。

在全国范围内或每个州都有保持着护士执照考试高通过率的护理教育项目。这些项目招收不同教育背景的学生，毕业率和就业率很高。学生从这些项目毕业，成功通过执照考试，并为今后的护理工作做好了充分准备。这些学校的成功经验和特点值得研究和发扬。

E. 制订一个学生和教师有效沟通的机制，传达关于考试政策和实施的重要信息。

向学生和教师保证，当地的考试政策与 NLN 公平测试指南保持一致，有很好的心理测量学指标支持考试的公平性和有效性，同时，与整体评估计划的其他组成部分一样，考试政策考虑到了学生、教师和项目负责人等所有参与者的投入。

附录 E

教师教学评估能力标准

翻译：孙　颖

由美国教师联合会全国教育评估委员会和美国国家教育协会制订。

1. 教师应善于选择适合教学决策的评估方法。
2. 教师应善于开发适合教学决策的评估方法。
3. 教师应能熟练地管理、评分并解释外部评估方法和教师评估方法的结果。
4. 教师应能熟练地使用评估结果，以应对个别学生、规划教学、开发课程，以及促进学校整体教学质量提升。
5. 教师应熟练运用学生自我评价机制，制订有效的学生评分流程。
6. 教师应熟练地将评估结果传达给学生、家长、非本专业学生和其他教育者。
7. 教师应能识别并避免使用不符合伦理、非法和其他不适当的评估方法和评估信息。

中英文专业词汇对照

A

案例分析　case analysis
案例研究　case study

B

标准参照评分法　criterion-referenced grading
标准差　standard deviation（SD）
标准化病人　standardized patient
标准化考试　standardized test
表面效度　face validity
补救性学习　remedial learning
布鲁姆的认知领域分类　Bloom's taxonomy of cognitive domain

C

测量标准误差　standard error of measurement（SEM）
测量误差　measurement error
测试开发者　test developer
测试使用者　test user
常模参照　norm-referenced
重测信度　test-retest reliability

D

档案袋　portfolio
点双列相关系数　point biserial correlation coefficient
多项选择题　multiple-choice item

F

反思性札记　reflective journal
分半信度　split-half reliability
分数解释　score interpretation
分数膨胀　grade inflation
复盘　debriefing

G

概念分析　concept analysis
概念图　concept map
干扰项　distractor
干扰项分析　distractor analysis
高阶思维　higher level thinking
高利害评估　high-stakes assessment
固定百分比法　fixed-percent method

H

核查表　checklist

J

计算机自适应测验　computerized adaptive testing（CAT）
简答题　short answer item
建构性应答型题目　constructed-response item

鉴别指数 discrimination index
结构性偏差 structural bias
精神运动领域 psychomotor domain

K

开放式回答 open-ended response
开放式问题 open-ended question
刻意练习 deliberate practice
客观结构化临床考试 objective structured clinical examination（OSCE）
课程作业 course assignment

L

临床观察 clinical observations
临床会议 clinical conferences
临床评价 clinical evaluation
临床实践 clinical practice
临床实践框架 clinical practice framework
论述题 essay item

M

面向决策的项目评估模型 decision-oriented program assessment model
目标分类 objectives taxonomy

N

难度系数 difficulty index
内容领域 content area
匿名评估 anonymous assessment

P

判断题 true-false item
评定量表 rating scale
评分体系 grading system
评分者间信度 interrater reliability

Q

情感领域 affective domain

R

认知领域 cognitive domain

S

生理完整性 physiological integrity
书面作业 written assignment

T

题干 stem
题目分析 item analysis
填空题 fill-in-the-blank item
同时效度证据 concurrent validity evidence
拓展式论述题 extended-response essay item

W

文化胜任力 cultural competence
稳定性 stability

X

项目功能差异 differential item functioning（DIF）
小组作业 group project
效度 validity
写作指南 guidelines for writing
心理社会完整性 psychosocial integrity
信度 reliability
行为表现评价 performance evaluation
形成性评价 formative evaluation
学士学位课程 baccalaureate degree program
学习合同 learning plan or contract

Y

应试 test-taking
预测效度 predictive validity
原始分 raw score
远程教育 distance education
晕轮效应 halo effect

Z

在线课程 online course
在线学习 online learning
展开式案例 unfolding case
诊断性评价 diagnostic assessment
真实分数 true score
整体评分 holistic scoring
终结性评价 summative evaluation
自我评价 self-assessment
总分法 total-points method
综合得分计算 composite score computation
最佳作品集 best-work portfolios